최신 보건학

김은주 저

보무각

● 김은주

이화여자대학교(학사 · 석사 · 이학박사)
한국보건사회연구원 책임연구원
Iowa State University Partnership in
Prevention Science Institute 객원교수
Country Course on statistical Institute for Asia &
The Pacific 자문관
보건직 지방공무원 출제위원 및 면접위원
보건복지부 질병정책과 연구자문위원
한국보건사회연구원 정보통계연구실 사회보장통계센터 자문위원
메디센 보건인력센터 자문위원
한국건강증진개발원 연구과제 심사위원
한국보건복지인력개발원 보건교육사자격관리 심사위원
한국보건교육건강증진학회 이사
(현) 협성대학교 보건관리학과 교수

최신 보건학

제2판 2쇄발행 2023년 2월 6일
초판 발행 2018년 12월 20일

지은이 김은주
펴낸이 이호동
발행처 보문각
블로그 http://bomungak.blog.me
e-mail bomungak@naver.com
주소 서울시 서초구 바우뫼로7길 8
등록번호 302-2003-00085
전화 02)468-0457
팩스 02)468-0458

값 20,000원

ISBN 978-89-6220-399-8 93510

머리말

건강은 행복을 결정하는 중요한 요소로서 인류의 역사와 더불어 보건의 역사가 시작되었다. 인간은 질병을 피하고 건강한 삶을 유지하기 위하여 끊임없는 노력을 하고 있으며, 질병의 예방과 치료기술을 향상하기 위해 현대과학을 근간으로 지속적인 연구를 하고 있다.

보건학은 질병을 예방하고 신체적, 정신적, 사회적인 건강을 유지하여 건강한 삶과 수명을 연장하는 것을 목적으로 한 과학이며, 기술을 연마하는 학문이다. 또한 예방의학, 위생학, 사회과학과 자연과학을 근간으로 한 종합학문이다.

그리고 지역사회의 사회적 · 문화적 요인과 환경적인 요인들이 지역주민의 건강에 적합하도록 노력하고 궁극적으로는 건강과 생명을 연장하고 삶의 질을 높일 수 있도록 연구하는 포괄적인 보건과학이라 할 수 있다.

그동안 의과학의 발달 및 생활수준의 향상으로 건강에 대한 관심과 인식이 증가되고 급성감염병은 감소한 반면, 잘못된 생활습관과 양식으로 인한 당뇨, 고혈압, 심장질환, 뇌졸중, 비만 등 생활습관병이 날로 증가하고 있다.

따라서 현대를 살아가는 우리는 인류의 생존을 위협하는 수많은 건강장애요인을 극복해가는 노력과 자연환경을 유지 및 보존해 가기위한 다양한 보건사업의 추진을 더욱 필요로 있으며, 이에 따른 보건의료인들의 책임과 사명도 가중되고 있다.

이러한 현실에 비추어 볼 때 전체 사회집단을 건강한 사회로 실현하기 위해서는 보건학의 중요성은 매우 크다고 할 수 있다. 또한 지역주민의 건강을 보호하고 건강을 증진시키기 위해서는 무엇보다도 보건활동을 하는 보건관리자와 보건행정을 전공으로 하는 학생들이 질병예방과 건강증진에 대한 폭넓은 전문지식이 요구된다.

본 교재의 순서는 제1부에서 제6부로 상호관련분야별로 나누어 집필하였으며, 제1부는 보건의 개념, 제2부는 인구와 보건통계, 제3부는 역학과 질병관리, 제4부는 환경보건, 제5부는 식생활과 건강, 제6부는 보건행정으로 구분하여 요점위주로 집필하였다.

이 책의 편집을 계기로 미진한 부분은 매년 수정 보완하여 훌륭한 교재가 될 수 있도록 노력해 나가려고 한다. 그리고 교재집필에 자문과 도움을 주시고 자료를 제공하여 주신 여러분들에게 감사드리며, 출판을 위해 성심성의를 다해주신 이호동 사장님과 직원분들에게 감사의 말씀을 전한다.

저자드림

Part 01 보건의 개념

제1장 건강과 질병

제2장 공중보건

Part 02 인구와 보건통계

제3장 인구보건

제4장 보건통계

contents

Part • 04 환경보건

제8장 환경과 건강

제9장 산업보건

제10장 안전과 건강

contents

Part 05 식생활과 건강

Part 06 보건행정

제14장 보건의료 및 의료보장제도

New Health Science

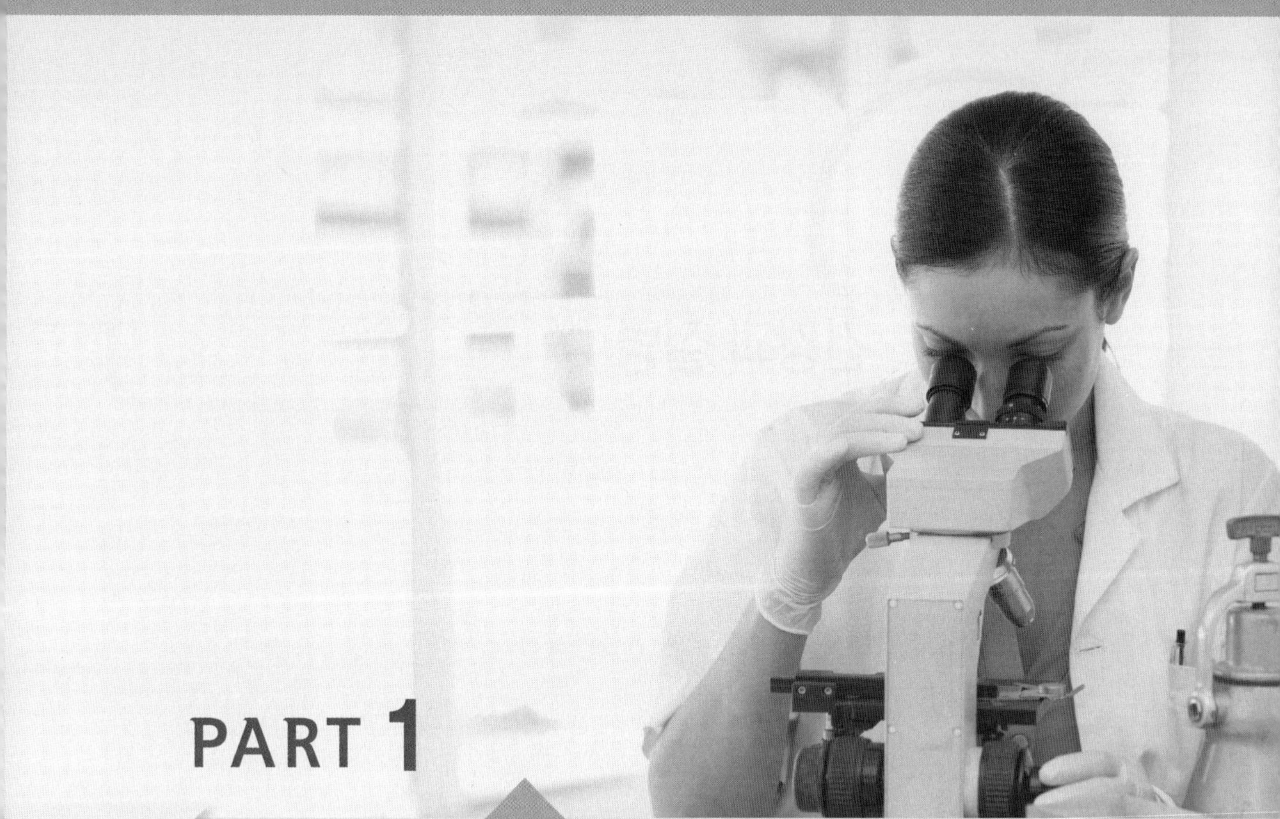

PART 1

보건의 개념

제1장 건강과 질병

[학습목표]

1 / 건강의 개념과 변천사에 대하여 알 수 있다.
2 / 건강의 수준지표를 분류하고 관리할 수 있다.
3 / 질병의 발생과 예방단계를 설명할 수 있다.
4 / 우리나라에서 시행하고 있는 국민건강증진사업을 수행할 수 있다.

1. 건강의 개념

1) 건강의 중요성

건강이 중요하다는 것은 건강이 생명의 존엄성을 유지해가는 기본적 요소라는 점과 삶의 가치를 실현해 가는데 중요한 요소로 작용한다는 점에서 그 중요성을 찾아볼 수 있다. 19세기경 까지도 인간의 건강개념은 신체적 건강에 초점이 맞추어졌으나 19세기 중엽 이후에는 정신건강과 신체건강을 불가분의 관계로 이해하는 심신(정신, 신체)개념의 건강으로 이해되어 왔다. 그러나 20세기 중반 이후는 WHO가 규정한 바와 같이 정신, 신체개념의 건강은 물론 생활개념의 건강에 무게중심을 두고 있으며, 최근에는 영적건강의 개념이 도입되어야 한다는 주장도 제기되고 있다.

2) 건강개념의 변천사

건강개념의 시대적 변천은 ① 신체개념(19세기이전) → ② 심신개념(19세기) → ③ 생활개념(20세기)으로 변천하였다.

▮ 표 1-1 건강개념의 변천사

구분	신체개념 (생물의학적 건강)	심신개념	생활개념
시기	17~18C	19C	20C
개념	육체와 정신 분리	육체와 정신 일체	역할수행 포함
변천	육체 = 기계 질병 = 기계의 고장 고장난 기계의 수리 → 건강회복 건강 : 신체에 질병이 없는 상태(신체적 건강)	인간의 신체와 정신을 불가분의 관계 A sound mind in a sound body (건전한 신체에 건전한 정신이 깃든다.) 건강 : 신체적 건강+정신적 건강	세계보건기구(WHO) 건강의 정의에서 건강은 심신개념에 사회적 안녕 상태까지 포함

3) 건강의 정의

(1) WHO의 건강의 정의

세계보건기구(WHO)는 1948년 세계 보건기구헌장의 전문에서 건강의 정의를 "건강이란 단순히 질병이 없거나 허약하지 않을 뿐만 아니라 신체적, 정신적, 사회적 안녕이 완전한 상태이다(Health is a complete state of physical, mental, and social well-being and not merely the absence of disease or infirmity)."라고 정의하였다. 즉 신체적 정신적으로 건강해야 함은 물론이고 사회생활 중에 자기의 역할과 기능을 만족스럽게 수행할 수 있는 상태까지를 건강의 개념으로 보고 있다. 사회적인 안녕이란 사회에 있어서 그 사람 나름대로의 역할을 충분히 수행하는 사회생활을 영위할 수 있는 상태로, 인간의 사회적 존재로서의 기능을 한다는 것은 사회 속에서 자신에게 부과된 사회적 기능을 다한다는 뜻이다. 그 후 1998년 1월 101차 세계보건기구 집행이사회에서는 건강의 정의에 영적인 안녕을 추가하기로 결정 하였으나 1999년 총회에서 의결이 인준되지 않았다.

(2) 학자들의 건강의 정의 및 이론

가) F. G. Clark

건강은 병인, 숙주, 환경의 세가지 요인이 상호작용하여 성립된다는 삼원론을 주장하였다. 즉 병인이 우세하거나 환경이 병인에 유리하게 작용하면 건강이 저해되고 질병이 발생되며, 반대로 숙주가 우세하거나 유리한 환경이 되면 건강이 증진하게 된다고 하였으며, 이 세가지 요인이 균형을 잘 이루고 있을 때 비로소 건강이 유지된다고 하였다.

나) Claude Bernard(1895)

프랑스의 생리학자로서 실험의학과 일반생리학의 창시자인 클로드 버나드는 인간의 건강이란 외부환경의 변화에도 내부환경은 항상성(homeostasis)을 유지하는 상태라고 주장하였다.

다) Talcott Parson

미국의 사회학자 talcott Parson는 "건강이란 각 개인이 사회적인 역할과 임무를 효과적으로 수행할 수 있는 최적의 상태"라고 하여 건강을 개인의 사회적 기능의 측면에서 그 기능의 역할과 임무수행 여부와 연결시켜 정의하였다.

라) Dunn(1959)

"인간이 일상에 효율적으로 대처하며 기능할 수 있다면 건강한 상태이며, 이에 반해 일상에서 적절히 대처할 수 없거나 전체적인 기능이 통합되지 못하면 불건강상태"라고 정의 하였다. 이는 건강 - 불건강의 연속성개념을 제시(최고의 건강 - 최저의 건강)한 것이다.

마) Newman

건강이란 "단순히 질병이 없다는 것만으로 건강이라 할 수 없고 모든 자질, 기능, 능력이 신체적으로나 정신적으로 또는 도덕적인 면에서도 최고로 발달하고 완전히 조화된 인간만이 진실한 건강자"라고 정의하였다.

바) Walsh 교수

"건강이란 그 자신이 특수한 환경 속에서 효과적으로 그 기능을 발휘할 수 있는 능력이다"라고 정의하였다.

사) Smith

Smith는 건강개념에 대한 4개의 개념 즉, 임상개념, 역할수행개념, 적응 건강개념, 행복론적 개념으로 분류하여 "단순한 의료의 필요는 양적으로 많은 반면, 복잡한 의료의 필요는 양적으로 적다"라고 하였다.

아) Tempkin(1953)

건강의 의미를 무병, 안녕함, 개인생활 및 사회생활능력을 포함시킴으로써 건강의 기준에 일상생활을 수행하는 능력을 포함하였다.

2. 건강수준 지표

어느 한 지역사회의 건강수준을 파악하는 것은 여러 가지 방법이 있을 수 있으나, 어느 나라나 공통적으로 사용되는 지표를 개발하여 보건수준을 계량화할 수 있는 것이 필요하다. 이를 표현하는 용어는 Health Indicator, Health Index, Level of Health 등이며 우리 용어로는 건강지표 또는 보건지표로 해석하고 있다. 이들 용어는 다소 차이가 있는 것으로 건강지표는 개인이나 인구집단의 건강수준이나 특성을 설명하는 수량적 내용으로 협의의 개념이며 보건지표는 여러 단위의 인구집단의 건강상태뿐만 아니라 이에 관련되는 보건정책, 의료제도, 의료자원 등 여러 내용의 수준이나 구조 또는 특성을 설명할 수 있는 광의의 수량적 개념이다.

세계보건기구는 건강지표가 개인이나 지역사회의 건강수준을 가장 직접적으로 나타내는 지표로서 비례사망지수, 평균수명, 조사망률을 다른 국가들과 비교할 수 있는 건강지표로 제시하였다.

1) WHO의 종합적 건강지표

WHO의 건강상태를 비교하는 3대 건강(보건)지표는 ① 평균수명(Expectation of Life) ② 조사망률(Crude Death Rate) ③ 비례사망지수(Proportional Mortality Indicator : PMI)가 있다.

(1) 평균수명(Expectation of Life)

0세의 평균여명(기대수명)을 말하는 것으로 특정기간 중 사망 질서가 변함없다는 것을 전제로 동일 출생인구집단의 각급 연령이 얼마나 생존할 것인가를 추정하는 방법을 말한다. 평균수명은 모든 국가에서 산출하는 가장 일반적인 보건지표이다. 사회 · 경제의 발달과 함께 시작된 의료의 발달과 보편화, 생활수준의 향상, 환경의 개선은 평균수명을 증가시킨다. 평균수명의 증가는 사망력의 감소와 사망구조의 변화 특히 영유아 사망의 감소를 의미한다.

우리나라 통계청 자료에 의하면 1960년의 남녀 평균수명이 52.4세였던 것이 1980년 65.8세, 2000년 75.9세, 2010년 80.2세(남자 76.8세/여자 83.6세), 2015년 82.1세(남자 79.0세/여자 85.2세)로 지속적으로 연장되고 있는 추세이다.

평균여명 = 평균수명 − 각각의 나이

▮ 그림 1-1 한국의 기대수명과 OECD 기대수명 비교

〈OECD 평균과 한국의 기대수명 추이, 1970-2018년〉

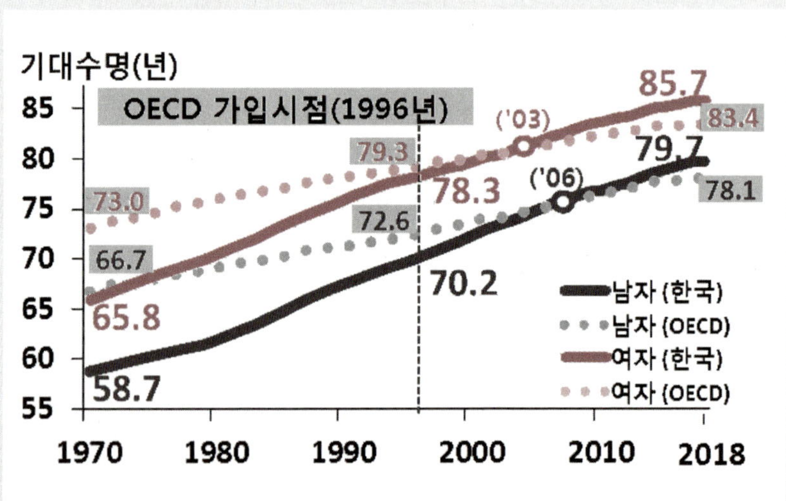

〈OECD 주요 회원국의 기대수명 비교〉

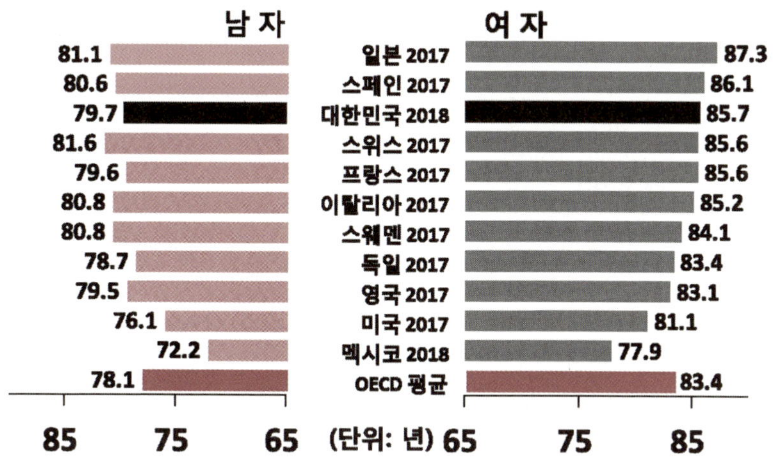

자료 : 통계청(2019)

(2) 조사망률(Crude Death Rate) : 보통사망률

인구 1,000명당 사망수로 표시되고 영아사망률, 신생아 및 연령별 사망률을 계산할 수 있다. 이 중 영아사망률은 지역사회의 건강수준을 나타내는 대표적인 지표로서는 영아사망률(Infant Mortality Rate)이 있으나 더욱 세밀한 평가를 위하여 α- Index (영아사망률÷신생아사망률)을 계산하고 그 값이 1.0에 가장 가까운 때가 보건수준이 가장 높고, 선진국일수록 α- Index의 수치가 1에 가깝다. 대표적 지표로 영아사망률을 사용하는 이유는

첫째, 영아란 출생 후 12개월까지로서, 이 기간은 성인에 비해 환경악화에 예민한 1년이므로 보건상태를 평가하는 지표로서 중요시 된다.

둘째, 조사망률은 연령 구성비에 따라 크게 영향을 받지만 영아사망률은 일정한 연령군이며 영아사망률은 환경위생, 영아보건관리 및 모자보건 수준과 아주 밀접한 관계이기 때문이다.

조사망률(보통사망률) = 연간 총 사망자 수/연앙인구 × 1,000

■ 표 1-2 사망자수 및 조(粗)사망률 추이

(단위: 명, 인구 10만 명당 명, 명, %)

연 도	사망자 수			조사망률			1일평균 사망자수
	남녀전체	남	여	남녀전체	남	여	
2016년	280,827	152,529	128,298	549.4	597.5	501.5	767
2017년	285,534	154,328	131,206	557.3	603.4	511.4	782
2018년	298,820	161,187	137,633	582.5	629.6	535.6	819

자료 : 통계청(2019)

우리나라의 영아사망률은 2.8명으로 OECD 35개국의 영아사망률(출생아 천명 당)의 평균 3.8명 보다 낮은 편이나. 핀란드(1.7명), 일본(2.1명)보다는 다소 높은 편이다.

■ 표 1-3 우리나라의 영아사망률

(단위: 명, 출생아 천 명당 명, 명, %)

연도	사망자 수			영아사망률			출생아 수
	남녀전체	남	여	남녀전체	남	여	
2017년	1,000	569	431	2.8	3.1	2.5	357,771
2018년	931	534	397	2.8	3.2	2.5	326,822

■ 그림 1-2 OECD국가 영아사망률 비교

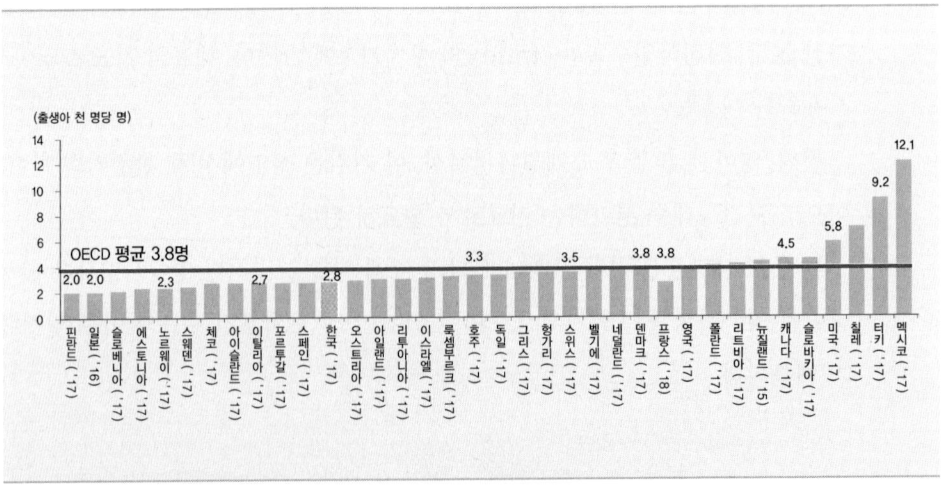

(3) 비례사망지수(Proportional Mortality Indicator : PMI)

연간 총 사망자수에 대한 50세 이상의 사망자수를 퍼센트(%)로 표시한 지수로 비례사망지수(PMI) 값이 높을수록 건강수준이 좋음을 의미한다.

비례사망지수가 낮으면 어린 연령층에서의 사망률이 높은 것을 의미하며 지역의 건강수준이 낮음을 증명한다.

PMI(%) = 같은 해에 일어난 50세 이상의 사망자수 / 일 년 동안의 총 사망자수 × 100

2) 우리나라의 사망원인 분석

통계청 발표에 의하면 우리나라의 2018년 사망자수는 298,820명이며, 사망률은 인구 10만 명당 582.5명이다. 3대사인은①악성신생물(154.3명) ②심장질환(62.4명) ③폐렴(45.4명)으로 총사망자의 45.0%를 차지하고 있다. 그 뒤를 이어 ④뇌혈관질환 ⑤고의적 자해(자살)→ ⑥당뇨병 → ⑦간질환→ ⑧만성하기도 질환 → ⑨알츠하이머병→ ⑩고혈압성질환으로 10대 사망원인이 총사망자의 68.8%를 차지하고 있다(통계청 2019).

그림 1-3 성별사망순위

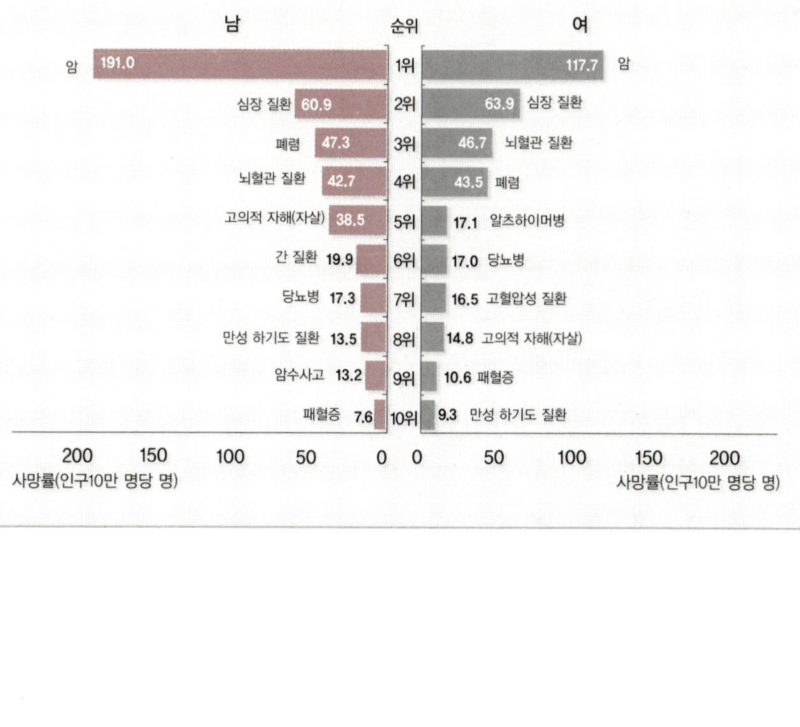

■ 표 1-4 사망원인 순위 추이, 2008~2018

(단위: 인구 10만 명당 명, 명, %)

순위	2008년		2017년		2018년					
	사망원인	사망률	사망원인	사망률	사망원인	사망자수	구성비	사망률	'08 순위대비	'17 순위대비
1	악성 신생물	139.5	악성 신생물(암)	153.9	악성 신생물	79,153	26.5	154.3	–	–
2	뇌혈관 질환	56.5	심장 질환	60.2	심장 질환	32,004	10.7	62.4	↑+1	–
3	심장 질환	43.4	뇌혈관 질환	44.4	폐렴	23,280	7.8	45.4	↑+6	↑+1
4	고의적 자해(자살)	26.0	폐렴	37.8	뇌혈관 질환	22,940	7.7	44.7	↓–2	↓–1
5	당뇨병	20.7	고의적 자해 (자살)	24.3	고의적 자해 (자살)	13,670	4.6	26.6	↓-1	–
6	만성 하기도 질환	14.9	당뇨병	17.9	당뇨병	8,789	2.9	17.1	↓-1	–
7	운수 사고	14.7	간 질환	13.3	간 질환	6,858	2.3	13.4	↑+1	–
8	간 질환	14.5	만성 하기도 질환	13.2	만성 하기도 질환	6,608	2.2	12.9	↓-2	–
9	폐렴	11.1	고혈압성 질환	11.3	알츠하이머병	6,157	2.1	12.0	↑+4	↑+2
10	고혈압성 질환	9.6	운수 사고	9.8	고혈압성 질환	6,065	2.0	11.8	–	↓-1

자료출처: 통계청(2019)

3) 보건평가 3대 지표

국가간이나 지역사회간의 보건수준을 비교하는데 여러 가지 지표가 사용되지만 대표적으로 사용되는 것은 3대 지표인 ① 영아사망률 ② 비례사망지수 ③ 평균수명 등이다.

특히 영아사망률(Infant Mortality Rate)은 가장대표적인 지역사회 보건수준의 평가지표로 사용되고 있으며, 그 이유는 영아기간은 성인에 비해 환경악화나 비위생적 생활환경에 가장 예민하게 영향을 받는 기간이며 영아사망률 계산의 대상이 생후 1년 미만의 일정 연령군이기 때문에 일반사망률에 비해 통계적 유의성이 크기 때문이다.

4) 신생아 사망률

신생아란 생후 4주(28일) 이내의 영아를 말한다. 신생아사망은 보통 신생아가 가지고 있는 본래의 선천적 질환이나 분만시의 사고 또는 조산 등에 주된 원인이 있다. 일반적으로 영아사망과 신생아사망을 상호 비교한 α-index(영아사망수÷신생아사망수)를 가지고 보건수준을 평가한다. α-index의 값이 1이라면 영아사망의 전부가 신생아 사망이라는 것이다. 이는 영아기간 중의 사망이 신생아 고유질환에 의한 사망뿐이라는 뜻으로 해석된다.

α-index 값이 1에 가까울수록 유아사망의 원인이 선천적 원인임을 나타내며 보건수준이 높고 선진국에 가깝다고 할 수 있다.

- α-index : 생후 1년 미만의 사망 수(영아사망 수)를 생후 28일 미만의 사망 수(신생아사망 수)로 나눈 값이다.

3. 질병의 발생과 예방

1) 질병발생

질병이란 건강에서 벗어난 상태, 즉 신체의 구조적 · 기능적 장애로서 인간이 라는 숙주, 질병을 일으키는 병인, 그리고 인간이 살아가고 있는 환경의 세 가지 요인에 의해서 결정된다. F.G. Clark는 건강의 성립조건으로 생태학적 모델(ecological model)로서 건강과 질병은 병인(agent), 숙주(host), 환경(environment)의 3가지 상호작용에 의하여 결정된다는 질병발생의 삼원론을 주장하였다. 여기서 병인은 질병발생의 직접적인 원인이 되며, 숙주는 병원체 요인에 의해서 침범을 받게 되어도 이에 대한 반응은 사람에 따라 다르게 나타난다. 환경은 숙주와 환경사이에서 지렛대 역할을 하며, 건강과 질병에 크게 영향을 미치는 요소이다.

2) 질병의 자연사

질병의 자연사란 질병이 발생하여 경과하는 자연적인 진행과정이며, 또한 그 과정의 결과를 의미한다. Leavell과 Clark은 질병의 자연사를 5단계로 나누었으며, 각 단계마다 예방적 조치를 제시하였다. 아직 병에 걸리지 않은 단계인 비병원성기(Prepathogenesis), 질병에 걸리게 되는 초기 단계인 초기 병원성기(early pathogenesis), 이미 감염은 되었으나 증상이 나타나지 않는 시기인 불현성 감염기(inapparent infection), 감염되어 증상이 나타나는 단계로서 우리가 흔히 병에 걸렸다고 말하는 시기인 발현성질환기, 마지막 다섯째단계는 질병에 이환되어 회복되거나 불구 또는 사망에 이르게 되는 시기를 말한다.

표 1-5 질병발생과 예방대책 단계

질병단계	비병원성기 (1단계)	초기병원성기 (2단계)	불현성감염기 (3단계)	발현성질환기 (4단계)	회복기 (5단계)
질병의 과정	병인, 숙주, 환경	병인, 자극의 형성	숙주의 반응	질병	회복 또는 사망
예비적 조치	건강증진, 환경위생, 영양개선	특수예방, 예방접종	조기발견/조기치료	악화방지를 위한 치료	재활/사회복귀
예방 차원	1차적 예방		2차적 예방		3차적 예방

3) 질병의 예방의 단계

Leavell과 Clark교수는 질병예방을 1차, 2차, 3차적 단계로 나누어 설명하였다

(1) 1차적 예방(Primary Prevention) : 질병발생 억제단계

병인, 숙주, 환경 등에 의해서 질병발생의 자극이 있는 시기로서 인간의 생활환경개선, 건강증진활동, 안전관리 및 예방접종 등 질병발생의 억제 또는 방지예방활동이 필요한 단계이다. 즉 신체의 기능장애나 질병보다는 생체의 조절 기능이 변해가는 과정에 깊은 관심을 가지고 대상기능이 완전히 파탄되기 이전에 예방조치를 취하여 건강한 사람이 병들지 않고, 그들의 건강상태를 최고수준으로 향상시키도록 노력하는 것이다. 이 단계를 비 병원성기(질병전 단계)라고 한다.

(2) 2차적 예방(Secondary Prevention) : 조기발견과 조기 치료단계

숙주의 병적 변화가 있는 시기로서 질병의 조기발견, 조기치료의 등의 치료의학적 예방활동이 필요한 질병의 악화를 예방하는 단계이다. 따라서 검진을 통해서 조기에 발견하여 치료함으로써 질병이 더 이상 진전되지 않도록 정지케 한다든가 또는 병의 진전을 지연시킴으로써 중증으로 되는 것을 예방하여 고통과 후유증, 그리고 비용 등을 줄여 효율적으로 치료하고자하는 예방활동이 필요한 시기이다. 즉 질병초기 또는 임상질환기에 적용되는 것으로 건강을 해쳐서 질병상태에 있는 사람은 물론, 어떤 질병에 걸릴 가능성이 있는 개인이나 집단에 대하여 개별적 또는 집단적으로 건강진단을 실시하여 질병을 가능한 한 빨리 찾아내고 적절한 의료혜택을 받도록 하여 질병의 진행을 늦추고 합병증 및 후유증을 방지하여 빨리 원래상태의 건강상태를 유지하는 것을 말한다.

(3) 3차적 예방(Tertiary Prevention) : 재활 및 사회 복귀단계

질병의 재발방지, 잔여기능의 최대화, 재활활동 등의 재활의학적 예방활동 및 사회복귀능력의 제고활동이 필요한 단계이다. 즉 질병에 대한 치료를 하였음에도 불구하고 심신의 장애를 남긴 사람들에게 물리학적 치료를 실시하여 장애된 신체기능을 회복시키거나 기능장애를 최소한으로 경감시키고 남아있는 기능을 최대한으로 활용하게 하여 정상적인 사회생활을 할 수 있도록 직업훈련을 시켜주는 것을 말한다. 따라서 이 단계는 의학적 재활, 직업적 재활, 사회적 재활, 정신적 재활이 포함된다.

4. 건강증진

1) 건강증진의 개념

(1) 건강증진의 정의

광의의 건강증진은 단순히 질병의 치료나 예방에 그치는 것이 아니라 건강향상을 위하여 사람들이 지니고 있는 건강 잠재력이 충분히 발휘될 수 있도록 이를 개발하고 건강을 보호하기 위한 예방의학적, 환경 보호적, 행동과학 및 보건교육적 수단을 강구하는 것이라 할 수 있다.

협의의 건강증진은 어떤 특정한 질병이나 보건문제의 해결을 목적으로 하는 것이 아니라, 비병원성기에 있는 개인의 신체적 · 정신적 안녕과 능력향상을 도모하려는 1차적 예방수단으로서 겉으로 보기에는 건강한 사람들이지만 그들의 생활양식이나 건강습관 등으로 보아 상병의 위험성이 있는 사람들을 주 대상으로 건강에 나쁜 생활양식이나 건강습관 등을 건강에 유익한 행동으로 바꾸고 적당한 운동, 영양, 휴식과 스트레스관리 등을 통하여 건강잠재력을 함양함으로써 건강을 유지 · 증진시키고 건강의 나쁜 요인들을 적극적으로 대처할 수 있는 저항력을 함양하는 것이라 하겠다.

(2) 학자들의 정의

- 미국 공중보건국(1979) : 건강증진은 건강한 사람들이 자신들의 안녕상태를 유지, 증진시킬 수 있는 생활습관을 개발할 수 있도록 개인과 지역사회의 방법들을 개발하는 활동이다.
- 세계보건기구(WHO, 1985) : 개인이나 지역사회로 하여금 건강 결정인자들에 대한 통제를 증가시키게 함으로써 스스로의 건강을 향상시키게 하는 과정이다.
- Tannahil : 건강증진은 보건교육, 건강보호, 질병예방을 적극적 건강을 증진하고 불건강을 예방하기 위한 노력의 총합이다.
- Green : 건강증진은 건강에 유익한 행동을 유도하기 위한 보건교육적, 사회적, 환경적 지원의 조합이다.
- Breslow : 건강증진은 질적, 양적으로 충분한 삶의 가능성을 향상시키는 모든 수단들로써 특정 질환에 대한 예방뿐만 아니라 신체적, 정신적 기능을 유지, 증진시키고 건강에 해로운 요인에 대한 저항력을 기르는 수단이다.
- 제1차 오타와 국제회의(1986) : 사람들이 건강에 대한 관리능력을 높이고 자신의 건강을 향상시킬 수 있게 하는 과정이다.

(3) 건강증진 국제회의

건강증진을 위한 국제회의는 건강증진에 관한 헌장, 선언문, 성명서 등에 명시된 건강증진의 개념, 전략 그리고 내용 등을 통하여 국제사회가 공동으로 이해하고 실행하는

회의이다.

- 제1차 캐나다 오타와 국제회의(1986.11) : 건전한 보건정책수립에 기여하고 사람들이 건강에 대한 관리능력을 높이며 자신의 건강을 향상시킬 수 있게 하는 과정이다. 오타와 헌장선언내용은 ① 건전한 보건정책수립에 기여 ② 사회환경 조성 ③ 지역사회 조직활동이 요구 ④ 개인 및 가족과 사회의 건강 향상 ⑤ 전체 보건의료제도의 새로운 방향을 제시하였다.
- 제2차 호주 아들레이드 국제회의(1988.4) : 건강증진을 위한 정부정책의 중요성을 강조하고, 정부정책을 통해서 건강보장을 위한 국가자원이 공평하게 배분되어야 한다고 하였다.
- 제3차 스웨덴 선즈볼 국제회의(1991.6) : 건강의식 고취를 위하여 여성을 포함한 모든 지역사회에 범국민적 계몽교육의 필요성을 강조하였다.
- 제4차 인도네시아 자카르타 국제회의(1997) : 건강증진은 가치 있는 투자이며, 건강을 위한 사회적 책임의 증대를 강조하였다.
- 제5차 멕시코 멕시코시티 국제회의(2000.6) : 건강증진은 형평성제고를 위한 계층간 격차해소가 필요하다고 강조하였다.
- 제6차 태국 방콕 국제회의(2000.6) : 전 세계적인 변화와 도전에 대응하고 21세기 건강증진을 위해 제공되는 기회를 잘 활용하기 위한 목적 등 실천을 위한 정책파트너로서 건강 결정요인(불평등 증가, 새로운 소비와 커뮤니케이션 패턴, 사업화, 환경화, 도시화 등)을 제시하였다.
- 제7차 케냐 나이로비 국제회의(2009.10) : 수행역량 격차해소를 통한 건강증진과 개발(나이로비 선언)이란 주제로 지역사회 권능부여, 건강지식 및 건강행동, 보건시스템 강화, 파트너십 및 부문간 활동, 건강증진 역량구축에 대하여 강조하였다.
- 제8차 핀란드 헬싱키 국제회의(2013.4) : 제1차 세계대회부터 2009년에 케냐의 나이로비에서 개최되었던 제7차 세계대회를 통하여 건강증진에서 얻은 성과들과 그 목표들을 되돌아보고, 목표는 행동을 위한 선택지들, 이용 가능한 과정들, 기전들, 그리고 도구들 등을 확인하였다.

(4) 건강증진사업의 필요성

가) 국민건강의 욕구증대

국민들의 생활수준이 향상됨에 따라 삶의 질 향상 추구로서 건강에 대한 관심 및 욕구가 날로 증가되고 있다.

나) 생활습관병 질환 및 사고의 증가

생활습관병 질환 및 사고의 발생은 사람들의 생활양식과 관련이 있으며 개인의 건강에 대한 인식부족과 무절제한 생활에서 기인 될 수 있다.

다) 건강향상 및 의료비 절감효과

보건교육활동을 통하여 국민들의 건강의식을 개선하고 건강생활실천을 유도하는 것이 필요하다.

2) 국민건강증진사업

건강증진이란 용어가 본격적으로 등장한 것은 1975년에 캐나다의 Lalonde가 발표한 "캐나다인의 건강에 관한 새로운 시각"이라는 보고서와 1979년에 미국의 "Health People"이며 여기서 공식적인 건강증진의 개념이 표현되었다. 라론드의 보고서는 세계보건기구(WHO)의 주도적인 행동을 촉발하게 되어 생활양식과 구조적 접근법을 결합하는 새로운 건강증진 개념인 "Health for all by the year 2000"전략을 1978년의 알마아타 선언을 통해 선포하였다.

(1) 건강증진사업

우리나라는 1995년 1월 5일에 국민건강증진법이 공포되고 이법에 따르면 국민건강증진사업이란 "보건교육, 질병예방, 영양개선 및 건강생활의 실천"등을 통하여 국민의 건강을 증진시키는 사업을 말한다.

(2) 건강증진사업의 목적

건강증진사업의 활성화를 통해 만성퇴행성질환 등의 상병 이환율 및 조기사망률을 줄임으로써 건강수명을 연장하여 삶의 질 향상을 도모하는데 있다.

- 구체적인 실행 목표로는
  ① 보건교육의 강화를 통해 건강생활실천 수준을 향상시킨다.
  ② 포괄적이고 지속적인 평생건강관리프로그램을 통해 질병위험요인을 조기에 발견하여 관리한다.
  ③ 건강생활실천을 위한 사회적 환경을 조성한다.

(3) 국민건강증진사업의 주요내용

국민에게 건강에 대한 가치와 책임의식을 함양하도록 건강에 관한 바른 지식을 보급하고 스스로의 건강생활을 실천할 수 있는 여건을 조성함으로써 국민의 건강을 증진하는 것이며 국민건강증진사업의 주요내용은

① 건강증진사업의 계획수립 ② 금연 및 절주운동 ③ 건강생활실천협의회 운영 ④ 보건교육실시 ⑤ 영양개선사업 ⑥ 국민영양조사 실시 ⑦ 구강건강사업 ⑧ 건강검진사업 ⑨ 국민건강증진기금의 관리 · 운용 등이다.

(4) 우리나라의 건강증진사업

국민을 대상으로 한 건강증진사업의 전개는 국민건강증진법과 지역보건법이 제정되면서 본격화 되었다. 1995년 1월에 제정된 국민건강증진법은 국가 및 지방자치단체는 국민들의 건강생활 실천을 유도하기 위한 환경여건 조성과 함께 건강증진사업을 실시하도록 규정하고 있다.

3) 우리나라의 국민건강증진종합계획

(1) 제4차 국민건강증진종합계획(HP2020)의 실행계획 수립

국민건강증진종합계획은 「국민건강증진법」 제4조에 근거하여 국민의 건강증진 · 질병예방을 위한 정책의 방향을 제시하는 범정부적 중장기종합계획으로 정부는 2002년 제 1차 계획, 2005년 제 2차 계획, 2011년 3차 계획을 수립하여 체계적으로 건강증진정책을 수행하여 왔다. 2017년 수립된 제 4차 계획은 '온 국민이 함께 만들고 누리는 건강

세상'을 비전으로 '건강수명 연장과 건강형평성 제고'를 총괄목표로 제시하였다.

4) 우리나라의 국가 건강검진 프로그램

우리나라는 질병의 조기 발견 및 예방을 위한 국가건강검진을 1988년부터 고혈압, 당뇨 등 암을 제외한 만성질환에 대한 국가건강검진사업을 시행하기 시작하였고, 2002년부터는 실제적인 국가암검진사업을 추가로 시행하기 시작함으로써, 우리나라에서 가장 문제가 되는 질환들에 대하여 조기검진을 통한 사전 예방적 건강관리를 해 오고 있다. 현재 생후 4개월을 시작으로 영유아 건강검진을 실시하고 있고, 이후 학동기의 학생건강 검사(교육부 주관), 비취학청소년 건강검진, 성인 대상의 일반건강검진, 만 40세 · 66세 생애전환기 건강진단, 5대 암검진(위암, 대장암, 간암, 유방암, 자궁경부암), 노인검진(지자체) 등 전 생애를 걸쳐 국가건강검진을 실시하고 있다.

(1) 건강검진 종류별 대상

▮그림 1-4 일반건강검진 실시절차

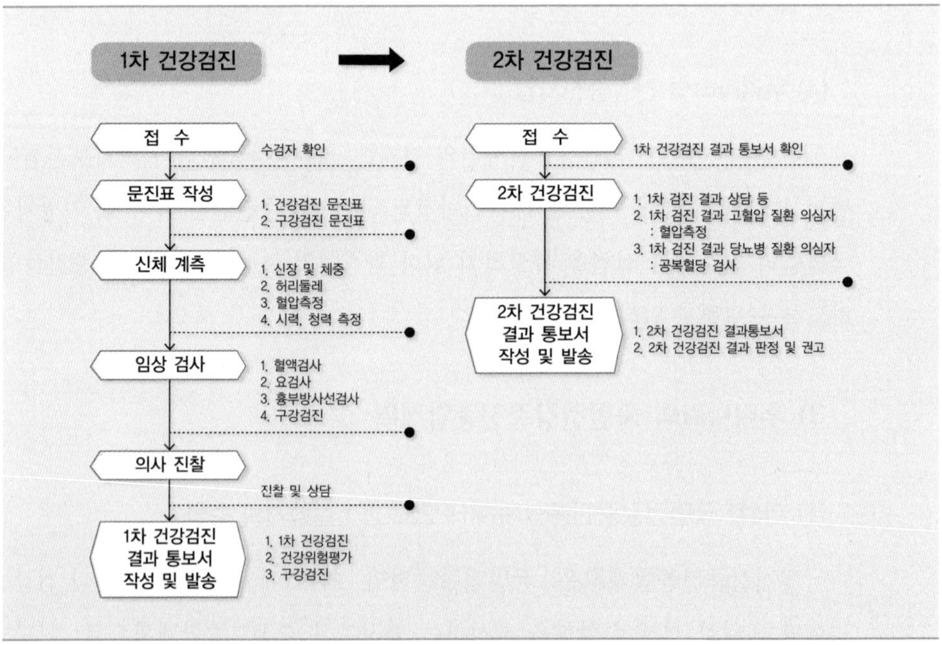

가) 일반건강검진

구 분	대 상	실시주기
지역가입자	· 세대주 및 만 40세 이상 세대원	· 2년에 1회
직장가입자	· 비사무직 근로자 전체 · 사무직 근로자중 격년제 실시에 따름	· 비사무직 1년 1회 · 사무직 2년 1회
직장피부양자	· 만 40세 이상 직장피부양자	· 2년에 1회

※ 1. 일반건강검진 대상자 중 만 40세와 만 66세 해당자는 생애전환기 건강진단 대상이 됨
2. 출생년도를 짝수 또는 홀수연도로 구분하여 실시함.

나) 생애전환기건강진단

구 분	대 상	실시주기
지역가입자	□ 세대주 및 만 20세 이상 세대원	□ 2년에 1회
직장가입자	□ 비사무직 근로자 전체 □ 사무직 근로자중 격년제 실시에 따름	□ 비사무직 1년 1회 □ 사무직 2년 1회
직장피부양자	□ 만 20세 이상 직장피부양자	□ 2년에 1회

※ 1. 일반건강검진 대상자 중 만 40세와 만 66세 해당자는 생애전환기 건강진단 대상이 됨
2. 출생년도를 짝수 또는 홀수연도로 구분하여 실시함.

다) 암검진

○ 당해 연도 건강검진(일반건강검진, 생애전환기 건강진단) 대상자로서 다음 기준에 해당하는 자(건강보험 및 의료급여 대상자)

구 분	대 상
위 암	· 만 40세 이상인 자(2년 1회)
간 암	· 전 2년간 보험급여내역 간암발생 고위험군(간경변증, 만성 간질환자 등) 중 만 40세 이상인 자 · 과년도 일반건강검진 B형 간염표면항원검사 또는 C형 간염바이러스 항체 HCV Antibody 검사 결과가 '양성'인자 중 만 40세 이상인 자 단, 전 2년간 아래 상병으로 의료이용을 한 경우 제외 – C22.0에 해당하는 간세포 암종, 간세포성 암종, 간암 – C22.1에 해당하는 간내담관 암종, 담관암종
대장암	· 만 50세 이상인 자(1년 1회)
유방암	· 만 40세 이상인 여성(2년 1회)
자궁경부암	· 만 30세 이상인 여성(2년 1회)

라) 영유아건강검진

○ 생후 4개월부터 60개월까지 건강보험가입자와 피부양자 전체

구 분	대 상	구 분	대 상
1차(4개월)	생후 4~6개월	4차(3세)	생후 30~36개월
2차(9개월)	생후 9~12개월	5차(4세)	생후 42~48개월
3차(2세)	생후 18~24개월	6차(5세)	생후 54~60개월

(2) 국가건강검진 접근성 및 질 관리 강화

모든 국민이 평생 동안 주기적으로 건강검진을 제때에 쉽게 받을 수 있도록 물리적, 심리적인 거리를 좁히기 위해 다각적인 노력을 기울이고 있다. 맞벌이 등 직장인들이 주말을 이용해 검진을 할 수 있도록 검진기관의 공휴일 운영 활성화를 위해 상담료 30% 가산제를 적용하고 있으며, 아울러, 2013년부터 보건복지부, 안전행정부, 경찰청, 국민건강보험공단, 도로교통공단 5개 기관이 협업하여 운전면허 신청일 이전 2년 내 국가건강검진 받은 자는 운전면허를 취득하거나 갱신할 때 필요한 신체검사(시력 · 청력)자료를 국가건강검진결과서로 대신할 수 있게 하여 국민들의 편의를 도모하고 있다. 또한 2010년에 1차 국가건강검진 종합계획이 수립되었고, 2012년에는 검진기관에 대해 평가를 시행하고 있으며, 2016부터 2차 검진제도를 세웠으며 개선방안을 도출하여 건강검진의 실효성을 높이는 노력을 하고 있으며, 현재는 2020년까지의 2차 종합계획이 수립된 상태이다.

제2장 공중보건

[학습목표]

1 / 공중보건의 목적과에 사업대상에 대하여 알 수 있다.
2 / 공중보건학과 관련되는 학문에 대하여 알 수 있다.
3 / 공중보건학의 발전과정에 대하여 알 수 있다.
4 / 의료기관의 분류와 역할에 대하여 설명할 수 있다.

1. 공중보건의 정의

1) 정의

공중보건[Public Health]은 "조직적인 지역사회의 노력을 통하여 질병을 예방하고, 생명을 연장시키며, 신체적, 정신적 효율을 증진시키는 기술이며 과학이다."라고 예일 대학교의 C.E.A Winslow 교수(1920년)는 정의하였다.

Public health is science and art of preventing disease, pro-longing life, and promoting health and efficiency through organized community effort for

① the sanitation of the environment
② the control of communicable infections
③ the education of the individual in personal hygiene
④ the organization of medical and nursing services for the early diagnosis and preventive treatment of disease, and

⑤ the development of the social machinery to insure everyone a standard of living adequate for the maintenance of health, so organizing these benefits as to enable every citizen to realize his birth-right of health and longevity

Winslow의 정의는 포괄적이고 미래지향적인 것으로 공중보건학의 대상이 개인이 아니라 지역사회 단위임을 강조하고, 단순히 질병의 예방뿐만 아니라 수명연장과 신체적, 정신적 효율의 증진을 공중보건의 목적으로 삼았으며, 이러한 목적을 달성하기위한 접근방법으로 조직화된 지역사회의 노력을 제시하였다. 지역사회의 조직화된 노력으로는 ① 환경위생 향상 ② 감염병 관리 ③ 개인위생에 관한 보건교육 ④ 질병의 조기발견, 조기진단과 예방적 치료를 위한 의료 및 간호서비스의 조직화 ⑤ 모든 사람이 자신의 건강 유지에 적합한 생활수준을 보장받도록 사회적 제도를 발전시킴으로써 모든 국민이 건강과 장수라는 생득권을 실현할 수 있도록 하는 데 있다고 하였다.

2) 공중보건사업의 대상

공중보건사업은 개인이 아닌 지역사회 전체의 주민을 대상으로 하고 있으며, 공중보건사업의 최소단위는 지역사회주민이다.

3) 공중보건학의 목적

공중보건학의 목적은 질병을 예방하고 인간의 수명을 연장시키며, 신체적 · 정신적 건강 및 효율의 증진에 있다.

4) 공중보건학의 연구목표와 내용

공중보건학의 연구목표는 지역사회주민 또는 모든 국민의 건강유지 및 증진과 신체적, 정신적 효율화 증진 및 질병의 예방과 관리방법을 연구하고 국가 또는 지역사회에 적용할 실천전략을 개발하는데 목표가 있다.

5) 공중보건학의 영역(범위)

공중보건학은 개인이 아닌 인간 집단의 건강과 관련되는 중요한 항목으로는 역학 및 감염병 관리, 환경보건(환경위생, 대기오염, 수질오염, 소음, 진동 등), 식품위생, 보건영양, 기생충 질환관리, 정신보건, 인구보건, 산업보건, 모자보건, 학교보건, 보건교육, 노인문제, 보건행정, 보건통계 등이 포함된다.

또한, 공중보건학은 질병의 치료보다 예방에 중점을 두고 현재의 건강상태를 보다 더 건강하게 관리한다는 것으로서 최고수준의 건강을 목표로 심신을 육성하는 것이다. 따라서 공중보건학은 인간집단의 불건강을 초래할 수 있는 모든 분야가 취급되어야 하기 때문에 그 내용은 포괄적이고 종합적인 보건과학이어야 하며, 영역은 세 가지 분야(환경보건, 질병관리, 보건관리)를 중심으로 질병을 예방하고 건강을 유지 · 증진시키는 것으로서 특정개인이 아닌 지역사회를 단위로 한 인간집단을 중심으로 연구되고 있으며 아래와 같다.

▮표 2-1 공중보건학의 영역

분야	대상(연구)영역
① 환경보건 분야	환경위생, 환경오염, 환경보전과 공해문제, 식품위생, 산업보건 등 환경요인에 관한사항
② 질병관리 분야	역학, 감염병(급, 만성) 관리, 기생충질환관리, 비전염성 질환관리 등 질병발생의 원인과 관리에 관한사항
③ 보건관리 분야	보건교육, 보건행정, 보건통계, 인구보건, 가족보건, 모자보건, 영유아보건, 보건영양, 학교보건, 노인보건, 정신보건, 응급의료, 보건정보 등 보건관리

이외에도 앞으로 많은 분야가 공중보건학의 범위에 포함될 것으로 보며, 특히 최근에 보건의료정보관리, 교통사고, 약물오남용, 고의적 자해(자살) 등도 공중보건의 분야에서 중요하게 다루어야 할 것이다.

2. 공중보건학의 관련 학문

1) 관련학문

공중보건학과 관련이 있는 학문으로는 위생학(hygiene), 예방의학(preventive medicine), 사회의학(social medicine), 지역사회보건학(community health), 건설의학(constructive medicine), 보건의료학(health medical) 등이 있다.

(1) 위생학과 공중위생학

기원 2세기경에 이탈리아의 의학자 Galenus(Galen, AD, 130~200)가 인간의 건강유지. 증진에 관한 학문에 대해 "Hygiene"이란 단어를 최초로 사용하였으며, 초기의 위생학은 개인의 건강을 중심으로 하는 개인위생학의 범주를 벗어나지 못하였으나 프랑스 혁명과 영국의 산업혁명을 계기로 공중을 대상으로 하는 공중위생학으로 발전하였다. 위생학은 협의의 위생학과 광의의 위생학으로 분류하는데 좁은 의미의 위생학이라 함은 환경위생학을 의미하며, 넓은 의미의 위생학이라 함은 건강과 관련이 있는 공중위생학 또는 공중보건학을 의미한다.

(2) 예방의학과 공중보건학

■ 표 2-2 예방의학과 공중보건학 비교

구분	예방의학	공중보건학
목적	질병예방, 수명연장, 육체적, 정신적 건강과 효율의 증진	
대상 및 단위	개인 및 가족	지역사회
내용	질병예방, 건강증진	불건강의 요인이 되는 사회적요인제거, 집단건강향상의 도모
책임소재	개인, 가족	공공조직
진단방법	임상적 진단	지역사회보건통계자료
문제해결	진료와 투약	보건관리와 봉사

예방의학과 공중보건은 같은 뜻으로 사용되나 그 목적은 동일하더라도 대상과 내용에 있어서 예방의학은 개인 또는 가족중심으로 질병을 예방하고 건강을 증진시키는 내

용으로 치료의학에 대응되는 의학이며, 공중보건학은 지역사회의 주민을 대상으로 불건강의 원인이 되는 사회적 요인을 제거하는데 중점을 두고 있다.

(3) 의학과 공중보건학

일반적으로 공중보건학은 건강과 관련된 사회적 요인을 규명하고 이를 개선하는데 주안점을 두고 있는 반면, 예방의학은 질병예방을 기할 목적으로 치료의학에 대응되는 말로 쓰이고 있다. 따라서 의학은 환자치료를 위하여 투약을 하는 반면에 공중보건학은 보건교육, 감염병 관리, 환경위생, 영양관리 등의 보건관리와 봉사를 통하여 지역사회의 보건문제를 해결하는데 있다. 의학과 공중보건학의 다른 점은 연구대상(단위)과 중점관리분야 및 진단방법 등에 차이가 있다.

▮ 표 2-3 의학과 공중보건학의 비교

구분	의학	공중보건학
대상	환자개인	지역사회주민
중점	질병치료	질병예방
진단방법	임상적검사를 통한 진단	보건통계자료를 이용한 지역사회진단
해결	투약, 처치, 수술 등 의료서비스	보건환경관리 및 보건의료서비스

(4) 사회의학(Social Medicine)

현대사회에 있어서는 질병을 취급하는 경우에 단순히 생물학적 장애만을 대상으로 해서는 불충분하고 사회적인 유해요인도 제거하는 대책을 강구해야 한다는 뜻에서 공중보건학을 일종의 사회과학이라 한다. 따라서 사회의학은 사회적 환경요인에 의한 인간집단의 건강을 추구하는 학문이라는 점에서 공중보건학과 학문을 추구하는 맥이 흡사할 수 있다.

(5) 지역사회보건학

지역사회의학 또는 지역사회보건학은 인간생활을 둘러싼 물리화학적 · 생물학적 · 사회학적 환경의 변이성, 인구증가와 사회구조의 변화, 의료시혜의 불균형, 사회요구의 다양성 등으로 인한 의료환경의 변화에 대응하여 공중보건과 예방의학을 의료분야에 적용시킨 새로운 개념으로서 모든 국민에게 포괄적인 보건의료서비스를 제공하기 위하여 1970년대 후반기부터 발전된 분야이다. 따라서 지역사회를 기반으로 역학 및 생태학적 접근방법으로 지역주민에게 제공되는 포괄적 의료를 의미한다.

표 2-4 공중보건사업사업과 지역사회보건사업 특성 비교

특성	공중보건사업 (Public health service)	지역사회보건사업 (Community health service)
사업대상	선택된 인구집단	지역사회주민전체
목적	질병예방(개인, 가족), 건강증진	지역사회로부터 세계인구집단의 건강증진
사업결정기관	정부 및 공공기관, 제한적 행사	지역사회, 자율적 행사
권력	정치권력과 강제성 있음	없음
평등성	합법성 전제되므로 평등	평등성이 적음
사업절차	정부에서-지역사회로 하향식 전달체계	지역사회에서-정부로 상향식 전달체계
사업완료기간	단기간	장기간
지역사회개발	소극적 추진	적극성추진

(6) 건설의학

적극적인 건강이란 측면에서 최고수준의 건강을 목표로 심신을 육성한다는 건강증진 이념을 포함한 적극적인 의학을 의미한다.

(7) 보건의료학

보건의료학은 주로 보건학으로 불리며 범위는 역학 및 질병관리 분야, 환경보건 분야, 보건관리 분야로 크게 나눌 수 있다. 개인에 한정되지 않고 집단적인 공중보건으로 작게는 지역주민에서 크게는 국민 전체, 나아가서는 전 인류를 위해 건강생활을 확립하는 것을 목표로 건강증진을 도모하는 학문을 의미한다.

2) 신공중보건

(1) 신공중보건의 등장

보건환경의 변화에 따라 질병양상이 과거의 감염병시대에서 만성 퇴행성질병(생활습관병)으로 바뀌어 가면서 공중보건(Public health)시대에서 신공중보건(new Public health)시대로 변화되어가고 있다. 종전의 공중보건사업은 주로 집단을 대상으로 역학적 접근에 치중한 반면, 신공중보건사업에서 건강증진은 개인을 대상으로 행태적 접근에 치중하고 있다.

(2) 신공중보건과 건강증진

1975년 캐나다의 Lalonde가 발표한 "캐나다의 건강에 관한 새로운 시각"이라는 보고서와 미국이 2010년 "Health People"보고서에 건강증진(health promotion)이 등장한 후 중요시되기 시작하였다. 또한 우리나라도 1995년에 국민건강증진법을 제정하여 건강증진기금을 조성하고 1998년부터 건강증진사업을 전개하였다. 2002년에는 미국의 'Health People 2010'을 벤치마킹하여 "국민건강증진종합계획-Health Plan 2010"을 발표하였고, 2005년에는 이에 대한 수정안으로 "새 국민건강증진종합계획-Health Plan 2010"을 발표하였다. 우리나라의 건강증진법에 의하면 "국민건강증진사업"이란 보건교육, 질병예방, 영양개선 및 건강생활의 실천을 통하여 국민의 건강을 증진시키는 사업을 말한다.

(3) 신공중보건사업에서의 건강증진사업

신공중보건사업에서의 건강증진사업으로는 ① 생활습관개선(영양개선, 운동, 휴식 및 정신안정, 금연, 절주 등) ② 지역사회 건강생활환경조성(식품안전, 산업장 안전, 학교안전, 주거안전, 지역사회안전, 지역사회 건강생활환경조성, 생활환경 등) ③ 질병예방(생활습관병, 구강질환, 감염병, 만성질환, 여행관련 질병, 신종질환, 조기검진) 등이 있다. 특히 질병의 조기예방과 진단. 치료를 위해 국가검진사업을 확대시행하고 있다.

3. 공중보건학의 발전과정

1) 공중보건의 발전사

인간이 질병을 관리하고자 하는 노력은 인간의 역사와 더불어 시작되었다고 할 수 있다. 그러나 집단의 건강관리에 대한 인식은 18세기 산업혁명으로 인하여 논경사회에서 산업사회로의 이전과정 중 노동력의 확보차원과 인구집중에 따른 감염병의 폭발적 발생을 억제하기 위한 인식에서 출발하였다. 그 후 19세기에 질병을 일으키는 것이 병원균에 의한 것으로 판명됨에 따라 세균학의 발전과 더불어 과학적인 질병관리가 가능하게 되었다. 20세기에 들어와서 지역사회의 보건의료 개념과 건강증진에 관심을 두었으며, 의료의 균형이 중요한 문제로 대두되어 공중보건학의 비약적인 발전을 가져오게 되었다. 공중보건학의 발전사는 여러 가지의 분류가 있으나 본 교재에서는 ① 고대기 → ② 중세기 → ③ 여명기 → ④ 확립기 → ⑤ 발전기(20세기 이후)의 5개 시기로 나누어 주요한 사건과 내용을 살펴본다.

(1) 고대기(기원전 B. C~서기 500년) : 신벌설, 장기설

아마도 인류의 역사와 더불어 공중보건의 역사가 시작된 시기였을 것이다. 이는 인류가 시작되면서부터 건강하게 살고자하는 소망이 마음속에 분명히 자리 잡고 있었을 것이기 때문이다. 구체적인 문헌과 역사적 자료에서 살펴보면 세계 4대 문명이 출발한 대부분의 지역에서 도시가 계획적으로 건설되었고, 이러한 도시에서 목욕탕, 배수관, 화장실, 의료시설 등 공중보건과 관련된 시설들이 마련되어 있었다는 점에서 고대문명의 인류도 건강에 대한 의식이 있었다고 볼 수 있다.

① 인도 베다 시대 : 신체의 청결에 관한 규정(음식, 의복, 목욕 등), 규칙적이고 위생적인 생활을 통하여 해마다 발생하는 감염병을 예방하였다.

② 희랍시대 : 환경위생보다 개인위생, 운동, 영양 등에 치중하였으며, 그리스의 의성 히포크라테스(Hippocrates, B.C.460~377)의 장기설과 4액체설이 있었고, 이 4액체설은 Galenus에 의하여 계승발전 되었다. 4액체설은 공기와 물과 토지에 관하여 "인체는 4액체로 구성되었으며 인간의 건강은 혈액, 점액, 황담즙, 흑담즙의

4가지 체액의 균형에 의하여 유지되고, 생활습관과 환경이 조화를 이룰 때에 비롯되는 것"이라고 하였다. 그는 인간의 질병은 생활양식, 기후, 지형, 공기상태, 음식 등 포괄적인 환경요인에 의해 발생된다고 하는 장기설(miasma theory)을 주장하였다.

③ 이집트 시대 : 일찍이 도시의 상 · 하수도시설, 사체매장, 목욕장, 수육검사제도 등이 있었을 뿐만 아니라 위생이나 주택청결법 등에 관한 기록이 있었다.

④ 로마 시대 : 보다 많은 노력을 하여 대규모적인 상 · 하수도의 제시설이 유명하게 되었고, 그 일부는 오늘날에도 사용되고 있다. 또한 집집마다 목욕장이 설비되었고, 시내에서는 시체의 매 · 화장을 금하였으며, 인구조사를 실시한 것으로 볼 때 의학은 크게 발전하지 못하였지만 위생공학적인 발전은 특기할 만하다.

(2) 중세기(암흑기, 500~1500년) : 검역법 제정, 검역소 설치

일반적으로 유럽역사에서 서로마제국의 몰락으로부터 르네상스 시대까지 약 1,000년간의 시기를 중세기라 한다. 중세기의 지적성향(知的性向)은 고대기보다 퇴보하여 그리스 시대에 개화했던 의학지식들은 대부분 멸실되어 암흑기라 해도 과언이 아닐 것 같다. 이 당시에는 콜레라, 페스트 등의 전염병이 집단적으로 만연되었기 때문에 환자의 격리 등이 보건사업의 중요 내용이었으나 이는 교회에 의하여 치유되어야 한다는 것이며, 따라서 의사의 역할은 신체의 질병을 치료하는 데 국한되었다.

① 아라비아시대 : 질병예방법과 위생사상 보급에 노력하였다.

② 이탈리아(Schola)시대 : 방역의사, 경찰의(警察醫), 감정의(鑑定醫) 등의 활약이 있었으며, 또한 인축의 시체부패에 의한 공기오염을 피해야 한다는 규정과 불결물 제거법, 급수, 식품위생, 시가청결법, 건축위생법 등에 관한 제정기록이 Friderich 2세 때 있었다.

③ 중세 말 : 방역규정과 과밀한 주거, 채광, 환기가 불완전한 가옥, 협소한 가로, 불충분한 배수구, 불량한 음료수, 비위생적인 사체매장 등에 관한 규정이 있었다.

④ 감염병의 만연기 : 나병, 페스트(흑사병), 매독, 결핵, 천연두, 디프테리아, 홍역 등이 유행하였다.

⑤ 검역제도 실시 : 페스트의 대유행(1348~1377)으로 검역법 제정되고, 1383년 최초의 검역소가 설치되었다.

(3) 근세기(1500~1850년) : 여명기, 요람기, 태동기

르네상스문화가 만발한 이 시기는 중세기 이전의 고전학문과 그 가치에 대한 관심의 확대가 이루어진 시대이며, 고대문명의 맥을 다시 있는 시기라고 할 수 있다. 여명기(근세기)는 문예부흥(1453~1600)으로 중세의 침체에서 벗어나 근대 과학기술이 태동하는 시기였고 프랑스 혁명과 영국의 산업혁명(1760~1830)으로 공중보건학의 사상이 싹트고 체계를 갖춘 시기이다. 또한 이 시기는 개인위생이 공중위생으로 바뀌게 되는 시기로서 근세기는 질병과 사회적 · 심리적 요인간의 관계에 대한 몰이해(沒理解)는 17세기까지 계속되었으나 당시 물리적 · 화학적 과정을 연구하는 과학도에게는 철학적인 기초를 제공해 주었다.

① 이탈리아 : 산업의학의 발전기로서 직업병에 관한 저서는 오늘날에도 산업의학의 고전이 되고 있다. 이 시대는 Paraceisus(1493~1541)에 의해 광산병이 발견되고, 라마찌니(B. Ramazzini, 1633~1741)는 직업병에 관한 저서를 출간하여 산업보건의 기초를 확립하였다.

② 독일 : 지역사회적 규모의 의학관리와 조직의 필요성을 제창되었으며, J.P.Frank는 "국민의 건강을 확보하는 것은 국가의 책임이다"라고 주장하며 위생경찰을 확립하고 '위생행정'에 관한 12권 저서를 저술하였다.

③ 영국 : 영국의 천연두 접종법(1798)은 근대의학의 새로운 분야를 개척하여 새 국면으로 접어들게 하였다. J. Graunt는 「런던의 출생 · 사망에 관한 통계적 연구 발표」를 하여 보건통계를 도입하였고, Edwin Chadwick는 유행한 열병(1837~1838년)을 조사하여 보고하였다. 또한 E. Jenner는 종두법(1798년)을 제정하여 근대의학의 새로운 분야 개척의 계기와 신기원을 확립하였으며, 이를 계기로 1848년에는 세계최초의 공중제정법(public Health Act)이 제정되었다.

④ 스웨덴 : 1749년에 인구 상황을 전체적으로 파악하기 위한 세계최초의 국세조사를 실시하였다.

⑤ 미국 : 레무얼 새턱(Lemuel Shattuck 1793~1859)가 1842년에 보건분야의 지

침서라고 불리는 "Report of the sanitary commission of Massachusetts"를 출간하였다.

(4) 확립기/근대기(1850~1900년) : 세균학 및 면역학 발전 예방의학적 사상 싹튼 시기

이 시기는 다른 시기에 비해 공중보건학에 있어서 제도적, 내용적인 면이 구체적으로 정립된 시기이다. 이 시기는 근대의 여러 나라에서는 학자들도 많이 배출되어 모든 질병은 세균의 침입에 의한 것이며, 적절한 치료는 생의학적 측면에서 세균의 활동을 억제하거나 제거하는 것이라고 결론짓고 20세기 의학의 기본명제의 기틀을 마련했다. 이 시기는 영국, 독일, 프랑스 등의 국가에서 세균학 및 면역학분야의 눈부신 발전이 있었으며 예방의학적 사상이 싹튼 시기이다. 또한 이시기는 예방의학적 개념이 확립(예방백신개발)되고 미생물학적시대가 열리며 방문간호사업이 시작함으로써 오늘날 보건소의 효시가 되었다.

① 프랑스

- L, Pasteur(1822~1895)는 현대의학의 창시자는 탄저균(1877), 닭 Cholera균(1880) 및 광견병 백신이 개발(1883)되었다.
- 1851년 파리에서 지중해 연안중심 12개국이 제1회 국제보건회의를 개최(콜레라, 페스트, 황열색출과 검역에 대한 결의)하였다.

② 영국

- John Snow : 콜레라에 관한 역학조사보고서(1855년)에 의한 장기설의 허구성을 밝혀 감염병 감염설을 입증하였다.
- 1862년 Liverpool시에서 윌리엄 래스본(William Rathborne)에 의해 방문간호사업 시작으로 오늘날 보건소의 효시가 되었다.

③ 독일

- 1866년 Max von Pettenkofer(페텐코퍼)는 뮌헨대학에 위생학교실을 창립하여 실험위생학의 기초를 확립하였다.
- 1883년 Bismarck : 세계최초의 근로자 질병보호법제정 사회보장제도 마련되었다.

- Koch(1843~1910) : 파상풍(1878년), 결핵균(1882년), 콜레라균(1883년)이 발견되었다.
- Ehrlick(1854~1915) : 매독치료제인 Salvarsan을 발명(화학요법시작)하였다.

④ 미국 : 1857년 Philadelphia에서 국제검역회의를 개최하였고, 1872년에는 미국보건협회가 창립되었으며, 의학분야의 전문과 설치는 1864년 미국안과협회를 필두로 잇따라 협회가 설립되었다.

(5) 현대기/발전기(1900년 이후~현재) : 탈 미생물학 시대, 사회보건 및 사회보장 시대

확립기에는 영국과 독일 프랑스 등 유럽을 중심으로 많은 업적을 남기고 발전하였으나 발전기에는 영국과 미국을 중심으로 전문적인 분화와 체계적인 종합화를 이루기 시작하였다. 확립기가 미생물학의 시대라고 한다면 발전기는 탈 미생물학의 시대로 질병의 치료 · 예방중심시대에서 사회학적 및 경제학적 개념이 공중보건학에 추가되었다. 1960년대 이후 보건의료에 대한 지역사회의 다양한 요구에 부응하기 위하여 포괄의료의 필요성이 대두되었으며, 보건소의 설치증가로 지역사회보건사업과 국제적 차원에서 국가 간의 협상을 통해 보건문제를 해결하고자 세계보건기구(WHO) 등이 발족하였다.

① 지역사회보건 확립 및 사회보장의 체계화
- 세균학을 중심으로 한 기초의학의 확립
- 의료기술학의 발달에 따른 임상의학의 확립 분화
- 실험적 위생학의 확립과 사회위생학의 분화

② 현대의학의 발전 : 영국과 미국을 중심으로 현대의학이 발전하여 근대보건의 급진적 발전을 가져왔다.

③ 국제연합구제기관(UNRRA) : 1944년 국제연합구제기관의 위생부는 제2차 세계대전으로 계속 기능이 중지된 Paris와 Geneva 사무국의 사업을 인계하여 국제위생조약의 중앙연락기관으로서 역할을 하였다.

④ WHO(세계 보건 기구)

세계 보건의 날(1948년 4월 7일) : WHO 헌장은 뉴욕회의에서 만들어졌으며, 회원국으로서의 자격은 UN의 가입여부와 관계없이 회원국이 될 수 있도록 하였다. 그 후 UN 가입국의 비준서가 스위스에 도착한 날인 1948년 4월 7일 효력이 발생하게 되었으며, 이 날을 기념하여 "세계보건의 날"이라 한다. WHO는 1977년 "Health for all by the year 2000"라는 인류건강실현목표를 설정하고 1978년 카자흐스탄의 ALma-Ata회의에서는 이를 실현하는 최선의 방법은 1차 보건의료(Primary health care)라는데 의견을 같이하고 "건강권"을 추구하였다.

⑤ 1973년에는 국제환경기구(UNEP)가 설립되었으며 1992년 6월 환경과 개발에 관한 유엔환경개발회의를 브라질의 리우에서 개최하고 "리우환경선언"선포하여 지구환경을 위한 적극적인 노력을 추진하였다.

⑥ 슈퍼컴퓨터보급과 2000년대에 들어서면서 인간유전자가 완전 분석되어 보건의료를 비롯한 여러 분야에서 게놈(Genome)프로젝트가 활발해지고, 2005년부터는 난치병극복을 위한 줄기세포의 연구개발이 활발해지는 등 여러 분야에서 혁명적 변화가 일어날 것이 예견된다. 또한 지역사회의 다양한 요구에 부응하기 위하여 포괄적 보건의료의 필요성이 대두되었다. 그리고 아직 AIDS 및 악성신생물 등 정복되지 않은 질병 등 난제들이 많으나 공중보건학은 연구를 통해 지속적으로 발전할 수 있을 것이다.

2) 우리나라 공중보건행정의 발전사

(1) 고대시대

고대는 토속적인 신앙에 의하여 질병과 재화를 면하고자 주술(呪術)로 악신을 물리쳤다. 따라서 주술사는 절대적인 권능을 가진 사람으로서 사람과 신 사이의 중계자로 행세하였다.

(2) 삼국시대

중국의학이 전래된 시기로 중국의서 164권(황제내경, 소문, 침경, 맥경, 본초경 등)이 고구려 평원왕 때에 수입되었다. 이와 더불어 소수림왕 때 인도의학이 포함된 불교의학이 들어오게 되었고 왕실치료자인 시의가 있었다.

① 고구려 : "시의"가 왕실의 치료를 담당하였으며, 최초의 의료서적이 발간되었다.
② 백제 : 불교의 영향을 받아 많은 승의(법장, 법명, 다상, 익전, 금종)가 배출되었다. 관직으로서는 의박사, 채약사, 주금사 등이 있었고, 질병치료나 약제를 관장하는 약부(藥部)가 있었다.
③ 신라 : 지정학적으로 보아 중국의학의 수입이 다소 늦었으나, 금무는 금무약방이라는 방서를 저술하기도 했으며 왕실 담당의사로 내공봉의사(內供奉醫師)가 있었고 의사 양성을 위한 의학교육기관이 설치됨으로써 의약 담당직이 있었다.
④ 통일신라시대 : 당나라 문화가 수입되면서 의학교육과 의사제도가 정착 · 발전되었으며, 박사가 많은 교육과목 등을 교수하였다. 또한 불교가 융성함에 따라 승의들이 많이 배출되었으며, 궁중의 시의로 내공봉의사, 의료관직인 약정에 근무하는 공봉의사(供奉醫師)와 국의(國醫), 승의(僧醫), 의관 등이 이었다.

(3) 고려시대

당나라 의학을 흡수하여 의료제도의 정비나 의업의 권장과 과거제도를 확충시켰다.

① 고려 초기(918~1170) : 교육면에서나 제도적으로 보아 신라의학을 계승하였으며, 의학제도는 성종 때 정비되어 의사(시어의, 상약, 직장, 태의, 의정 등)를 두었다. 예종 때에는 의약관청인 대의감을 설치하였고 궁내의 어약을 맡아 문무관원의 의료를 담당하는 상약국을 따로 두었다. 서민의료로는 빈민구제와 질병치료 사업기관인 제위보(濟危寶)를 신설하였고, 역병의 유행 시에는 방역구호도 하였다.
② 고려 후기(1171~1392) : 불교의 타락, 주자학의 전래, 문학 · 예술의 발달과 과학기술의 발전이 있었고, 의료제도도 원나라의 영향을 받았으며, 의학교육은 개성과 평양에 의학원을 설립하고 의박사를 두었다. 의사제도상으로는 중앙에 태의감, 상약국(尙藥局), 한림원을 두었고 구료제도로는 제위보(濟危寶)와 동서대비원(東西大悲院)이 있었다.

• 고려시대 보건기관으로는

① 상약국, 상의국(왕실의료담당) ② 혜민국(서민의료담당) ③ 대비원/동서대비원

(감염병 환자담당) ④ 태의감(의약관청) ⑤ 제위보(빈민구호와 질병치료) ⑥ 의학원(의학교육담당) ⑦ 구제도감 ⑧ 약점(의약담당) ⑨ 상식국(사선서 : 왕의 식사와 음식관리 관청)이 있었다.

(4) 조선시대

이태조의 개국 당시 주로 의서(醫書)와 의방서(醫方書)에 의존하여 고려의학을 계승한 전기 조선시대(1392~1608)와, 서양에서는 급격한 현대의학의 확립기였으나 우리나라는 외세의 침략을 당하여 의학분야에는 발전을 보지 못했던 후기 조선시대(1608~1863)로 구분할 수 있다.

① 중국에서 전래된 의학에서 벗어나지 못한 시기
② 허준의 '동의보감(東醫寶鑑)'발간으로 외국까지 전해져 국위를 선양
③ 서양의서의 본격적 수입
④ 갑오개혁(1894) : 갑오개혁을 계기로 문명이 도입됨에 따라 서양의학이 도입되어 병원이 설립되었고 보건행정과 의육제도로 서양의학 방식을 따르게 됨으로써 보건 · 의료제도에서 관제개혁을 단행하여 전염병 예방을 비롯한 공중보건사업을 권장하게 되었다.

- 조선시대 보건기관으로는
① 전의감(보건행정담당) ② 내의원(왕실의료담당) ③ 혜민서(서민의료담당) ④ 활인서(감염병 환자담당) ⑤ 전향사(예조산하, 의약담당) ⑥ 제생원(빈민치료와 미아보호) ⑦ 종약색(약재관장)이 있었다.

- 조선후기에는 1879년 지석영이 종두법을 배워 한국최초 종두를 실시하였으며, 1885년에는 미국의 선교사 알렌이 궁중전의로 위촉되어 1885년 한국 최초의 왕립병원인 "광혜원"을 설립(후에 제중원으로 개칭)하였다. 또한 1894년(고종 31년, 갑오경장)에는 위생국을 신설하여 공중보건사업의 효시가 되었으며, 1899년에는 경성의학교가 설립되었다.

(5) 근대(1910년 이후)

① 일제총독부 시대(식민지 의료) : 세브란스의학교를 중심으로 한 미국의학과 식민지 정책의 일환으로 일본인 거류민의 보호를 위하여 실시된 일본의학이 주류를 이루었으며, 보건 · 의료 행정은 경찰행정으로 일원화되었다. 이때는 명령이나 사업 준수가 잘 되어 전염병 관리나 환경위생 정비면에서는 효과가 컸으나 계몽과 봉사에 의한 보건사업이 아니었으므로 참된 공중보건사업이라 할 수 없는 것이다.

② 광복직후(1945~1948) : 8 · 15 광복은 우리나라 국체(國體)의 변혁인 동시에 공중보건사업에도 큰 비약대로서 공중보건사상이 도입된 시기라 할 수 있다. 일본의 패망과 함께 8 · 15 해방으로 미군 진주에 이어 미군정기에는 공중보건사상이 각 방면에 반영되었던 시기로서 위생과는 위생국으로, 이는 다시 보건후생국으로, 또 보건후생부로 승격되어 조직과 기능이 민주주의에 입각한 조장행정으로 혁신되었다. 특히 중점사업이 치료의학에서 예방의학으로 전환되어 시 · 도에 모범보건소가 운영되었으며, 이 기간 중에 많은 관계법령들이 공포되었다.

③ 헌법제정과 공중보건 : 1948년 7월 17일 대한민국 헌법이 제정 · 공포되면서 정부조직법에 의해 보건후생부 업무를 사회부에서 관장하다가 다시 보건부가 독립(1949)되면서 드디어 사회부와 보건부가 통합(1955)하여 보건사회부로 재조직되었으며, 1994년부터 보건복지부로 개칭되어 공중보건의 발전과 국민보건 향상을 위한 최고의 행정부서로의 역할을 하고 있다.

④ 한국전쟁(6 · 25전쟁)과 휴전 : 6 · 25전쟁으로 직 · 간접적인 피해는 막대했으나 UN의 지원으로 이루어진 의료 및 구호사업이 활발하였고 방역이 긴급히 운영되었다. 휴전 이후 보건소법이 공포(1956)되어 각 구 · 시 · 군에 보건소가 설치 운영되었으나, 대부분의 구호병원을 인수하여 보건소 활동을 시작했으므로 종래의 구호사업으로 오인되었고 요원, 시설 및 예산의 절대부족으로 제대로 이루어지지 않았다.

⑤ 5 · 16 군사정변 : 5 · 16 군사정변은 보건행정관련법령이 대폭 제정 또는 폐지되고 공중보건사업활동이 본 궤도에 오르게 된 비약의 계기였다. 또한 민간단체인

가족계획, 결핵, 산업의학, 기생충 박멸, 공해협회 등이 창설되어 그 목적에 맞는 사업을 활발하게 전개하기 시작했다.

⑥ 1960~1970년대

- 1963년 산업재해보상보험법이 제정 · 공포되고 1964년에는 근로자를 위한 우리나라 최초로 사회보험제도가 실시되었다.
- 한국보건개발연구원 발족 : 실질적으로 우리나라에서 국민보건 전반에 관한 제도의 발전 및 이와 관련된 여러 부분의 과제를 현실적이고 체계적으로 연구한 것은 1976년 한국보건개발연구원이 발족하면서부터였다.
- 의료보험의 실시 : 1970년대에 들어서면서 국민의료보험사업의 하나인 의료(건강)보험, 의료급여사업이 시작됨으로써 이러한 일련의 변혁은 우리 국민보건 향상에 진일보하는 계기가 되었다.

4. 보건의료 활동

1) 보건의료와 의료

보건의료(health care)란 보건의료기본법 제3조에서 국민의 건강을 보호, 증진하기 위하여 국가, 지방자치단체, 보건기관 또는 보건의료인 등이 행하는 모든 활동이라고 규정하고 있으며, 의료(medical care)란 의료법이 규정하고 있는 의료인에 의해 행하여지는 진단, 치료, 간호 등의 임상활동이라 규정하고 있어 보건의료와는 서로 다른 의미이다. 또한 의료는 "의학을 인간에게 적용하는 실천적 기술"이며 의학이란 "인간의 생명을 자연과학적으로 규명하고자 하는 학문"이라고 할 수 있다. 전통적인 의료는 신체적인 질병에 역점을 두고 개개인의 생명을 유지하며 건강을 증진시키는데 기여하여 왔으나 의학이 발달함에 따라 의료의 내용이 치료위주에서 예방과 재활 및 건강증진으로 과학화 되었다.

2) 보건의료법상 관련용어

(1) 보건의료

국민의 건강을 보호 · 증진하기 위하여 국가, 지방자치단체, 보건의료기관 또는 보건의료인 등이 행하는 모든 활동을 말한다.

(2) 보건의료서비스

국민의 건강을 보호 · 증진하기 위하여 보건의료인이 행하는 모든 활동을 말한다.

(3) 보건의료인

"보건의료인"이라 함은 보건의료관계법령이 정하는 바에 의하여 자격 · 면허 등을 취득하거나 보건의료서비스에 종사하는 것이 허용된 자를 말하며 의료법에 의한 의료인은 보건복지부장관의 면허를 받은 의사, 치과의사, 한의사, 간호사, 조산사가 있다.

(4) 의료기관

의료인이 공중 또는 특정다수인을 위하여 의료 · 조산의 업을 하는 곳으로서 의료법상 의료기관의 종류(9종)에는 종합병원, 병원, 치과병원, 요양병원, 한방병원, 의원, 치과의원, 한의원 및 조산원이 있다.

(5) 공공보건의료기관

국가, 지방자치단체, 기타 공공단체가 설립 · 운영하는 보건의료기관을 말한다.

(6) 보건의료자원

보건의료자원이란 국민에게 보건의료서비스를 제공하기위하여 필요한 모든 자원이라 할 수 있다. 보건의료자원에는 인적자원(보건의료인력)과 물적자원(보건의료시설 및 보건의료장비), 지적자원(보건의료정보 및 보건의료기술)이 있다.

3) 요양기관 및 의료기관 분류

(1) 요양기관

① 의료법 제3조에 의하여 개설된 의료기관(9종) ② 약사법에 의하여 등록된 약국 및 한국희귀의약품센터 ③ 지역보건법에 의한 보건소, 보건의료원 및 보건지소 ④ 농어촌 등 보건의료를 위한 특별조치법에 의하여 설치된 보건진료소가 있다.

(2) 의료법에 따른 의료기관의 구분

가) 의원급 의료기관

의사, 치과의사 또는 한의사가 주로 외래환자를 대상으로 각각 그 의료행위를 하는 의료기관으로서 의원, 치과의원, 한의원이 있다.

나) 조산원

조산원은 조산사가 조산과 임부 · 해산부 · 산욕부 및 신생아를 대상으로 보건활동과 교육 · 상담을 하는 의료기관을 말한다.

다) 병원급 의료기관

의사, 치과의사 또는 한의사가 주로 입원환자를 대상으로 의료행위를 하는 의료기관으로서 그 종류는 병원 · 치과병원 · 한방병원 및 요양병원은 30개 이상의 병상(병원 · 한방병원만 해당) 또는 요양병상(요양병원만 해당하며, 장기입원이 필요한 환자를 대상으로 의료행위를 하기 위하여 설치한 병상을 말함)을 갖추어야 한다.

라) 종합병원

종합병원이라 함은 의사, 치과의사 또는 한의사가 주로 입원환자를 대상으로 의료행위를 하는 의료기관으로서 그 종류는 다음과 같다.

- 종합병원은 다음 각 호의 요건을 갖추어야 한다.
  1. 100개 이상의 병상을 갖추고 있어야 한다.
  2. 100병상 이상 300병상 이하인 경우에는 내과 · 외과 · 소아청소년과 · 산부인과

중 3개 진료과목, 영상의학과, 마취통증의학과와 진단검사의학과 또는 병리과를 포함한 7개 이상의 진료과목을 갖추고 각 진료과목마다 전속하는 전문의를 두어야 한다.

3. 300병상을 초과하는 경우에는 내과, 외과, 소아청소년과, 산부인과, 영상의학과, 마취통증의학과, 진단검사의학과 또는 병리과, 정신건강의학과 및 치과를 포함한 9개 이상의 진료과목을 갖추고 각 진료과목마다 전속하는 전문의를 두어야 한다.

- 종합병원은 제1항 제2호 또는 제3호에 따른 진료과목(필수진료과목) 외에 필요하면 추가로 진료과목을 설치 · 운영할 수 있다. 이 경우 필수진료과목 외의 진료과목에 대하여는 해당 의료기관에 전속하지 아니한 전문의를 둘 수 있다.

(3) 상급종합병원과 전문병원

가) 상급종합병원

① 보건복지부장관은 종합병원 중에서 중증질환에 대하여 난이도가 높은 의료행위를 전문적으로 하는 종합병원을 상급종합병원으로 지정할 수 있다.

▮ 표 2-5 의료기관의 구분

구 분		내 용
종합병원		· 100병상 이상 300병상 이하인 경우에는 내과 · 외과 · 소아청소년과 · 산부인과 중 3개 진료과목, 영상의학과, 마취통증의학과와 진단검사의학과 또는 병리과를 포함한 7개 이상의 진료과목을 갖추고 각 진료과목마다 전속하는 전문의를 갖춘 의료기관 · 300병상을 초과하는 경우에는 내과, 외과, 소아청소년과, 산부인과, 영상의학과, 마취통증의학과, 진단검사의학과 또는 병리과, 정신건강의학과 및 치과를 포함한 9개 이상의 진료과목을 갖추고 각 진료과목마다 전속하는 전문의를 갖춘 의료기관 · 상급종합병원은 중증질환에 대하여 난이도가 높은 의료행위를 전문적으로 하는 종합병원으로서 보건복지부령이 정하는 시설, 인력, 장비 및 진료과목 등 전문성이 강화된 기준을 갖춘 의료기관(필수진료과목(9개) 포함 20개 이상의 전문과목 각 과목마다 전문의 1인 이상)
병원	병원 (병원, 치과병원, 한방병원)	· 의사, 치과의사 또는 한의사가 주로 입원한자를 대상으로 의료행위를 하는 의료기관(30개 이상의 입원병상 시설을 갖추어야 하며 단, 치과병원는 입원시설을 제한 받지 않음)

병원	요양병원	· 의사 또는 한의사가 그 의료를 행하는 곳으로서 요양환자 30인 이상을 수용할 수 있는 입원시설을 갖추고 주로 장기요양을 요하는 입원환자를 대상으로 의료행위를 하는 의료기관(노인복지법에 따른 노인전문병원, 정신보건법 제3조제3호에 따른 정신의료기관 중 정신병원, 장애복지법 제58조 제1항 제2호에 따른 의료재활시설로서 요건을 갖춘 의료기관 포함) · 입원대상은 노인성질환, 만성질환자 및 외과적 수술 후 또는 상해후의 회복기간에 있는 자로서 주로 요양을 필요로 하는 자. 다만, 정신질환자(노인성치매 제외) 및 전염성 질환자는 입원 대상으로 하지 아니함(의료법시행규칙 제28조의 4)
의원	의원 치과의원 한의원	의사, 치과의사 또는 한의사가 주로 외래환자를 대상으로 각각 그 의료행위를 하는 의료기관(입원시설은 29실 이내로 운영할 수 있음)
조산소		조산사가 조산과 임부, 해산부, 산욕부 및 신생아를 대상으로 보건활동과 교육.상담을 하는 의료기관

② 보건복지부령으로 정하는 20개 이상의 진료과목을 갖추고 각 진료과목마다 전속하는 전문의를 두어야하며, 전문의를 수련시키는 기관이어야 한다.

③ 보건복지부령으로 정하는 인력 · 시설 · 장비 등을 갖추어야 한다.

④ 질병군별(疾病群別) 환자구성 비율이 보건복지부령으로 정하는 기준에 해당하여야 한다.

상급종합병원은 권역별로 지정, 2018년 1/4 기준으로 전국에 42개 병원이 지정되어 운영되고 있으며, 보건복지부에서 3년마다 평가를 실시하고 있다.

나) 전문병원 지정

보건복지부장관은 병원급 의료기관 중에서 특정 진료과목이나 특정 질환 등에 대하여 난이도가 높은 의료행위를 하는 병원을 전문병원으로 지정할 수 있다.

전문병원은 2018년 1/4 기준으로 전국에 108개 병원이 지정되어 운영되고 있으며, 보건복지부에서 3년마다 평가를 실시하고 있다.

(4) 우리나라의 의료인 현황과 의료기관 수 및 병상 수 현황

가) 의료인 현황

2018년 면허등록자 의사수는 123,106명이며, 치과의사는 30,910명, 한의사는 24,861명, 간호사는 394,662명, 조산사 8,266명으로 나타났다.)

▮ 표 2-6 의료인 현황

구분	면허등록자1)	면허신고자2)	미신고자	면허 신고율
계	581,805	423,192	158,613	727%
의사	123,106	106,390	16,716	86.4%
치과의사	30,910	26,468	4,442	85.6%
한의사	24,861	21,206	3,655	85.3%
간호사	394,662	268,234	126,428	68.0%
조산사	8,266	894	7,372	10.8%

주 : 1) `18. 12. 기준 보건복지부 면허등록대장 통계(사망자 제외)
2) 자료: 의료인협회

자료: 보건복지통계연보(2019)

나) 의료기관 현황

의료기관 수는 2018년 말 93,184개소로 종합병원 및 병원이 1,776개소, 의원이 31,718개소, 치과병의원 17,905개소, 한방병의원 14,602개소로 나타났다.

▮ 표 2-7 연도별 의료기관 수

연도별	합계	상급 종합 병원	종합 병원	병원	요양 병원	의원	치과병 · 의원	한방병 · 의원	보건 기관	약국
2016	89,919	43	298	1,514	1,428	30,292	17,246	14,150	3,505	21,443
2017	91,545	43	301	1,466	1,529	30,938	17,607	14,423	3,501	21,737
2018	93,184	42	311	1,465	1,560	31,718	17,905	14,602	3,499	22,082

자료 : 국민건강보험공단 통계연보(2019)

다) 공공보건의료비중 현황

공공보건의료기관 수는 3,720개소로 전체의료기관의 약 5.3%를 차지하고 있으며, 병상수는 전체 병상수 대비 약 9.1%를 차지하고 있다. 이와 같이 의료서비스 공급이 민간

부문에 많이 의존함에 따라 의료자원이 도시에 편중되어 도시지역은 의료자원이 남는 반면 농촌지역은 아직 병상부족 지역이 일부 남아 있다. 그동안 정부에서는 의료취약지의 부족한 의료시설을 크게 확충하였으나, 아직도 일부 농어촌 지역은 병상이 부족한 실정이고 의료서비스의 수준도 도시지역에 비해 상대적으로 낮은 실정이다. 또한 공공의료기관을 기능별로 보면 주로 일반진료를 담당하는 국립중앙의료원, 국립대병원, 지방의료원 등이 있으며, 결핵 · 정신 · 재활 · 암 등 특수질환 또는 군 · 산재 · 보훈 · 교정 · 경찰특수대상에 대한 진료를 담당하는 특수목적병원 등으로 구분할 수 있다.

표 2-8 공공보건의료기관 현황

(단위 : 개소, 병상, 명)

구분	공공보건 기관(A)	공공의료 기관(B)	공공보건 의료 기관(C=A+B)	민간의료 기관(D)	전체(E=C+D)	공공/전체 (C/E)
기관 수	3,496	224	3,720	67,379	71,099	5.3%
병상 수	429	63,924	64,353	642,978	707,331	9.1%
의사 인력	3,842	12,389	16,231	132,746	148,977	10.9%

주 : 의료법 제3조에 따른 의료기관 및 보건소 · 보건지소 · 보건진료소 포함

자료: 보건복지백서(2019)

라) 병상수 현황

2017년말 의료기관의 입원진료 총 병상 수는 701,744병상으로 2016년보다 2.6%증가하였으며, 인구 천명당 총 병상수는 2015년 13.5병상에서 2017년 14.0병상으로 병상이 증가하였으며, 이는 종합병원 및 병원의 병상수 증가에 의한 것이다.

표 2-9 연도별 병상수

연도별	총 병상수	인구천명당 병상수			
		전체	종합병원 · 병원	의원 · 조산원	치과한방병원
2015	674,646	13.5	10.6	1.6	0.3
2016	692,500	13.9	11.0	1.5	0.4
2017	701,744	14.0	11.3	1.4	0.4

자료 : 보건복지백서(2017)

4) 보건의료활동

(1) 1차 보건의료(Primary Health Care : PHC)

- 1978년 9월 구소련의 Alma-Ata에서 WHO 주최로 2000년까지의 전 인류가 일차보건의료를 제공받도록 각국 정부가 노력할 것을 결의하였다.
- 일차보건의료란 필수적 보건의료(essential health care)로서 실질적이고 과학적인 면에서도 합당하고 사회적으로 수용할 수 있는 방법을 통하여 지역주민의 적극적인 참여로 개인, 가족단위 모두가 쉽게 이용할 수 있어야 한다.
- 일차보건의료는 국가보건의료체계의 중추적 기능과 핵심이 되어야 하며, 지역사회전체 개발정책의 일환으로 유지되어야 한다.
- 일차보건의료는 지역사회의 최 말단까지 개인 또는 가족단위, 더 나아가 지역사회와 최초로 접하는 요소이다.
- 일차보건의료는 지역사회의 최 말단인 마을단위의 건강보호에 주목표를 두고 치료는 물론, 예방, 환경위생, 더 나아가 신체적 · 정신적 안녕을 가져오는 건강은 물론 생활의 질적 향상을 가져오는 모든 활동이 포함된다.

따라서 1차 보건의료활동으로는 예방접종사업, 식수위생관리사업, 모자보건사업, 보건교육사업, 풍토병관리사업, 경미한 질병의 일상적 치료사업, 주민의 영양개선사업 등이 중심이 된다.

가) 일차보건의료의 필수사업내용

1978년 카자흐스탄의 알마타 국제회의에서 채택된 Alma-Ata선언문에서는 1차보건의료사업내용이 8가지였으나 추후 1가지가 추가되어 다음과 같이 9가지로 분류되고 있다.

① 보건교육 ② 적절한 식생활 및 영양개선 ③ 안전한 식수공급, 기본적 환경위생 및 적당한 주거생활 ④ 모자보건사업 ⑤ 예방접종관리 ⑥ 지방풍토병 예방 및 관리 ⑦ 통상질환과 상해에 대한 기초적 치료 ⑧ 필수의약품의 공급 ⑨ 심신장애자의 사회의학적 의료이다.

(2) 2차 보건의료(Secondary health care)

주로 응급처치를 요하는 질병이나 급성질환의 관리사업과 병 · 의원에 입원치료를 받아야하는 환자관리사업 등이기 때문에 종합병원 등 전문병원의 활동이 요구되며, 임상전문의사와 임상간호사 등 의료인력의 역할이 중요한 보건의료 활동이 된다.

(3) 3차 보건의료(tertiary health care)

회복기환자의 재활을 필요로 하는 환자노인의 간호, 장기요양, 만성질환 환자의 관리사업이 중심이 되며, 특히 노령화사회에서 노인성 질병관리가 중요한 의료활동이다.

(4) 포괄적 보건의료(comprehensive health care)

지역사회의 모든 인구집단을 대상으로 질병의 치료뿐만 아니라 예방 · 재활 · 건강증진활동 등 인간의 전 생애적 생활개념의 건강관리를 목적으로 하는 현대의료의 개념을 의미한다. 포괄적 보건의료는 자연과학과 사회과학의 통합과학으로서 질병의 조기발견, 조기치료, 예방, 재활 및 신체적 · 정신적 건강증진활동과 생활의 질적 향상 등 전 생애적 생활개념의 건강관리를 의미한다. 이는 건강확보를 위한 이상적인 접근방법이라고 할 수 있다.

5. 공중보건의 과제와 전망

1) 공중보건의 과제

우리나라가 추구해야 할 21세기 공중보건의 과제로는 국민의 건강생활을 확보하기 위한 건강의 유지증진과 관련된 모든 활동과 삶의 질을 향상시키기 위한 사회안전망을 구축하는 것이 과제이다. 국민의 건강증진과 질병의 예방, 질병의 조기발견 및 조기치료, 치료자의 조속한 사회복귀 등 질병관리체계를 발전시키는 보건관리사업과 사회보장장치의 발전을 통한 삶의 질을 향상시켜 나가는 것의 주요과제는 다음과 같다.

① 무의지역의 해소와 의학적 보호의 편중문제 해소

② 악성신생물(암), 뇌졸중, 당뇨병, 고혈압 등 만성 퇴행성질병(생활습관병) 증가의 문제

③ 노인인구증가와 노령화에 따른 사회적 및 의료비 증가문제
④ 여성의 사회적 진출확대 및 결혼연령시기 높아짐 등으로 인한 저 출산율 문제
⑤ 대기, 수질, 토양, 해양오염 등 자연환경 및 생활환경의 악화문제
⑥ 인구의 도시화나 산업장에서 원인이 되는 공해질병이나 직업병문제
⑦ 신종 감염병 발생 및 특수질병발생에 관한 문제
⑧ 보건의료서비스의 질적 향상 및 보건정보망 구축과제
⑨ 국민의 건강생활기반 구축 및 건강증진사업 활성화 문제 등

2) 우리나라의 보건의료 전망

우리나라의 보건의료 전망은 향후 보건수준의 향상으로 인구의 노령화와 저출산 문제, 의료수요의 변화, 의료비의 국민부담 증가, 국민건강의 질적 향상, 보건의료정보 활성화 등을 기대할 수 있다.

(1) 인구의 노령화와 저출산 문제

우리나라의 노인인구는 그동안 지속적인 생활수준의 향상과 보건, 의료기술의 발달로 인해 국민들의 생명연장과 함께 크게 늘어나고 있다. 1960년도에는 65세 이상 노인인구가 전체인구의 2.9%에 불과했으나 1990년 5.1%, 2000년에는 7.2%, 2005년에는 9.1%, 2010년에는 11.3%, 2017년에는 14.2%를 넘어서 고령화 사회에 진입하고, 2026년경에는 20%, 2030년경에는 24.3%에 도달해 초고령사회가 될 전망이다. 또한 한 여성이 일생동안 낳는 평균자녀수인 합계출산율은 1970년 4.53명이었던 것이 2005년에는 1.08명, 2010년에는 1.22명, 2017년에는 1.05명으로 인구의 대체수준인 2.1명에도 미치지 못하고 세계최저 출산국으로 변모하였다. 따라서 고령화와 저출산이 가속화되고 있어 우리나라의 노년 부양비는 1980년 6.1%이었던 것이 2005년에는 12.6%, 2010년에는 15.4%, 2015년에는 17.5%가 됨으로써 2배 이상으로 증가할 것으로 예상된다.

- 합계출산율과 노년부양비
  ① 합계출산율(Total Fertility rate : TFR)은 한 여자가 가임기간(15~49세)동안 평균 몇 명의 자녀를 낳는가를 나타내며, 출산력 수준비교를 위해 대표적으

로 활용되는 지표로서 연령별 출산율의 총합이며, 한 사회의 출산수준을 다른 사회와 비교할 때 유용한 지표이다.

② 노년부양비는 총인구 중에서 생산가능 연령층(15~64세)인구에 대한 노년인구(65세 이상)의 백분비로서 사회의 고령화 추세를 파악하고 이에 대한 정책기초 및 노후생활 안정대책과 젊은 세대의 부담완화 방안 마련을 위한 자료로 활용되고 있다.

표 2-10 연도별 합계출산율현황

(단위 : 명)

2011년	2012년	2013년	2014년	2015년	2016년	2017년
1.24	1.30	1.19	1.21	1.24	1.17	1.05

자료 : 통계청 2017년 인구동태통계연보(2018)

(2) 의료수요의 변화

앞으로의 의료수요는 이전의 감염병(전염병) 질병에서 당뇨병, 고혈압, 관절염, 심장성질환 등 만성 퇴행성질환과 사고, 근골격계질환, 중독, 정신질환, 공해질병, 장기이식 문제 등이 증가할 것으로 예상되어진다.

(3) 국민의료비 증가

보건의료기술의 발달과 더불어 국민의료비의 증가도 불가피하다. 또한 전 국민의 의료비에서 차지하는 노인의료비의 증가가 건강보험, 사회복지분야에서 가장 중요한 문제 중 하나로 대두되고 있는 실정이다.

(4) 국민건강의 질적 향상

우리나라 국민건강의 질적 향상은 소득수준의 증가와 생활환경의 개선 및 의료기술의 발달과 의료자원의 양적, 질적 확충에 따라 짧은 기간 동안 비약적으로 발전되었다. 이로 인해 사망률 및 영아사망률의 감소, 감염성 질환의 감소, 영양 및 공중위생의 개선, 건강증진에 대한 국민의 인식변화로 인해 평균수명이 점점 증가되고 있다.

(5) 국민건강관리 정보의 활성화

국민건강관리를 위한 예방접종사업이나 건강검진사업, 해외환자 국내진료(검진)사업, 보건의료 관련기관간의 질병관리정보나 의료수가 정보제공 및 유관기관간의 협력활동, 정부의 보건정책수립에 필요한 보건통계정보제공 등을 목적으로 하는 국민보건정보센터가 활성화되어 e-health care사업이나 지역보건의료사업에 크게 기여할 것으로 보인다.

3) 경상의료비 증가

경상의료비는 보건의료재화 및 보건의료서비스의 소비를 위하여 국민전체가 1년간 지출한 총액이다. 이 중 정부 · 의무가입제도는 중앙 · 지방정부 및 사회보험에서 지출된 보건의료비이며, 민간부문은 가계직접부담, 민간보험 등에 의해 지출된 보건의료비를 말한다. 보건의료비 지출 추이를 분석함으로써 보건의료 정책 수립을 위한 기초자료뿐만 아니라 성과평가 등을 위한 자료로 활용할 수 있으며, 국내총생산(GDP)에 대한 경상의료비 비중은 의료비 지출수준을 보기 위한 지표이다. 2016년 경상의료비 지출액은 2015년보다 8.7%가 증가한 125.2조원으로 추정되며, GDP대비 7.7% 수준으로 매년 급속한 증가추세를 보이고 있다.

▮표 2-11 경상의료비 현황

(단위 : 십억원, %)

년도	경상의료비		정부 · 의무가입제도		민간부문	
	금액	GDP대비(%)	금액	구성비	금액	구성비
2015	115,188	7.4	64,962	56.4	50,226	43.6
2016	125,217	7.7	70,579	56.4	54,638	43.6

자료출처 : 보건복지통계연보(2017)

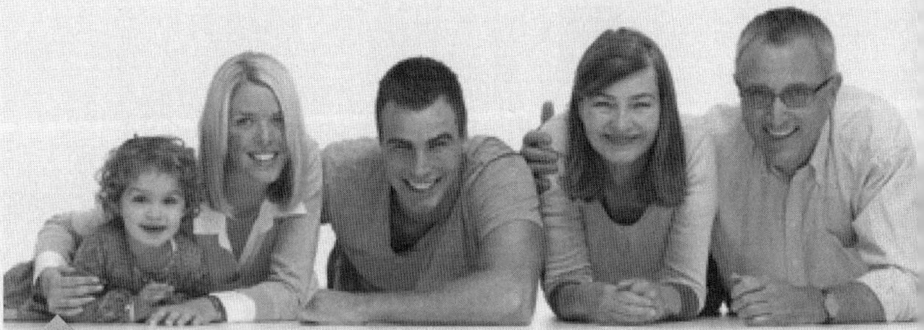

PART 2

인구와 보건통계

제3장 인구보건

1. 인구의 개념
2. 인구구성
3. 인구조사
4. 생명표
5. 인구 및 출산율 현황

제4장 보건통계

1. 보건통계의 개념
2. 자료의 처리방법
3. 보건지표 및 보건통계
4. 병원통계

제3장

인구보건

[학습목표]

1 / 인구의 개념과 인구 구성의 유형에 대하여 알 수 있다.
2 / 인구 조사방법(정태, 동태)에 대하여 이해하고 조사를 할 수 있다.
3 / 우리나라의 출산율의 낮은 요인과 출산율 현황을 알 수 있다.

1. 인구의 개념

1) 인구의 의의

(1) 인구(population)의 정의

인구라 함은 "일정한 기간에 일정한 지역 내에 생존하는 인간의 집단"이라 하는데 어원상으로는 populatio(민중)에서 유래된 것이고, to populate(거주케 한다), to people(사람을 증식시킨다)의 뜻으로 출발된 어휘이다. 인구학(demography)이란 말은 길라드(A.Guillard, 1799~1876)가 인구를 서술한다는 뜻으로 처음 사용하였으며, 20세기 후반부터 인구에 대한 과학적 연구라는 의미로 사용하고 있다. 따라서 인구론이란 인구학 및 인구분석학적 연구를 의미하는 것으로, 인구학이란 지역사회 인구의 정태적 특성이나 동태적특성을 연구하는 학문이며, 인구분석학이란 인구의 구성이나 크기의 변화를 통계학적으로 분석하고 평가하는 학문이다. 존 그란트(John Graunt)는 1662년에 처음으로 "출생과 사망"에 대한 인구의 수량적 분석을 시작한 인구학의 시조라고 할 수 있지만 인구원리론(the principle of population)을 독립적으로 논의한 사람은 영국의 고전경제학자인 Thomas R. Malthus(1766~1834)가 주장한 말더스주의가 효시이다.

(2) 우리나라의 인구구조 및 과제

우리나라는 저출산 · 고령사회기본법(제30조의2)에서 인구구조 불균형이 초래하는 정치 · 경제 · 사회적 파급영향에 대하여 국민의 이해와 관심을 높이고, 저출산 고령화 대응에 민간의 참여를 유도하기 위하여 매년 7월 11일을 인구의 날로 정하여 운영하고 있다. 우리나라는 세계 최저수준의 출산율과 세계 최고수준의 고령화 속도를 보이고 있으며, 이는 경제활동인구 감소와 국가경쟁력 저하, 세대 간 부양부담 갈등 등 국가 미래의 향방을 좌우하는 중차대한 문제로서 적극적인 대응필요하다. 우리나라의 65세 이상 노인인구는 2017년 735만명에서 2020년 2020년 808만명, 2030년에는 1,269만명으로 계속 증가할 전망이다. 이 중에서도 특히 75세 이상 노인인구가 크게 늘 것으로 보인다. 특히 2020년경부터 1950년 한국전쟁 직후의 베이비붐 시대에 출생한 연령층이 노인세대로 대거 진입하게 됨에 따라 노인인구는 급격하게 증가하게 될 것이다. 이처럼 저출산이 지속되고 베이비붐 세대들이 노년층에 진입하게 됨에 따라 인구구조의 고령화가 더욱 가속화될 것으로 보인다. 2000년 전체인구 대비 노인인구 비율이 7.2%로 '고령화사회'에 처음 진입한 뒤 2017년 14.2%에 도달했다. 이 같은 노인인구의 증가세는 앞으로도 계속되어 오는 2026년이면 노인인구비율이 20.8%로 '초고령사회'가 될 전망이다. 현재 추세가 지속될 경우 2050년에는 노인인구 비율이 40%에 육박하여 일본과 함께 세계 최고령 국가가 될 전망이다(보건복지백서, 2016).

(3) 저출산 고령화 심화

우리나라는 2012년 6월 23일을 기점으로 인구 5천만 명을 돌파하여, 주요 선진국 중 7번째의 인구규모를 갖게 되었다. 그러나 낮은 출산율과 빠른 고령화 진행 등으로 인해 향후 극심한 인구위기가 우려되는 것은 주지의 사실이다. 우리나라의 출산율은 2005년 1.076명으로 최저치를 기록한 뒤, 2014년 1.21명, 2015년 1.24명, 2016년 1.17명, 2017년 1.05명의 추세를 보이고 있다. 또한 초혼 연령이 개속 상승하는 등 출산 잠재력이 높지 않은 사회로 변화하고 있어, 앞으로도 출산율의 상승은 매우 불투명한 상황이다.

한편 우리나라의 고령화 수준은 현재 OECD 국가와 비교할 때 상대적으로 낮은 수준이나, 2060년경에는 고령화 수준이 매우 높을 것으로 전망된다. OECD 국가의 평균 고령화율은 16.8%(2015년 기준)인데 비해, 2015년 기준 우리나라의 고령화율은 13.1%로 멕시코(6.5%), 터키(7.5%), 칠레(11%), 아일랜드(13.1%) 등과 함께 낮은 수준이다. 그러나 2060년이 되면 우리나라의 고령화율이 401%에 도달하여, 우리나라는 노인인구 비율이 가장 높은 나라가 된다(OECD 평균 28.9%). 생산 가능인구는 2016년 3,763만 명을 정점으로 감소하여, 베이비붐 세대가 고령인구로 편입되는 2020년 이후부터는 고령화가 초래하는 사회경제적 위기에 본격적으로 직면할 것으로 보인다. 이로 인해 2059년부터 생산가능인구 100명이 부양할 인구가 100명을 넘는 상황이 될 것으로 예상되며, 2065년이 되면 108.7명에 이르러 2015년의 36.2명의 3배까지 증가할 전망이다. 이러한 인구 구조 변화는 결국 노동 투입 감소와 저축률 감소를 가져오고, 경제의 잠재 성장력을 약화시킨다. 또한, 국민연금, 건강보험, 장기요양보험 등 각종 사회보험과 노인 관련 사회 복지 지출의 증가를 가져오고, 아동 및 가족급여, 교육지출 등에도 변화를 미치게 된다. 세입은 감소(납세인구 감소)하고 연금, 의료비 등 복지지출은 증가하여 사회적 부양부담을 악화시켜 세대 간 갈등이 커질 수 있다(보건복지백서 2016).

2) 인구론

인구론의 발전(변천)은 John Graunt는 1662년에 처음으로 출생과 사망에 대한 수량적 분석으로 인구변화에 관련된 사망력 · 출산력 · 혼인력 및 인구 이동에 관련 제한된 인구이론을 제시하여 인구학의 시조라 할수 있으나 인구론이 체계화도어 학문적으로 성립된 것은 18세기 말 맬더스의 인구원리론에 의해서였다. 이후 인구론은 맬더스주의-신맬더스주의-적정인구론으로 발전하여 왔다.

(1) 맬더스주의(Malthusism)

인구론을 체계화시켜 학문으로서 성립한 것은 맬더스의 저서인 인구원리론에 의해서이다. 그는 이 저서에서 인구는 기하급수적으로 늘고 식량은 산술급수적으로 증가하기 때문에 인구의 억제가 필요하다는 인구론을 전개하였는데 이를 Malthusism라고 하며 그의 이론은 다음과 같이 세 가지로 요약할 수 있다.

가) 규제의 원리

인구는 반드시 생존자료인 식량에 의하여 규제된다.

나) 증식의 원리

인구는 특별한 방해에 의하여 저지되지 않는 한 생존자료가 증가되는 한 인구도 증가된다.

다) 인구파동의 원리

인구는 증식과 규제의 상호작용에 의하여 균형에서 불균형으로, 불균형에서 균형으로 부단한 파동을 주기로 되풀이한다. 그는 인구를 생존자료와 동일한 수준으로 유지하기 위해서 도덕적 억제를 주장하였다. 즉 결혼은 자녀 부양능력이 생길 때까지 연장하도록 하는 만혼을 장려하였고, 성적으로 순결을 강조 하였다. 그렇지 않으면 사회의 빈곤과 악덕을 제거할 수 없다고 하였다.

(2) 신맬더스주의(Neo-Malthusism)

맬더스주의는 인구규제를 위한 방법으로 만혼주의와 성적순결을 강조함으로써 이에 대한 역기능으로 각종 사회범조와 사회악이 생기게 되었다. 따라서 프랜시스 플레이스(Francis Place, 1771~1854)와 John Mill(1806~1873)은 피임으로 산아조절을 통해 인구억제를 주장하게 되었는데 이를 신맬더스주의라고 한다. 따라서 근대 문명국가에서 출산율의 감퇴의 경향은 신맬더스주의에 영향을 받은 것이라 할 수 있다.

(3) 적정인구론

캐넌(E. Cannon, 1881~1935)은 신 맬더스주의를 더욱 발전시켜 인구의 과잉을 국한 할것이 아니라 생활수준에 둠으로써 주어진 여건 속에서 최고의 생활수준을 유지할 때에 실질소득을 최대로 할 수 있다는 적정인구론을 주장하였다. 또한 국민 1인당 실질소득을 극대화할 수 있는 인구를 적정인구라고 부른다.

3) 인구의 구성

인구를 구성하고 있는 개인의 다양한 특성을 가지고 있다. 이에 따라 인구의 구성단위를 분류하고 수적으로 표현한 것이 인구구성이다. 인구의 구성은 여러 가지로 나타낼 수 있는데 남녀별, 연령별, 인종별, 직업별, 교육별, 사회계층별 등으로 표시할 수 있다. 주로 연령별, 성별구성이 중요한 자료로 쓰이며 성별, 연령별 구성을 혼합하여 인구 피라미드라는 그림으로 표시하는데 인구구성을 나타내는 자료로써 가장 많이 사용한다.

(1) 성별구성

인구구성에 있어서 흔히 사용되는 성비(Sex Ratio)는 남녀별 구성비를 표시하는데 이는 여자 100명당에 대하여 남자의 비를 나타낸다. 즉, 성비 = 남자수/여자수×100(%)이다. 성비는 1차 성비를 태아성비라고 하며, 2차 성비를 출생시의 성비, 3차 성비는 현재의 인구성비를 의미한다. 일반적으로 1차 성비는 115~120, 2차 성비는 105~120, 3차 성비는 80~95이다. 다시 말해 태아에서부터 전 생애를 거쳐 여성이 남성보다 사망률이 낮음을 시사하고 있다. 일반적으로 출생시의 성비는 여자 100명에 대하여 남자가 105 전후지만 영아사망률이 여자보다 남자가 높아지면서 결혼적령기가 되었을 때는 성비가 거의 같아지며, 노령기에는 남자사망률이 높아 여자인구가 많아진다. 또한 인구의 유입, 유출이 없고 출생과 사망의 증감만이 있는 봉새인구에서는 남녀의 인구비가 거의 같거나 여자인구의 비가 다소 많은 것이 보통이다.

성비 = (남자 수/여자 수) X 100

(2) 연령별 구성

연령별 인구구성은 1세 미만의 영아인구, 1~14세까지의 소년인구, 15~64세까지의 생산연령인구, 65세 이후의 노년인구로 분류할 수 있으며, 소년인구를 유아인구, 학령기전, 학령기로 세분하기도 하며, 생산인구는 청년인구, 중년인구, 장년인구로 구분하기도 한다.

(3) 부양비

인구의 연령구조는 사회 · 경제적으로 큰 의미가 있다. 이러한 연령구조와 경제적인 영향을 평가하기 위한 지수로는 부양비(Dependency ratio)가 있다. 부양비는 경제활동연령에 대한 비경제활동연령 인구의 비를 말한다. 비경제활동연령, 즉 비생산활동 연령층은 15세 미만의 소년(유년)인구와 65세 이상의 노년인구를 말한다. 부양비는 더 세분하여 아동부양비와 노년부양비를 산출할 수도 있으며, 일반적으로 선진국에서는 개발도상국들보다 부양비가 낮으나 노년부양비는 높다.

$$① \text{ 아동부양비} = \frac{\text{15세 미만의 연소인구}}{\text{15세 이상 65세 미만의 인구}} \times 100$$

$$② \text{ 노년부양비} = \frac{\text{65세 이상 인구 수}}{\text{15세 이상 65세 미만의 인구}} \times 100$$

$$③ \text{ 부양비} = \frac{\text{15세 미만의 인구 + 65세 이상의 인구}}{\text{15세 이상 65세 미만의 인구}} \times 100$$

4) 인구의 변천

인구의 성장과 감소는 자연적 요인과 사회적 요인에 의하여 결정되는데 인구의 몇 가지 단계를 거쳐 변천한다.

(1) 노테스타인 (Notestein)과 톰슨(Thompson)의 분류

가) 제1단계(잠재성 성장단계)

다산다사형으로 공업화되지 못한 국가에서 흔히 볼 수 있는 형이다. 인구증가가 예견되는 나라이다.

나) 제2단계(과도기적 성장단계)

다산다소형으로 높은 인구증가율을 보이는 주로 공업화된 국가에서 볼 수 있는 형이다. 과도기적으로 인구가 증가하지만 안정이 예견되는 나라이다.

다) 제3단계(인구 감소단계)

소산소사형으로 인구의 급속한 성장을 거친 후 감소기의 상태로 접어든 국가에서 볼 수 있다.

(2) 블랙커(Blacker)의 분류

인구의 성장단계를 3단계만으로는 분류가 어렵기 때문에 C.P Blacker는 농경사회에서부터 기계문명이 고도로 발달된 현대사회로의 변천 과정을 5단계로 세분하였다.

가) 제1단계(고위 정지기)

고출생률과 고사망률인 인구정지형으로, 중부 아프리카 지역의 국가들과 같이 앞으로 인구증가가 잠재력을 가지고 있는 후진국형 인구형태이다.

나) 제2단계(초기 확장기)

저사망률과 고출생률인 인구증가형으로 당분간 인구증가가 지속되는 경제개발 초기 국가들의 인구형태이다. 한국과 일본을 제외한 아시아 국가로서 경제개발 초기단계 국가가 해당된다.

다) 제3단계(후기 확장기)

저사망률에 저출생률의 경향을 나타내는 인구성장 둔화형으로, 산업의 발달과 핵가족화 경향이 있는 국가들의 형태이다. 중앙아메리카와 남아메리카 등의 국가가 해당된다.

라) 제4단계(저위 정지기)

사망률과 출생률이 최저에 달하는 인구증가 정지형으로 이탈리아, 중동, 러시아, 온대아메리카 등의 인구형태이다. 우리나라는 제3단계에서 제4단계로 접어들고 있는 과정에 있다.

마) 제5단계(감퇴기)

출생률이 사망률보다 낮아져서 인구가 감소하는 경향이 있는 감소형 국가로서 북유럽, 북아메리카, 일본, 뉴질랜드 등이 여기에 속한다.

5) 인구증가

인구의 크기는 출생과 사망의 차이에 의한 자연증가와 유입 및 유출의 차이에 의한 사회증가로서 결정되는데 일개 국가나 지역사회의 인구증감은 자연증가와 사회증가의 합을 의미하지만, 세계 인구증감은 출생과 사망의 자연증가에 의해서 결정된다.

① 사회증가 = 유입인구 - 유출인구
② 자연증가 = 출생인구 - 사망인구
③ 인구증가 = 자연증가 + 사회증가

(1) 자연증가(natural increase)

출생이 사망에 비하여 초과, 즉 인구의 자기생산순량을 자연증가라고 하며, 출생수보다 사망수가 클 때는 자연감소라 한다.

가) 조자연증가율(Crude natural increase)

(연간출생-연간사망)÷인구×1,000 또는 조출생률 · 조사망률로 산출한다.

나) 증가지수 또는 동태지수(vital index)

출생수와 사망수의 비 또는 조출생률과 조사망률의 비로 산출한다.

다) 재생산율(reproduction rate)

재생산율이란 여자가 일생동안 낳는 여자아이의 평균수이며, 어머니의 사망률을 무시하는 재생산율을 총 재생산율이라 하고, 사망을 고려하는 경우에는 순재생산율이라 한다.

(2) 사회증가(socical increase)

일정지역에서 인구의 유입과 유출의 차이를 사회증가 또는 사회감소라 한다.

(3) 인구증가율

인구증가율은 자연증가와 사회증가 인구의 합에 대한 연앙인구 1,000명당의 비율로 산출한다. 그러나 연간 인구증가율은 연말인구와 연초인구와의 차를 연초인구 100명당의 비율로 산출한다. 그러나 연간 인구증가율은 연말인구와 연초인구와의 차를 연초인구 100명당의 비율로 산출하기 때문에 인구증가율과 혼동해서는 안 된다.

$$① \text{ 인구증가율} = \frac{\text{자연증가} + \text{사회증가}}{\text{인구}} \times 100$$

$$② \text{ 연간 인구증가율} = \frac{\text{연말인구} - \text{연초인구}}{\text{연초인구}} \times 100$$

2. 인구구성

1) 인구의 연령별, 성별구성 유형

인구구성 중 남녀별 및 성별의 구성을 결합하여 그림으로 표시한 것으로 남녀로 나누어(여자는 우측에 표시, 남자는 좌측에 표시)연령에 따라 표시하는데 보통 5가지 유형으로 분류한다.

이러한 인구피라미드에는 ① 피라미드형 ② 종형 ③ 항아리형 ④ 별형(성형) ⑤ 기타형(표주박형, 호로형)이 있다. 우리나라 인구피라미드는 1960년에는 피라미드형이었으나 5년마다 실시하는 2016년 인구주택총조사 실시결과는 30년전부터 항아리형을 보이고 있어 지속적인 인구감소가 예측되어 국가에서 인구증가에 대한 여러 가지 대책을 강구하고 있다.

(1) 피라미드형(Pyramid form)

인구증가형이라고도 하며, 인구가 증가할 잠재력을 많이 가지고 있는 형으로 출생률이 높고 사망률이 낮은 형이며, 14세 이하 인구가 65세 이상이 인구의 2배 이상이 된다.

(2) 종형(bell form)

인구정지형이라고 하며, 출생, 사망률이 모두 낮으며, 14세 이하의 인구가 65세 이상의 인구의 2배정도가 된다.

(3) 항아리형(pot form)

인구감소형으로 출생률이 사망률보다 낮으며, 평균수명이 높은 선진국에서 볼 수 있다. 14세 이하의 인구가 65세 이상의 2배 이하가 된다.

(4) 별형(star form)

인구유입형, 도시형 유입형이라고 하며, 생산연령인구(15~64세)가 많이 유입되는 도시지역 인구구성으로 생산층 인구가 전체인구의 50% 이상인 경우이다.

(5) 기타형(guitar form)

표주박형, 농촌형, 유출형이라고도 하며, 별형과 반대로 인구가 다수 유출되는 농촌에서 볼 수 있는 형으로 생산연령인구(15~64세)가 전체인구의 50% 미만인 경우이다.

▮ 그림 3-1 여러가지 형태의 인구형

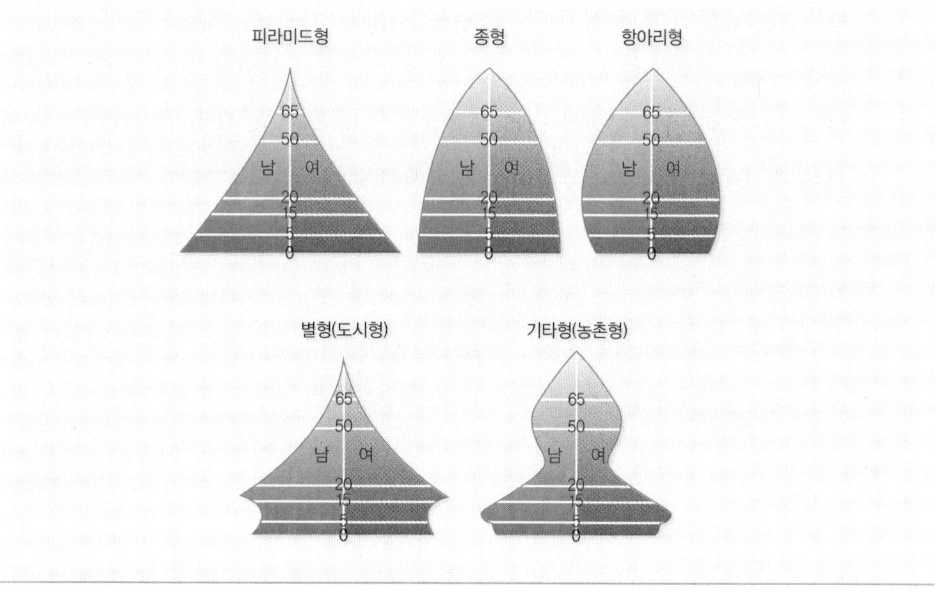

3. 인구조사

1) 인구정태와 인구동태

(1) 인구정태(state of Population)

일정지역내의 인구는 시시각각으로 끊임없이 변동되고 있지만, 일정시점에서 조사하면 여러 가지 내용으로 분류되는데 조사시점에 있어서 인구의 상태를 인구정태라 한다. 정태통계란 일정시점에 있어서 일정지역의 인구의 크기, 그 자연적(성별, 연령별), 사회적(국적별, 배우관계별), 경제적(직업별, 산업별)구조에 관한 통계로서 국세조사는 일종의 정태통계에 속한다.

(2) 인구동태(movement of Population)

인구동태란 일정 지역 내의 인구상태가 어느 일정한 기간에 있어서 출생, 사망, 전입, 전출 등으로 시시각각 변화하는 것을 의미한다. 즉 인구정태통계는 인구의 어떤 시점에서의 통계치를 가르키는 데 비하여 인구통계는 인구변동을 어떤 시간에 대하여 관찰한 것이다. 따라서 인구동태는 보건학적으로 중요한 의미를 가지고 있으며, 인구동태의 2대요인은 출생률과 사망률이다. 조사하는 방법에 따라 발생지주의와 상주지주의로 인구동태에 관한 주요 통계치로는 출생률, 사망률, 사산율, 이혼율 등이 있다.

▮ 표 3-1 인구정태와 인구동태 비교

구분	인구정태	인구동태
개념	시간의 개념	기간의 개념
활용분야	경제학 영역	보건학 영역
통계종류	인구의 크기, 성별, 연령별, 직업별	사망률, 출생률, 혼인율, 이혼율 등

2) 국세조사

국세조사는 일종의 정태통계로서 연앙인구를 비롯한 주택 등 한 국가의 정치, 경제, 문화, 보건분야 등 국가행정의 모든 분야에 활용할 기초자료를 마련하는 수단이며, 한

국가의 국세를 나타내는 자료가 된다. 국세조사를 최초로 실시한 나라는 1749년 스웨덴이며, 우리나라는 1980년 11월 1일부터 5년마다 실시하고 있다. 2018년 현재 우리나라의 인구는(2018년 07월 기준) 51,635천명이다.

표 3-2 우리나라의 인구추계

구분	연도별						
	1990	2000	2005	2010	2015	2017	2018
총인구(천명)	42,869	47,008	48,184	49,554	51,014	51,446	51,635
인구성장률(%)	0.99	0.84	0.21	0.50	0.53	0.39	0.37

그림 3-2 인구이동 추세

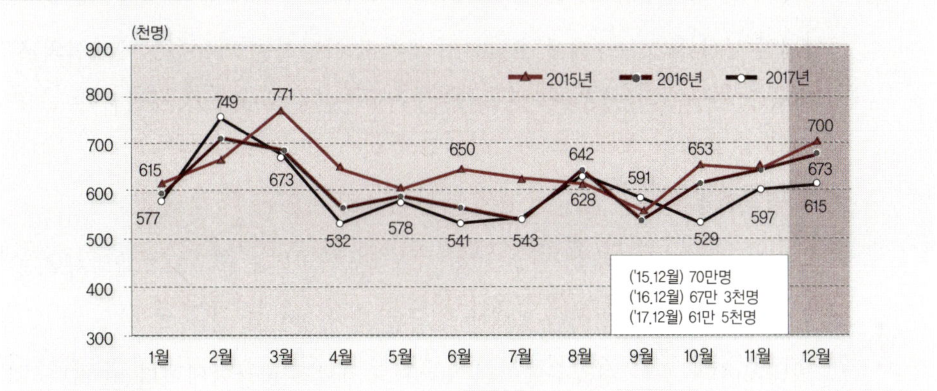

자료 : 통계청(2018)

4. 생명표

인구집단에 있어서 출생과 사망에 의한 생명현상을 나타내는 방법으로 생존과 사망자의 비율과 생존할 수 있는 수명이 어떻게 되는가를 표사하는 것을 생명표라 하며, 생존수, 사망수, 생존율, 사망률, 사력, 평균여명의 6종(생명함수)이 있다.

(1) 생존수(number of survivers : Lx)

일정한 출생수가 어느 연령에 도달했을 때 까지 생존할 것으로 기대되는 수를 생존수라 하고 동시에 출생한 자가 절반(1/2Lx)으로 되는 때를 반감기라고 한다.

(2) 사망수(number of deaths : dx)

X세의 사람 중 X +1세에 도달하지 못하는 사망한 자의 수를 X세에서의 사망수라 하며, 이를 수식으로 표시하면 dx = Lx- Lx +1이다

(3) 생존율(Probability of surviving : Px)

X세의 사람 중 X + 1세에 도달할 수 있는자의 비율을 X세에서의 생존율이라 하며, 생존율은 X세의 사람이 1년간 생존하는 확률이라고 할 수 있으며, 수식으로 표시하면 Px =Lx +1/Lx 이다.

(4) 사망확률(Probability of dying : dx)

X세의 사람 중 X + 1세에 도달하지 못하고 사망하는 비율을 X세에서의 사망률이라고 하며, 수식으로 표시하면 dx =dx/Lx/1x=Lx-Lx+1/Lx가 성립된다.

(5) 평균여명

X세의 생존자 수가 X세 이후 생존할 수 있는 연수의 평균을 X세에서의 평균여명이라고 한다. 즉, 평균여명이란 X세에 도달한 자가 앞으로 평균 몇 년을 더 살 수 있는가의 기대치이다. 또한 평균수명이란 X= 0, 즉 0세의 평균여명이다. 우리나라의 2009년 평균수명(0세의 기대여명)은 80.5세이고, 2012년은 81세이다.

(6) 사력(μ)

x세에 도달한 자가 그 순간에 사망할 수 있는 확률이 1년간 계속된다고 가정한 것이지만 일반적으로 생명표에서 사용되지 않는다.

5. 인구 및 출산율 현황

1) 우리나라의 인구 및 출산율

(1) 인구증가와 보건

우리나라의 총인구는 거주인구로 5년마다 실시하는 인구주택총조사 결과에 출생, 사망, 해외전출입 등을 이용한 추계인구로 연안인구(매년 7월1일)이다. 또한 장래인구 추이는 각종 중장기계획의 주요정책 자료로 활용된다. 노인인구비율은 사회의 고령화를 나타내는 지표로 총인구에 대한 65세 이상 노인의 비율이다. 고령화사회는 노인인구(65세 이상 인구)가 7% 이상 고령사회는 노인인구가 14% 이상, 초고령사회는 노인인구가 20% 이상을 말한다. 우리나라의 총인구는 2017년 51,446천명으로 남자 25,790천명 여자 25,655천명이었으며, 장래인구는 2030년을 정점으로 계속 감소하여 2060년에는 4천5백만명이 될 것으로 전망되고 있고, 65세 이상 고령인구의 비중은 1980년에는 3.85%에 불과하였으나 2060년에는 41.0%로 80년간 37.15%가 증가할 것으로 전망하고 있다(통계청, 2018). 우리나라의 인구구성비는 2017년 0~14세 13.1%, 15~64세 73.1%, 65세 이상 13.8%를 보이고 있으며, 장래인구 구성비의 변화를 보면 0~14세 유소년 인구는 저출산 영향으로 1980년 34% 이후 계속 감소하여 2060년은 9.4% 수준이 예상되며, 15~64세 생산 가능인구는 2016년 73.4%를 정점으로 점차 감소하여 2060년은 49.6% 수준으로 계속 낮아질 것으로 전망되고 65세 이상 고령인구비율은 기대수명의 연장 등에 따라 2000년 고령사회를 넘어, 2018년에는 14.3%로 고령사회에 진입하였고 2026년에 20.85%로 초고령사회에 도달할 것으로 전망된다.

(2) 저출산

우리나라는 현재 심각한 저출산 문제를 겪고 있다. 특히 1990년부터는 저출산 문제가 더욱 부각되고 있으며, 정부는 향후 저출산으로 인한 문제를 대처하기 위한 다각적인 노력을 기울이고 있는 상황이다. 우선 출산수준의 감소에 직간접적으로 영향을 준 요인을 살펴보면, 정부의 강력한 인구 억제정책의 성공과 산업화와 도시화가 빠르게 진행되는 과정에서 가족 유형의 변화, 이동의 증가, 교육과 생활수준의 향상, 의료기술의 발달 등의 사회경제적 요인, 그리고 개인 가치관의 변화를 들 수 있다.

가) 출산율 현황

출산 가능한 여성의 연령(15~49세) 계층에서 한 여성이 출산하는 평균 자녀수를 합계출산율이라 하는데 한국은 1970년에 4.53명이었던 것이 가족계획사업이 성공적으로 진행되어 1984년에는 2.1명이 되어 대체인구 수준을 기록하였다. 그러나 그 이후 계속 출산율이 감소되어 2011년 1.24명, 2012년 1.30명, 2013년 1.19명, 2014년 1.21명, 2015년 1.24명, 2016년 1.17명, 2017년 1.05명으로 낮아져 세계최저 출산국으로 변모하였다. 그러나 2017년 미국의 합계출산율은 1.76명, 이스라엘 3.11명, 프랑스 1.88명, 일본 1.43명이며 OECD 국가의 합계출산율은 1.68명으로 한국의 저출산에 대한 우려가 커지고 있다.

▌그림 3-3 출생아 수 및 합계출산율 추이

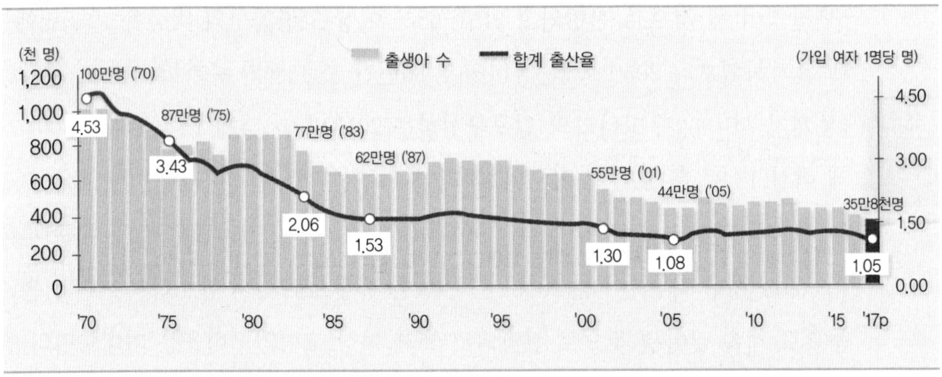

자료 : 통계청(2013년 출산율)

나) 저출산의 원인과 문제점

출산율이 이와 같이 감소하는 이유로는 Ⓐ 여성의 교육수준 향상과 사회진출의 확대 Ⓑ 결혼연령 및 초산연령의 지연 Ⓒ 이혼율증가에 의한 가족 해체 Ⓓ 보육시설의 부족 Ⓔ 양육비 및 교육비 부담증가 등으로 볼 수 있다.

2) 세계의 인구

세계 인구는 1750년에 8억이던 것이 1900년에 16억 5천만 명으로, 150년 만에 2배가 되었으며, 그 뒤 50년 만인 1950년에는 50%가 증가하여 25억이 되었고, 2000년에는 60억 명이 되어 2배가 되었으며, 2005년은 64억 4천 4백만 명이었으며, 2017년 75억 9186만 명으로 집계됐다. 세계 202개 국가 중 중국의 인구가 14억 1504만 명으로 가장 많았고 인도 13억 5405만 명, 미국 3억 2676만 명 등의 순이었다.

▮ 표 3-3 세계의 인구 순위 추이

순위	국가명	인구(명)	기준	순위	국가명	인구(명)	기준
1	중국	1,415,046,000	2018	51	마다가스카르	26,263,000	2018
2	인도	1,354,052,000	2018	52	북한	25,611,000	2018
3	미국	326,767,000	2018	53	코트디부아르	24,906,000	2018
4	인도네시아	266,795,000	2018	54	오스트레일리아	24,772,000	2018
5	브라질	210,868,000	2018	55	카메룬	24,678,000	2018
6	파키스탄	200,814,000	2018	56	타이완	23,537,000	2018

(주) 한국은 51,801,449명으로 세계 27위임.

3) 인구정책과 보건

인구문제는 인구의 크기, 지역별 분포, 구성 등 인구현상에 있어서의 모든 변화에 의하여 발생한다. 현재의 인구문제는 인구의 폭발적인 성장과 인구의 불균등한 분포로 집약된다. 오늘날 인류의 생존에 위협이 되는 요소로서 흔히 인구문제의 3p는 인구(Population), 환경문제(Pollution), 빈곤(Poverty)을 말한다. 이 중 가장근원적인 문제는 인구문제이다. 또한 인구와 관련된 문제로 3P이외에 3M Complex(malnutrition, morbidity, mortality)가 있다.

즉 인구증가에 다른 현상에 기인하여 영양부족, 이환율의 증가와 사망률의 증가를 들기도 한다. 인구문제와 중요한 것들을 살펴보면 ① 경제발전의 둔화, 완전고용문제 ② 자원부족 및 식량부족문제와 부양비의 증가문제 ③ 환경악화와 자연파괴, 환경오염, 교통문제 ④ 빈곤 및 기아 ⑤ 정치적. 사회적 불안 ⑥ 인구의 질적 역도태 현상 ⑦ 인구의 도시화와 농촌의 노동력 문제 ⑧ 노령화에 따른 노인인구의 증가문제 등이 있다.

제4장 보건통계

[학습목표]

1 / 보건통계의 개념을 이해하고 보건통계를 산출할 수 있다.
2 / 병원통계의 개념을 이해하고 진료량지표와 진료비관련지표를 알 수 있다.
3 / 병원통계를 산출공식에 의거 산출하여 경영에 활용할 수 있다.

1. 보건통계의 개념

1) 보건통계의 의의

(1) 보건통계의 정의

Remington은 "통계학이란 자료를 수집, 분류, 종합, 분석을 하여 과학적 추계를 하는 방법과 과정을 연구하는 학문이다."라고 하였으며, Dunn은 "통계학이란 자료로부터 합리적 추정을 하는 방법론의 학문"이라고 하였다. 또한 통계학은 기술통계와 추측통계학으로 구분되고 있으며, 기술통계는 자료를 수집하고 분류하여 도표나 표를 이용해서 표현하거나 수량적인 계산을 해서 측정값들의 여러 뜻을 알아보는 것이다. 추측통계는 추계통계 또는 추론통계라고 하는데 기술통계에서 관찰된 측정값으로부터 결론을 내릴 수 있는 방법을 제공하는 비교적 최근에 발달된 통계학으로서 현대통계학이라고도 한다. 보건통계란 출생, 사망, 질병, 인구변동 등 인구의 특성을 영구하는 일과 생명, 건강, 질병, 의료 등 보건전반에 관한 여러 가지 현상과 대상물을 측정, 계측하고 이를 정리, 분석하여 그 특성을 밝히는 통계라고 할 수 있다.

(2) 보건통계의 역할 및 이용

보건통계는 지역사회 또는 한 국가의 보건수준을 나타내거나 보건사업의 기획이나 평가에 활용되는 등 다양하게 이용되는데 그 주요내용은 다음과 같다.

첫째, 지역사회나 국가의 보건수준 및 보건상태의 평가와 비교에 이용된다.

둘째, 보건사회의 필요성 결정에 자료로 이용되고 사업기획, 진행, 결과의 평가에 이용된다.

셋째, 보건사업에 대한 국가의 지원이나 법률제정에 당위성을 제공한다.

넷째, 보건사업의 우선순위 결정에 자료를 제공한다.

다섯째, 보건사업의 활동에 대한 지침이 될 수 있다.

여섯째, 보건사업의 성패를 결정하는 자료가 되고 보건사업의 방향을 설정하는 기초자료로 활용된다.

(3) 보건통계의 자료원

보건통계란 인간집단, 지역사회의 질병관리와 보건향상을 위한 모든 연구와 조사의 분석에 있어서 길잡이가 되며, 보건정책의 수립과 방향설정에 기초자료를 제공한다. 자료원은 ① 국세조사자료 ② 출생, 사망, 결혼, 이혼 등의 법적신고자료 ③ 법정감염병의 신고 및 조사자료 ④ 의료기관, 보건기관, 학교, 산업체 등의 의무기록이나 신체검사기록 ⑤ 각종 연구자의 연구결과나 실태조사 자료 등을 사용한다.

2) 모집단 및 표본

(1) 모집단 및 표본

가) 모집단(Population)

모집단이란 조사대상이 되는 전체 집합을 의미하는데 모집단의 크기에 상관없이 구성원 수가 한정된 유한모집단과 모집단을 구성하는 구성요소가 무한한 무한모집단이 있다.

나) 표본(Sample)

모집단을 구성하는 전체 조사단위 중 일부의 조사단위를 추출하였을 때 모집단 일부를 말한다. 표본을 이용하여 통계자료를 수집하는 이유는 첫째, 모집단의 구성단위가 무한히 많기 때문에 실제로 전수조사가 가능하지 않기 때문에, 둘째, 일정시점에서 정한 모집단은 그 모집단의 특성이 시간이 흐름에 따라 변화가 있을 수 있으므로, 셋째, 시간과 자원에 대한 경제적 이득이 있기 때문이다. 또한 표본통계량으로부터 모집단 값을 추정할 수 있는 수학적 식이 존재하며 확률표본을 이용하면 모집단으로부터 표본을 추출하는 사람의 개인적 편견을 제거할 수 있기 때문이다. 추측통계 또는 통계적 추청은 표본에서 얻은 정보로 모집단의 정보를 알아내는 방법론이라 할 수 있다.

(2) 표본추출방법

표본추출의 목적은 모집단을 올바르게 추측하기 위한 것이다. 그러나 모집단 분포를 추측하는 것은 어렵고 복잡하기 때문에 모집단의 분포를 추측하는 대신 모집단 분포의 특징을 나타내는 대표값을 추측하는 방법이 많이 사용된다. 표본추출 방법에는 확률표본추출과 비확률표본추출로 구분할 수 있다. 확률표본추출(probability sampling)은 모집단을 구성하는 각 개체가 표본으로 선택될 확률이 모두 동일한 상태에서 표본을 추출하는 것으로 무작위 추출 random sampling이라고도 한다. 비확률표본추출(non-probability sampling)은 연구자가 모집단과 비슷하다고 판단하는 표본을 임의로 추출하는 방법이다. 확률표본추출의 방법으로는 단순확률추출법, 계통확률추출법, 층화확률추출법, 집락추출법 등이 있다.

표 4-1 표본추출 방법

추출 방법	내용
① 단순확률추출법 (simple random sampling)	모집단의 구성요소인 표본추출단위가 표본으로 선택될 기회가 동등한 가운데 표본을 추출함. 난수표, 통계프로그램, 주사위 등 이용.
② 계통확률추출법 (systematic sampling)	일정한 표본추출간격을 두고 표본을 추출하는 방법으로 몇 번째마다 표본을 뽑는 것, 전화번호 수, 명단 등 이용.
③ 층화확률추출법 (stratified sampling)	모집단에 대한 사전지식이 있을 때 모집단을 우선 몇 개의 동질적 소집단으로 분류한 다음 각 소집단으로부터 단순확률추출을 하는 것.
④ 집락추출법 (cluster sampling)	모집단을 자연적, 인위적인 집락으로 구분한 다음, 무작위로 집락 추출한 후 추출된 집락에 대해 일부 또는 전수조사를 하는 것.

(3) 변수(variable)의 측정정도

변수란 키, 몸무게, 속도 등과 같이 사람 또는 사물의 변화가 가능한 모집단 또는 표본집단의 특성을 알고자 할 때 측정하고자 하는 것이 변수이다. 변수(variable)는 개체에 따라 변화가 가능한 상태 또는 특성을 변수라 하고 변수를 변량이라고도 한다. 그러나 눈의 개수와 같이 개체에 따라 변화가 가능하지 않은 상태 또는 특성을 상수(constant)라 한다.

변수의 특성에 따라 다양한 분류가 가능한데 크게 양적 변수와 질적변수로 나누어 볼 수 있다. 질적변수(qualitative variable)는 구분하는 숫자가 의미가 없으며 범주화(category) 시키는 기회에 불과한 의미를 가지고 있다. 이에 비해 양적변수(quantitative variable)는 숫자로서 의미를 가지는 변수로 연속변수와 이산변수로 구분한다. 연속변수(continuous va riable)는 속성의 크기나 양에 따라 분류하는데 무한대의 값을 가진다. 이산변수(discrete variable)는 속성의 종류나 성질에 따라 분류하는데 정수값으로 나타내어지는 변수이다.

수학적 개념에 의한 변수척도의 분류로는 명목척도, 서열척도, 간격척도, 비척도로 분류한다.

척도(scale)란 일정한 규칙을 가지고 대상의 속성이나 특성을 일련의 기호 또는 숫자로 나타내는 것을 의미한다. 척도란 조사대상자의 특성을 숫자나 기호로 표시한 것으로 변수(Variable)의 척도로서 측정한 내용을 수량적으로 표시한 것이다. 측정척도는 명목척도, 순서척도, 간격척도, 비율척도가 있다.

변수의 선택은 연구목적에 따라 다르며, 연구자가 중요하다고 생각되는 것에 따라 하나 혹은 여러 개가 있을 수 있다. 이렇게 변수의 특성 및 척도를 구분해서 변수를 측정해야 하는 이유는 각 척도마다 가지고 있는 정보량이 다르며 척도수준에 따라 적용할 수 있는 통계적 분석방법이 다르기 때문이다.

▮표 4-2 척도에 따른 변수의 구분

척도 구분	의미
① 명목척도 (nominal scale)	측정대상자들 간의 특성을 이름으로 구별하게 하는 척도로 가장 낮은 c척도이다(남, 여, 직업, 출신도, 종교 등).
② 서열(순서)척도 (ordinal scale)	측정대상자가 가지고 있는 어떤 특성의 상대적 크기에 따라 순서로서 측정대상자들을 구분할 수 있는 척도이다. 순서척도에 의하여 측정되는 순위는 순위 간에 반드시 같은 구간으로 구분되는 것이 아니라 순서간의 간격을 알 수는 없다(좋음, 보통, 나쁨, 못함 등).
③ 간격(구간)척도 (interval scale)	측정대상들이 가지고 있는 특성의 양에 따라 순서가 존재하며 순서간의 간격을 알 수 있는 척도이다. 그러나 비교는 불가능한데 그 이유는 간격척도에서의 0은 임의로 정한 기준이기 때문이다.
④ 비율(비)척도 (ratio scale)	측정수준이 가장 높은 단계의 척도로서 명목, 순서, 간격척도의 구분을 가능하게 함은 물론 비교도 가능하다. 비율척도에서의 0은 절대영점으로써 시속 50km보다 2배 빠른 것은 시속 100km임을 비교할 수 있다.

2. 자료의 처리방법

1) 자료의 정리

(1) 자료의 정리

통계자료(statistical data)란 한 변수의 측정값을 측정한 순서대로 나열한 값을 말한다. 통계자료는 변수의 값을 측정한 후 제일 먼저 얻게 되는 값인데, 통계학 방법을 이용하여 해석할 만한 가치가 없는 변수의 측정값들을 통계자료라고 하지 않는다.

가) 도수분포표(frequency distribution table)

도수분포표는 자료의 특성을 요약하여 정리하는 기술통계학에서 중요한 역할을 하는 것으로 조사된 자료의 발생빈도와 자료에 따른 어떤 규칙성이 있는가를 알기 위하여 작성되는 표를 말한다.

나) 도표(Graph)

도표는 통계자료가 지니고 있는 뜻을 시각적으로 보고 이해할 수 있는 자료분석의 한 표현적인 방법이다. 합리적인 도표를 선택하여 바르게 표현하면 좋은 방법이 될 수 있다. 도표에는 막대도표(histogram), 점선도표(frequency polygon), 원도표(pie graph), 상관도표(correlation diagram), 기타의 도표(지역분포도, 비율변화도표, 대수눈금도표 등)가 있다.

2) 기술통계 기법

측정값의 특성을 설명하기 위해서는 측정값의 크기를 설명하는 대표값과 측정값의 변화를 설명하는 산포도를 이용한다.

(1) 대표값(average)

주어진 자료들이 어떤 값을 중심으로 분포되어 있는가를 나타내는 것으로, 통계집단의 자료전체를 하나의 수치로 요약하여 대표시킨 값을 말한다. 일반적인 중심위치의 측도에는 평균, 중위수, 최빈수 등이 있다.

가) 산술평균(arithmetic mean)

산술평균은 가장 많이 사용되는 방법으로 양적 자료에만 사용되어지며, 모집단 분포의 위치를 나타내는 대표값으로 간단하게 평균이라고 하기도 한다. 모집단의 수가 n개일 때 n개의 관찰치 값을 모두 더해서 n으로 나누어 계산한다.

산술평균은 일반적으로 많이 사용되지만 이상점 또는 외딴점이라 불리는 몇 개의 아주 크거나 아주 작은 극단적인 측정값들에 의하여 많은 영향을 받는다.

$$\text{모집단의 산술평균 : } \mu = \frac{1}{N}(x_1 + x_2 + \cdots + x_N) = \frac{1}{x}\sum x_i$$

$$\text{표본의 산술평균 : } \bar{x} = \frac{1}{n}(x_1 + x_2 + \cdots + x_n) = \frac{1}{x}\sum x_i$$

나) 중앙값(median)

중앙값이란 자료를 크기순으로 나열했을 때 가운데에 위치하는 자료값을 말한다. 만

약 자료의 개수(n)가 홀수이면 $(n+1)/2$번째 값, 짝수이면 $n/2$번째와 $(n/2)+1$째 값의 산술평균이 중앙값이 된다.

다) 최빈값(mode)

최빈값은 자료의 분포에서 빈도수가 어느 곳에 가장 많이 밀집되어 있는가를 측정하는 값이다. 질적자료, 양적자료에 상관없이 모두 사용되지만 양적 자료보다는 질적 자료의 분석에 더 효과적으로 이용될 수 있다.

그림 4-1 평균(M)과 중앙값(Me)과 최빈값(Mo)의 관계

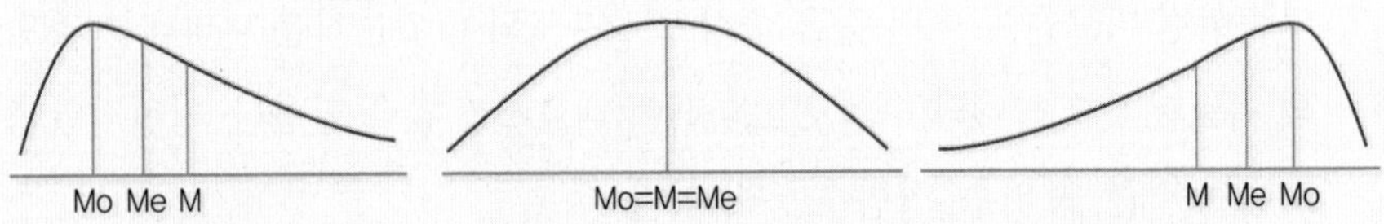

(2) 산포도(dispersion)

대표값과 더불어 자료의 분포에 대한 특성을 알아보기 위한 것으로 대표값을 중심으로 하여 각 자료값들이 대표값 주위에 흩어져 있는 정도를 나타낸다. 산포도에는 단위가 동일한 절대수로 표시하는 절대적 산포도와 표준편차를 평균에 대한 비로 나타내는 상대적 산포도로 나눌 수 있다. 절대적 산포도에는 범위, 표준편차, 분산 등이 있고 상대적 산포도로는 변이계수 등이 있다.

가) 범위(range)

범위는 최대측정값과 최소측정값의 차이로서 이는 극단적인 값에 영향을 많이 받기 때문에 매우 불안정한 산포도이다.

나) 분산(variance)과 표준편차(standard deviation)

분산과 표준편차는 산포도를 나타내는데 가장 많이 사용되는 매우 중요한 개념이다.

(가) 분산(variance)

분산이란 각 변량과 산술평균의 차이(편차)를 제곱한 값의 평균을 의미한다. 분산이 0에 가까울수록 그 자료의 변동은 심하지 않고 평균 주위에 몰려있다는 것을 의미한다. 분산은 편차를 제곱하므로 측정단위와 비교하였을 때 원자료와의 차이가 커서 적절한 산포도의 측정이라고 볼 수 없다. 이를 해결하기 위한 수단으로서 표준편차를 이용한다.

(나) 표준편차(standard deviation : SD)

편차의 제곱을 평균한 값(분산)의 제곱근을 구하는데 이를 표준편차라 한다. 표본표준편차는 S로 표시하며 모집단의 표준편차는 산포도에서 가장 중요한 산포도이고 가장 많이 사용하는 산포도이다.

$$\text{집단의 표준편차} : \sigma = \sqrt{\sigma^2} = \sqrt{\frac{\Sigma(X_i - \mu)^2}{N}}$$

$$\text{표본의 표준편차} : s = \sqrt{s^2} = \sqrt{\frac{\Sigma(x_i - x)^2}{n - 1}}$$

다) 변이계수(coefficient of variation)

산술평균이나 중앙값과 같은 대표값의 크기는 직관적으로 그 크기를 이해할 수 있으나 분산이나 표준편차와 같은 산포성의 크기는 그 크기를 이해할 수 없다. 따라서 산포성의 크기를 이해할 수 있는 방법으로 산술평균의 크기에 대한 표준편차의 비로 표준편차의 크기를 이해할 수 있게 된다. 변이계수는 표본의 산술평균을 100으로 환산할 때 표준편차는 산술평균 100에 대하여 얼마의 크기인가를 보는 것이다. 변이계수는 표준편차를 평균으로 나눈 값으로 표현식은 다음과 같다. 변이계수는 표준편차의 크기에 따라 변하기 때문에 두 측정값간의 산포성의 크기 비교에 편리하다.

$$C = \frac{S}{X} \times 100 \ (S\text{: 표준편차, } X\text{: 평균})$$

3) 추측통계를 위한 기본개념

(1) 확률과 정규분포

통계학에서 표본통계량으로부터 모수를 설명하는 근거는 확률(probability)인데 모수 추정에 필요한 확률계산을 위해 여러 이론적인 확률분포를 이용하게 된다. 확률분포는 주어진 가짓수가 n일 때, 각 결과가 일어날 확률이 주어져 있고 각 결과의 합이 1인 분포를 의미한다. 이러한 확률분포 중 가장 대표적인 것이 정규분포(normal distribution)이다. 정규분포는 대부분의 분포 측정 시 대체적으로 측정값들은 중심값을 중심으로 좌우대칭을 한다. 정규분포로 표현되는 곡선 아래 부분의 면적의 합은 1이 되고 변수의 측정값이 정규분포를 할 때 모집단의 산술평균과 표준편차 (또는 분산) 값이 결정되면 정규곡선의 모양이 결정된다. 이러한 정규분포의 다양성을 표준화하기 위해 표준정규분포로 변환하는데 이는 원 측정값 X_1, X_2, ⋯, X_n의 각각에서 이들의 산술평균 μ를 뺀 값으로 환산할 때, 즉 환산된 값은 $(X_i - \mu)$는 정규분포를 하며, 이 정규분포의 산술평균은 0이고 표준편차는 $\sigma = 1$이 된다. 이러한 값(Z)들로 이루어진 정규분포를 표준정규분포라 한다.

$$Z_i = \frac{X_i - \mu}{\sigma}$$

(2) 표본평균의 분포

표본분포(sampling distribution)는 한 모집단에서 같은 크기의 있을 수 있는 모든 확률표본을 추출하였을 때 각 표본으로부터 계산한 통계량으로 이루어지는 분포로서 표본통계량으로부터 모수를 추정하는 데 중요한 역할을 한다. 임의의 한 모집단에서 크기가 같은 크기의 표본을 추출 가능한 만큼 추출하여 표본의 산술평균을 계산하면 이 표본의 산술평균들로 이루어지는 표본분포는 정규분포에 따라 분포한다.

$$\text{표본분포의 평균} : \mu\overline{X} = \mu, \ \text{표본분포의 표준편차} : \sigma\overline{X} = \frac{\sigma}{n}$$

일반적으로 한 표본의 산술평균($\overline{X}_i$)은 모집단의 산술평균(μ)과 같지 않지만 표본의 산술평균으로 이루어지는 표본분포의 산술평균($\mu\overline{X}$)은 모집단의 산술평균(μ)과 언제나 같다.

표본평균의 분포의 분산 : $\sigma^2\overline{X} = \dfrac{\sigma^2}{n}$

표본분포의 분포의 표준편차(표준오차 standard error) : $\sigma\overline{X} = \sqrt{\dfrac{\sigma^2}{n}} = \dfrac{\sigma^2}{\sqrt{n}}$

3. 보건지표 및 보건통계

보건지표(Health Index)란 건강지표라고도 하는 것으로 한 지역사회의 건강상태 및 보건수준을 측정하고 보건정책 및 이와 관련된 의사결정시 필요한 자료를 제공하며, 보건수준 향상을 위한 사회적 변화의 유도 및 통계, 보건의료 정보조직의 개발 및 활용에 이용되고 있다. 또한 보건지표는 Health Indicator라고도 하며, 지역주민, 또는 국민의 건강수준을 설명해 주는 자료로 많이 이용된다.

1) 인구통계

인구란 어떤 특정시각에 일정지역에 있는 사람의 총수를 말하는 것으로 인구의 증감과 구조변화를 인구동태라고 하고, 어느 한 시점에서 관찰된 인구를 인구정태라 한다. 인구동태통계은 출생, 사망, 결혼, 이혼, 사산의 5가지의 요인에 의해서 나타난다.

(1) 출산통계

출산통계는 모자보건, 가족계획 등과 관련하여 건강평가의 수단으로 아주 중요한 보건학적의미를 갖고 있으며, 최근 우리나라가 고령사회로 진입하면서 앞으로의 경제성장률을 예측함에 있어 국가경쟁력의 아주 중요한 지표가 되고 있다.

가) 보통(조)출생률(crude live – birth rate : 보통출생률)

한국의 출생수준을 표시하는 지표로 평균인구 1인당 몇 명이 출생하였는가를 나타내며 보통출생률이라고도 한다. 이때 출생은 사산은 포함하지 않은 정상출생을 의미하고 출산은 사산아를 포함한 개념이다. 조출생률은 1년간의 총 출생자 수를 연앙인구로 나눈 수를 1,000분비로 나타낸다.

* 연앙인구 : 출산률과 사망률을 산출할 때 그 해의 중간인 7월 1일 기준의 인구

$$\text{보통(조)출생률} = \frac{\text{연간 출생아 수}}{\text{연앙인구}} \times 1{,}000$$

나) 일반출생률(general fertility rate)

일반출생률이란 가임여성인구의 출생률을 말하는 것으로 생식가능 여자인구 1,000명당 출생률을 말한다. 여기서 임신가능여자(가임여성)의 연령은 15~49세로 하나 국가에 따라 15~44세를 쓰기도 한다.

$$\text{일반출생률} = \frac{\text{연간 출생아 수}}{\text{가임연령의 여자인구 수}} \times 1{,}000$$

(2) 인구재생산 통계

인구의 재생산 통계는 현재의 출산력과 사망현상이 그대로 지속되고 가정할 때 다음 세대인구의 양적 변화가 증가, 감소하는가를 비교하는데 이용되는 통계이다. 인구의 재생산력을 수량적으로 표시하는 비율은 합계생산율, 총재생산율, 순재생산율이 사용된다.

가) 합계생산율(total fertility rate)

합계생산율(합계출산율)은 한 세대의 여자들이 15세부터 49세까지 낳은 출생 수의 크기를 나타내는 것이다. 즉 한 여성이 일생동안 몇 명의 아기를 낳는가를 나타내는 것이다.

나) 총재생산률(gross reproduction rate)

여자가 15~49세까지 1명의 여자 당 낳은 딸의 수이다. 즉 한 여성이 일생동안 몇 명

의 여아를 낳는가를 나타내는 것이다.

다) 순재생산율(net reproduction rate)

여자가 가임연령에 도달하기 전에 사망하는 여성도 있으므로 모의 가임여령에 도달할 때까지의 생존율을 곱해주면 순재생산율이 산출된다. 순재생산율이 1.0이라면 인구의 증감이 없고, 1.0 이하이면 인구의 감소를, 1.0 이상이면 인구의 증가를 뜻한다.

라) 합계출산율

가임 여성(15~49세) 1명이 평생동안 낳을 것으로 예상되는 평균 출생아 수를 나타낸 지표로 연령별 출산율의 총합이며, 출산력 수준을 나타내는 대표적 지표이다. 즉 출산 가능한 여성의 나이인 15세부터 49세까지를 기준으로 한 여성이 평생 동안 낳을 수 있는 자녀의 수를 의미하며, 합계출산율이 높을수록 한 여성이 출생하는 자녀 수가 많다는 것을 말한다.

(3) 사망통계

사망의 분석은 인구분석학적 이해를 가능하게 하고 인구정책수립이나 인구행정에 필요하며, 사망력은 한 국가의 보건수준을 나타내므로 중요한 의미를 갖고 있다.

가) 조사망률(crude death rate)

조사망률은 보통사망률이라고도 하며, 인구 1,000명당 1년간의 발생 사망 수로 표시하는 비율이다.

$$\text{조(보통)사망률} = \frac{\text{그 연도의 사망자 수}}{\text{연앙인구}} \times 1,000$$

나) 영아사망률(infant mortality rate)

영아사망률은 국가사회나 지역사회 보건수준을 나타내는 대표적 지표로서 가치가 크며, 영아사망률이 조사망률에 비해 국가의 보건수준을 나타내는 지표로서 의의를 가지고 있다.

$$\text{영아사망률} = \frac{\text{그 연도의 영아(1세미만) 사망자 수}}{\text{어떤 연도의 출생아 수}} \times 1{,}000$$

다) 신생아사망률(neonatal mortality rate)

어떤 연도에 출생한 정상 출생 수 1,000명에 대한 그 연도에 발생한 28일 미만인 신생아의 사망자 수로 표시하는 비율이다. 신생아사망은 일반적으로 신생아 고유질환이나 분만시 사고, 조산아 등이 그 원인이 되고 있는데 영아사망률 중 신생아 사망률이 차지하는 비율은 보건수준 평가에 영향을 준다. 즉 영아사망의 원인이 무엇이냐가 보건수준을 나타내는 척도로 중요한 의미를 지니기 때문이다.

$$\text{신생아사망률} = \frac{\text{그 연도의 신생아 사망 수(생후 28일 미만)}}{\text{어떤 연도의 출생아 수}} \times 1{,}000$$

영아사망과 신생아사망의 관련지표로서 α-index가 있는데, 이는 어떤 연도의 영아사망수를 신생아사망 수로 나눈 값으로 이 값이 1에 가까우면 거의 모든 영아사망이 신생아사망으로 그 지역의 건강수준이 높은 것을 의미한다. 반대로 그 값이 크면 보건수준이 나쁜 것으로 영아사망에 대한 예방대책이 필요한 것을 의미한다.

$$\alpha\text{-index 사망률} = \frac{\text{그 연도의 영아사망자 수}}{\text{어떤 연도의 신생아사망자 수}} \times 1{,}000$$

라) 모성사망률(maternal mortality rate)

모성사망이란 임신, 분만, 산욕과 관계되는 사망만을 의미하며, 임신 중의 감염병이나 교통사고 등에 의한 사망은 포함되지 않는다.

$$\text{모성사망률} = \frac{\text{그 연도의 모성사망자 수}}{\text{어떤 연도의 출생아 수}} \times 1{,}000$$

마) 사산율(still birth rate)

사산은 일반적으로 임신 28주 이상의 사태아 분만을 의하며, 사산율은 어떤 연도 중 출생 수와 사산 수를 합한 분만수 1,000에 대한 그 연도의 사산 수로 표시하는 비율이다.

$$\text{사산율} = \frac{\text{그 연도의 사산 수}}{\text{어떤 연도의 출산 수}} \times 1{,}000$$

바) 주산기 사망률(perinatal mortality rate)

어떤 연도의 출생 수 1,000명에 대한 그 연도의 사산 수와 생후 7일 이내 사망 수이다. 임신 28주 이후의 사산과 생후 7일 이내 사망은 그 원인이 임신중독, 난산, 조산아 등 공통적인 것으로 인정되기 때문에 이 시기의 사망을 주산기사망이라 한다.

$$\text{주산기사망률} = \frac{\text{임신 28주 이후의 사산아 수} + \text{생후 7일 이내의 사망아 수}}{\text{연간 28주 이후의 태아사망 수} + \text{연간 출생아 수}} \times 1{,}000$$

사) 비례사망률(proportional mortality rate)

어떤 연도의 사망자 수 중 한 특정원인에 의한 사망 수의 구성 비율이다.

$$\text{비례사망률} = \frac{\text{그 연도의 특성별사망 수}}{\text{어떤 연도의 사망 수}} \times 1{,}000$$

아) 비례사망지수(PMI : proportional mortality indicator)

비례사망지수는 연간 인구의 사망 수에 대한 50세 이상의 사망률을 백분율(%)로 표시한 지수이다.

$$\text{비례사망지수(PMI)} = \frac{\text{50세 이상의 사망 수}}{\text{총 사망 수}} \times 1{,}000$$

자) 사인별 사망률(cause – specific death rate)

어떤 연도 중에 연앙인구 100,000명에 대하여 그 연도 중 특정사인으로 사망한 수이다.

$$\text{사인별 사망률} = \frac{\text{그 연도 중 어떤 사인에 의한 사망 수}}{\text{어떤 연도의 중앙인구}} \times 1{,}000$$

(4) 기대여명(life expectancy)

기대수명이란 인간의 생명표에 나타난 생존기간을 나타낸 것으로 평균수명이라고 하며, 특히 출생 시 평균여명을 기대수명이라고 한다.

(5) 질병통계

주요상병에 대한 지역사회의 건강상태를 파악하는데 중요한 역할을 수행하며 질병빈도의 측정지표로 발생률과 유병률이 있다.

가) 발생률(incident rate/이환율)

한 시점으로부터 다른 시점에 이르기 까지 일정기간 동안에 관찰인구로부터 어떤 질병이 얼마나 많이 발생하는가를 측정하는 비율이다. 일반적으로 100,000명과 비교한다.

$$\text{발생률} = \frac{\text{그 기간 중 어떤 질병의 발생 수}}{\text{기간 중 관찰인구의 중앙인구}} \times 10^{x}$$

나) 발병률(attack rate)

급성감염병의 비교적 짧은 유행기간 동안 질병발생 위험에 노출된 인구 중에서 질병이 발생한 비율을 의미한다.

$$\text{발병률} = \frac{\text{발병자 수}}{\text{위험에 폭로된 인구}} \times 100$$

다) 유병률(prevalence rate)

발생시기에 관계없이 조사 당시에 질병을 가지고 있는 모든 사람을 대상으로 하는데 조사방법에 따라 어느 시점에 있어서의 유병률을 조사하는 시점유병률(point prevalence rate)과 기간 유병률(period prevalence rate)로 구분한다. 또한 발생률은 일정기간 중에 발생한 신환자 수를 모집단으로 나눈 것이고 유병률은 발생시기와 관계없이 현존하는 전원을 분자로 하는 것이다, 따라서 발생률의 분자는 신환자만이 대상이며, 유병률은 신환자와 구환자를 합친 것을 분자로 하는 것이다. 그렇기 때문에 급성감염병과 같은 유행기간이 극히 짧은 때는 유병률과 발생률이 같아지게 된다.

$$\text{시점유병률} = \frac{\text{관찰시점에서의 환자 수}}{\text{어느 시점에서의 인구 수}} \times 10^{x}$$

$$\text{기간유병률} = \frac{\text{관찰기간에서의 환자 수}}{\text{어느 기간에서의 인구 수}} \times 10^{x}$$

라) 치명률(case fatality rate)

어떤 질병에 이환된 환자 중에서 일정기간 동안 사망한 사람의 비율이다. 사망률, 발생률 및 치명률의 관계는 다음과 같은 관계가 성립된다.

$$\text{치명률} = \frac{\text{같은 기간 중에 그 질병으로 사망한 수}}{\text{어떤 기간 중의 한 질병의 환자 수}} \times 100$$

$$\text{사망률} = \text{발생률} \times \text{치명률}$$

4. 병원통계

1) 병원통계의 개념

병원통계는 환자 수, 진료비, 질병, 수술, 사망률 등의 자료를 작성하여 병원의 운영, 의학연구, 의료기관 현황보고, 병원신임평가, 의료기관인증 등을 위한 자료를 얻기 위함이다. 환자이용통계는 환자와 관련된 여러 현상들에 관한 자료들을 일정한 기준에 따라 작성한 계수적 제정보를 환자통계라고 할 수 있으며, 환자통계는 대상 분야에 따라 일반적으로 원무통계, 진료통계, 병원경영분석통계 등으로 구분되어지며 다음은 원무통계 위주로 설명해본다. 원무통계란 의료기관이 제공한 진료서비스를 받은 환자 수와 같은 진료량에 관한 사항, 진료서비스를 제공함으로써 발생한 진료비에 관한 사항, 병상이용도에 관한 사항, 진료권에 관한 사항 및 기타 원무관리와 관련된 통계를 의미한다. 원무관리지표에는 진료량지표, 진료비지표, 병상이용도 지표, 진료권 지표로 구분한다.

(1) 진료량 지표

진료량 지표에는 외래환자 초진율, 외래환자 입원율, 응급환자율, 평균재원일수, 입원 대 외래환자 비율, 100병상 당 일일평균 외래(재원)환자 수, 외래(입원)환자 유형(종류)별 구성비 등이 있다.

가) 외래환자 초진율

일정기간 동안의 연 외래환자 중 초진환자가 차지하는 비율이다. 이는 병원의 환자유인력을 나타낸다. 또한 이 비율이 높아지게 되면 병원 진료권 인구가 증가하고 병원의 신뢰도가 높아지고 있다는 것을 의미한다.

$$\text{외래환자 초진율} = \frac{\text{초진환자 수}}{\text{연외래환자 수}} \times 100$$

나) 외래환자 입원율

일정기간 동안의 연 외래환자 중 그 병원에 입원하는 환자의 비율을 의미하며, 병원에 내원하는 환자의 질병의 중증도를 나타낸다.

$$\text{외래환자 입원율} = \frac{\text{실입원환자 수}}{\text{연외래환자 수}} \times 100$$

다) 응급환자율

연 외래환자 중에서 응급환자가 차지하는 비율을 의미한다. 응급환자율이 높으면 입원잠재력이 높아짐을 의미하고, 지역사회주민의 병원에 대한 신뢰도를 나타낸다.

$$\text{응급환자율} = \frac{\text{응급환자 연인원 수}}{\text{외래환자 연인원 수}} \times 100$$

라) 평균재원일수

입원환자의 총 재원일수를 퇴원 실인원 수로 나눈 값으로서, 입원환자가 평균 며칠 동안 재원 하였는가를 설명하고 특성별 재원상황을 설명해준다.

$$\text{평균재원일수} = \frac{\text{퇴원환자 재원일수 누계}}{\text{퇴원실인원 수}} \text{ 또는 } \frac{\text{총 재원일수}}{(\text{입원실인원}+\text{퇴원실인원})/2}$$

마) 입원 대 외래환자 비율

연외래환자수를 총 재원일수로 나눈 값으로서 입원환자수에 대한 외래환자 수의 비중을 설명하고 의료수익의 외래 의존도를 나타내 준다.

$$\text{입원대 외래환자비율} = \frac{\text{연외래환자 수}}{\text{총 재원일수}}$$

바) 100병상 당 일일평균 외래(재원)환자 수

규모가 서로 다른 병원간의 일일평균 외래 환자의 진료실적을 비교해 보기 위한 지표로서, 연 외래환자 수(총 재원일수)를 외해(입원)진료일수로 나누어 일일평균 외래(재원)환자 수를 산출하고 이를 다시 100병상 당 외래(재원)환자 수로 환산한 값이다. 가동병상수란 입원환자의 진료를 위하여 병실에 실제 투입된 병원이 보유하고 있는 병상수를 의미한다. 따라서 응급실, 분만실, 회복실, 주사실, 인공신장투석실, 신생아용 베지넷 등은 가동병상에서 제외된다.

$$100\text{병상 당 일일평균외래(재원)환자 수} = \frac{\text{연외래환자 수(총 재원일수)} \div \text{외래(입원)진료일수}}{\text{평균가동병상 수 / 100병상}}$$

사) 외래(입원)환자 유형(종류)별 구성비

외래(입원)환자를 진료비 지불형태로 구분해 볼 때 전체 외래(입원)환자에 대한 각각의 점유율을 나타낸다. 환자의 유형에는 건강보험, 의료급여, 산업재해보험, 자동차보험, 일반환자 등이 있다.

▮그림 4-2 병원의 환자 및 진료통계

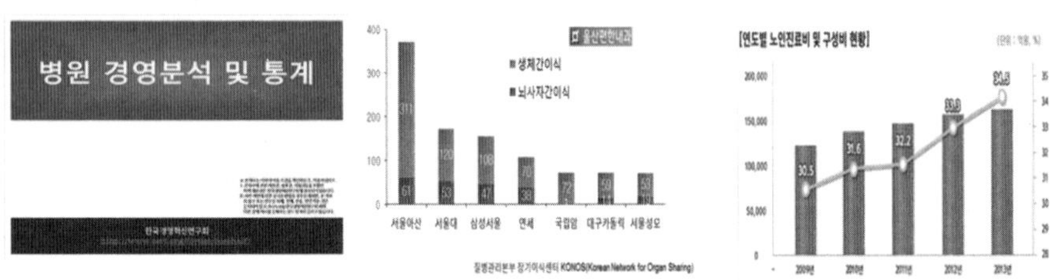

(2) 진료비 관련지표

진료비 관련지표는 진료과별, 환자유형별, 수가종류별로 구분하여 산출할 수 있으며 진료비 분석은 단위당 금액이나 항목별 구성비를 산출하여 이용한다. 진료비 관련지표에는 외래 및 입원평균진료비, 100병상 당 외래(입원)수익, 진료과별 외래(입원)수익 구성비, 외래(입원)진료행위별 구성비 수익 등이 있다.

가) 외래(입원)환자 1인 1일당 평균진료비

일정기간 중의 외래 진료수입을 연외래환자수로 나누어 계산한다. 외래환자 1인 1일당 평균진료비가 높다는 것은 외래수익이 많음을 의미하나 외래환자의 감소를 초래할 우려가 있다.

$$\text{외래(입원)환자 1인 1일 평균진료비} = \frac{\text{외래(입원)수익}}{\text{연외래환자수(총 재원일수)}}$$

나) 외래(입원)환자 유형(종류)별 구성비

외래(입원)환자를 진료비 지불형태로 구분해 볼 때 전체 외래(입원)환자에 대한 각각의 점유율을 나타낸다. 환자의 유형에는 건강보험, 의료급여, 산업재해보험, 자동차보험, 일반환자 등이 있다.

입원(입원)환자 유형별 구성비

$$= \frac{\text{환자유형별 외래환자 연인원수(환자유혈별 재원환자 연인원수)}}{\text{연외래환자수(재원환자 연인원수)}} \times 100$$

(3) 병상이용도 지표

병상이용도 지표에는 병원이용률, 병상이용률, 병상점유율, 병상회전율, 병상회전간격, 병상회전기간 등이 있다.

가) 병원이용률(Hospital utility ratio)

일정기간 중 연 입원환자 수(총 재원일수)에 연 외래환자수를 환자 1인당 부담진료비를 기준으로 입원환자 수를 환산, 합계하여 연 가동병상수로 나눈 지표이다.

$$\text{병원이용률} = \frac{\text{조정환자 수}}{\text{연가동병상 수}} \times 100$$

나) 병상이용률(Bed occupancy ratio)

일정기간 중 환자를 수용할 수 있는 상태로 가동한 병상(연 가동병상)이 실제 환자에 의해 점유될 비율이다.

$$\text{병상이용률} = \frac{\text{총 재원일수}}{\text{연가동병상 수}} \times 100$$

다) 병상회전율(Bed turn ratio)

일정기간 중 실제 입원 또는 퇴원한 환자수를 평균가동병상수로 나눈 지표이다.

$$\text{병상회전율} = \frac{\text{퇴원(입원)실인원 수}}{\text{평균 가동병상 수}} \times 100$$

(4) 진료권 관련지표

진료권 관련지표에는 지역별 환자분포율, 지역별 친화도, 거리별 환자분포율, 소요시간별 환자분포율 등이 있다.

가) 지역별 환자분포율(%)

지역별 환자분포율은 특정지역으로부터 오는 환자가 몇 %나 되는가를 분석함으로써 특정병원의 진료권과 환자의 분포상황을 알 수 있다. 이 지표는 진료과별, 환자유형별 등과 같이 세분하여 분석할 수도 있다.

$$\text{지역별외래(입원)환자분포율(\%)} = \frac{\text{특정지역의 외래실인원 수(특정지역의 입원실인원 수)}}{\text{총 외래실인원 수(총 입원실인원 수)}} \times 100$$

나) 지역별 친화도(Relevance index : RI)

일정기간 단위지역에서 퇴원한 환자 수 중 특정병원에서 퇴원한 환자 수의 정도를 나타낸다.

지역별 친화도

$$= \frac{\text{일정기간 단위지역 내의 특정병원에서 퇴원한 환자 수}}{\text{일정기간 단위지역에서의 퇴원환자 수}} \times 100$$

New Health Science

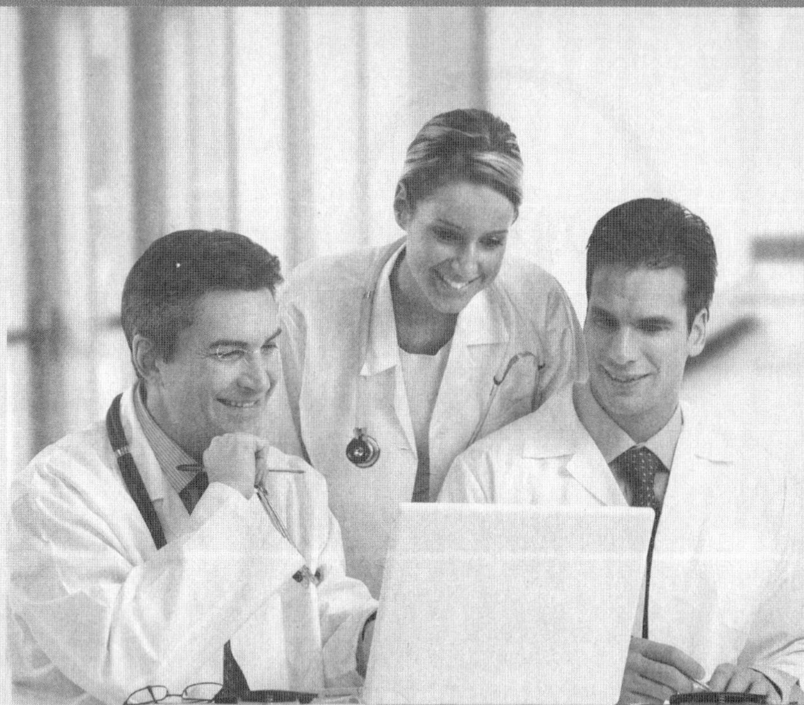

PART 3

역학 및 질병관리

▮ 제5장 역학

1. 역학의 개념
2. 질병 발생의 역학적 이론
3. 역학의 연구방법
4. 역학조사 연구사례

▮ 제6장 감염병 관리

1. 감염병의 개념 및 발전사
2. 감염병의 생성과정
3. 감염병 유행의 양식
4. 감염병의 관리방법
5. 우리나라의 법정감염병
6. 급성감염병
7. 만성감염병

▮ 제7장 만성질환(생활습관병) 관리

1. 고혈압증(hypertension)
2. 동맥경화증(arteriosclerosis)
3. 당뇨병(diabetes mellitus)
4. 악성신생물(암, cancer)
5. 뇌졸중증(cerebral apoplexy)
6. 만성질환 및 암 예방관리 인프라 확충

제5장

역학

[학습목표]

1 / 역학의 정의와 역할 및 목적에 대하여 알 수 있다.
2 / 질병발생의 역학적 이론에 대하여 이해할 수 있다.
3 / 역학의 연구방법을 분류하고 설명할 수 있다.
4 / 역학의 조사방법과 조사사례를 설명할 수 있다.

1. 역학의 개념

1) 역학(epidemiology)의 정의

"역학(疫學, epidemiology)은 인간 집단 내에서 일어나는 유행병의 원인을 규명하는 학문이다. 즉 역학은 인구집단의 질병에 관한 학문이며, 구체적으로는 인구집단에서 질병의 분포 양상과 이 분포양상을 결정하는 원인을 연구하는 학문이라고 할 수 있다."

학자들의 역학에 대한 정의를 살펴보면 다음과 같다.

① Gorden은 역학은 유행병을 연구하는 학문이며, 의학적 생태학으로서 보건학적 진단학이다.
② MacMahon & Pugh는 "인간집단에 발생하는 질병빈도의 분포와 이들의 결정요인에 관한 연구"이다.
③ Clark는 "역학은 개인의 집합체인 인간 사회에서 일어나는 질병, 불구, 무능력 또는 사망의 발생과 분포에 영향을 주는 여러 요인을 연구하는 학문"이다.
④ G.W.Anderson은 "역학이란 모든 질병발생을 연구하는 학문이다."

⑤ Greenwood는 "역학이란 모든 질병을 집단현상으로 연구하는 학문이다."

학자들의 정의를 종합하면 역학이란 인간집단에서 발생 존재하는 질병의 분포를 관찰하고 그와 관련된 요인을 구명하여 그 질병의 관리와 예방을 목적으로 하는 과학 또는 학문이라 할 수 있겠다. 따라서 역학은 ① 인간집단이 연구 대상이며 ② 질병의 발생이나 분포 및 유행 경향을 밝히고 그 원인을 규명하며 ③ 그 질병에 대한 예방대책을 개발하는 것이 목적인 학문이라고 할 수 있다.

2) 역학의 역할 및 목적

역학은 질병발생의 원인을 규명하는 역할 뿐만 아니라 예방의학, 임상의학 및 공중보건학의 발전에도 활용되는 등 그 중요한 역할은 다음과 같이 요약할 수 있다.

(1) 질병발생의 원인규명역할

질병발생의 원인이나 유행의 원인을 찾아내는 것은 역학 본연의 가장 중요한 목적이며, 가장 중요한 역할이다.

(2) 질병발생과 유행의 감시 역할

질병발생 및 유행을 방지하려면 항상 질병의 이상상태를 감시하여야 한다. 그리고 역학은 예방접종의 효과 측정, 질병관리를 위한 효과적인 방법제시 및 평가 등에 많은 도움을 준다.

(3) 보건사업의 기획과 평가자료 제공 역할

역학은 각종 공중보건사업의 기획과 집행 및 효과와 결과를 평가하는 역할이 있으며, 예방접종의 효과 판정이나 성패 여부 판정 등에도 활용된다.

(4) 질병의 자연사를 연구하는 역할

질병의 원인요소와 질병발생, 회복, 사망에 이르기까지 질병의 자연사가 질병마다 다르다. 질병의 자연사를 미리 파악하게 되면 질병관리방법의 효과를 평가할 수 있다.

(5) 임상분야에 활용하는 역할

역학은 질병의 임상적 연구에 활용된다. 역학적 지식은 임상분야의 연구 및 활용에 기여하며, 환자의 치료효과 판정 및 시험설계에도 기여한다.

3) 역학의 범위

산업화, 도시화가 되면서 환경이 오염되고, 인간의 생활 형태가 변화하고, 사고, 환경성 질병 및 생활습관과 관련한 질환이 증가하며, 과거 감염성 질환 연구에 국한되었던 역학적 연구가 이제는 모든 질병과 증상 및 건강관련 사건에 적용되게 되었다.

4) 역학의 활용

① 보건현황의 파악
② 보건계획 시 기본자료 제공
③ 질병 및 유행발생의 예방 및 관리방안 수립
④ 지역사회 보건행정을 뒷받침
⑤ 보건분야 연구자에게 기초자료를 제공
⑥ 새로운 질병의 진단, 치료, 예후에 대한 정보제공

2. 질병 발생의 역학적 이론

질병발생의 원인은 한 요인에 의하여 발생하지 않으며, 복합적으로 설명되어진다는 질병 발생의 다인설이 받아들여지고 있다. 질병발생의 다인설에는 첫째, 삼각형 모형설(3대 요인설), 둘째, 거미줄 모형설(원인망모형설), 수레바퀴 모형설이 있다.

1) 삼각형 모형설(3대 요인설)

질병발생의 역학적 모형 중 가장 보편적으로 인정되는 모형으로 질병발생을 병인, 숙주, 환경의 3대 요소가 어떤 관계에 놓이느냐에 따라 질병발생을 좌우한다고 보는 것이다. 이들 3요소의 평형상태가 깨어지면 질병발생이 증가하거나 반대로 감소하게 된다. 즉 숙주로서 병인에 대한 감수성이나 저항성 및 환경적 요인에 대한 적응과 부적응 등

3자 관계는 유기적인 인과관계 하에서 질병의 발생 여부와 유행여부가 좌우된다고 보는 것이다. 예를 들어 결핵의 경우 병인인 결핵균에 노출되었다고 해서 모든 사람이 결핵에 걸리는 것이 아니다. 결핵균이 침투하였을 때 숙주인 사람의 영양상태나 면역력에 따라 질병 여부에 차이가 있으며, 위생상태 및 환기상태 등의 환경 영향도 받게 된다.

▮그림 5-1 질병 발생의 3대 요인

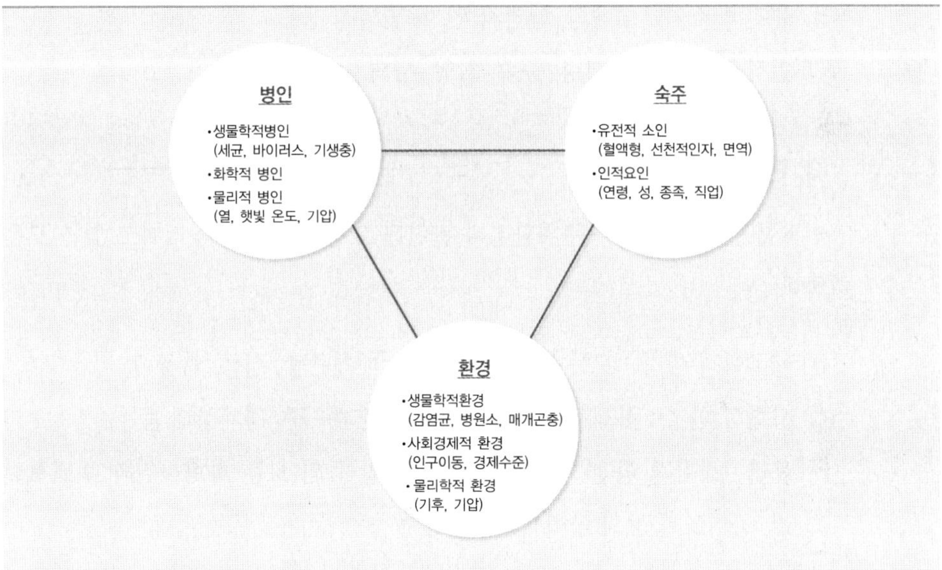

(1) 병인(agent)

병인이란 질병을 일으키는 병원체로써 발병을 돕는 인자를 말한다. 질병발생에는 반드시 관련되는 요인, 즉 필요조건이다. 병인에는 생물학적 인자인 세균, 바이러스, 기생충과 물리화학적 인자인 계절, 기상, 대기, 수질 및 각종 유독성 물질 등이 주요 병인이 있다.

① 생물학적 병인 : 일반적으로 가장 많이 알려진 병인들로 곰팡이, 세균, 바이러스, 기생충, 동물계, 식물계 등 살아있는 미생물을 의미한다.

② 생화학적인 병인 : 독물질과 같이 숙주와 접촉하거나 체내에 들어갔을 때 질병을 일으킬 수 있는 모든 화학물질을 의미한다.

③ 물리적인 병인 : 신체에 상해를 일으킬 수 있는 요인, 즉 열, 햇빛, 온도, 기압, 소음

등이 이에 속한다.

④ 정신적인 병인 : 정신장애를 유발시킬 수 있는 스트레스 등이 이에 속한다.

(2) 숙주(host)

숙주란 인적요인으로 인체의 특성과 관련되어 있는 질병을 일으키는 요인을 말한다.

① 유전적 소인 : 혈액형, 선천적 인자, 면역성 등

② 인적요인 : 성별, 연령, 종족, 직업, 사회경제적 요인 등

(3) 환경(environment)

인체를 둘러싸고 있는 주위환경과 관련된 요인인 숙주를 둘러싸고 있는 모든 것을 의미한다.

① 생물학적 환경 : 모든 감염균, 병원소, 매개곤충, 식품, 약품 등

② 사회적 환경 : 사회적 관습, 인구이동, 경제수준, 경제상태 등

③ 물리 · 화학적 환경 : 기후, 복사선, 기압 등의 모든 화학물질과 주택시설, 하수처리, 공기조절 등의 물리적 환경

2) 거미줄(원인망) 모형설(web of causation)

질병발생의 원인을 그 질병발생과 관계된다고 생각되는 모든 요소들끼리 서로 연결해 보면 마치 거미줄처럼 복잡하게 얽혀 있다는 설로 비감염성 질환의 발생을 이해하는데 유리하다. 예를 들어 결핵의 경우인 병인인 결핵균으로의 노출, 영양결핍, 혼잡, 빈곤, 낮은 면역력, 동반질환 등의 요인들은 질병을 유발하는데 직 · 간접적으로 상호작용할 수 있다고 보는 것이다.

3) 수레바퀴 모형설(wheel model)

숙주를 중심으로 숙주의 내적 요인인 유전적 요인과 외적요인인 생물학적 환경, 사회적 환경, 물리화학적 환경이 상호 작용하여 질병이 발생한다고 보는 설로 바퀴를 구성하는 각 부분의 크기는 질병의 종류에 따라 달라진다. 유전적소인 부분이 비교적 크며,

홍역과 같은 감염성 질환에서는 유전적 소인 부분은 별로 중요시되지 않으나 숙주의 면역상태와 생물학적 환경이 크게 관여한다. 예를 들어 결핵의 경우 충분한 원인을 나타내는 하나의 수레바퀴 모형은 보균자와 접촉, 낮은 면역력, 그리고 혼잡을 포함하고, 또 다른 수레바퀴 모형은 보균자와의 접촉, AIDS감염, 위생불량 등을 포함할 수 있다.

▌그림 5-2 수레바퀴 모형

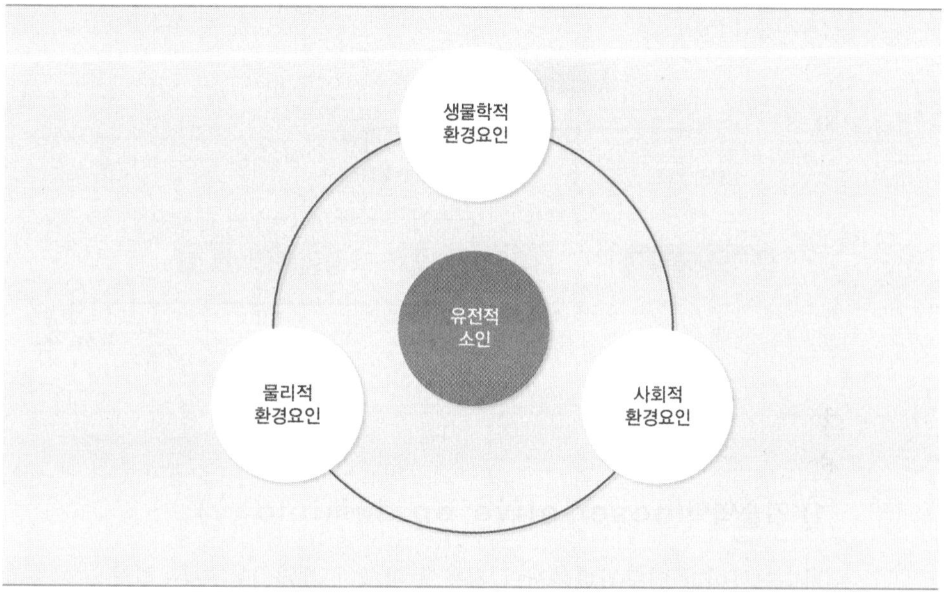

3. 역학의 연구방법

역학적 연구방법은 역학을 기초로 하고 통계학적인 방법 및 사회과학적인 방법을 응용하여 질병의 예방을 위하여 질병의 원인 및 전파에 관계되는 병원체 요인, 환경 및 숙주 요인의 세요인 간의 모든 관계를 연구하는 고유한 방법이라 할 수 있다. 실험연구방법은 이론상 가장 이상적인 방법이나 인간을 대상으로 하는 역학에서는 이 실험방법을 적용하는 데에는 아주 제한적인 범위만 적용된다. 그러므로 대부분의 역학적인 연구방법은 관찰에 의존하게 된다.

관찰적 방법에는 기술역학과 분석역학으로 나누어지며, 분석역학은 다시 단면조사연구, 환자 대조군 연구, 코호트 연구가 있다. 그리고 분류자에 따라서 역학의 연구 영역을 포함하여 기술역학, 분석역학, 실험역학, 질병양상에 관한 모델을 설정하고 수학이나 통계학적 방법을 이용하여 규명하는 이론역학, 혈청역학, 유전역학 등으로 나누기도 한다. 기술역학은 단순한 상황의 설명으로 1단계 역학이라고도 하며, 분석역학은 인과관계를 증명하기 위하여 사용되므로 2단계 역학이라고 하고, 이론역학을 3단계 역학이라고 한다.

▮그림 5-3 역학의 연구방법 분류

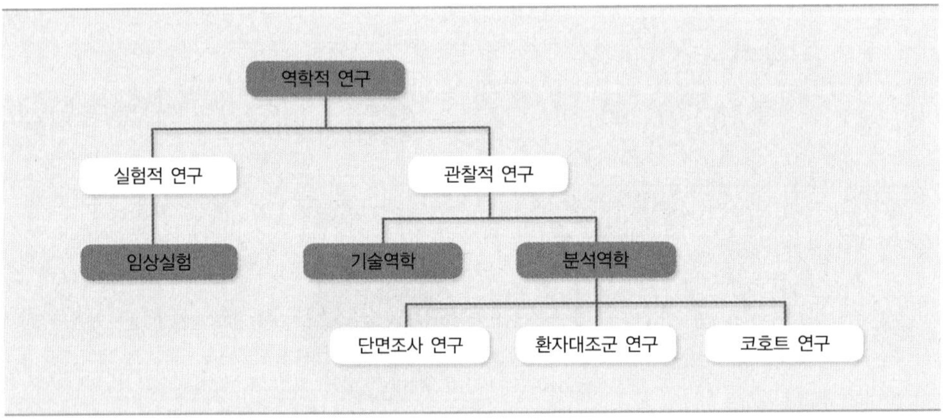

1) 기술역학(descriptive epidemiology)

기술역학이란 인구집단에서의 질병의 발생과 관계되는 모든 현상을 기술하여, 질병 발생의원인에 대한 가설을 얻기 위하여 시행되는 연구를 말한다. 질병발생의 상황을 충분히 기술하기 위해서는 다음사항이 조사되어야 한다.

첫째, 인적 특성(Who)이 누구한테서 발생 되었는가?

둘째, 어디서(Where) 발생 하였는가?

셋째, 언제(When) 발생하였는가 하는 시간적 특성

넷째, 무슨(What) 질병이 발생하였는가 하는 질병의 종류

(1) 인구학적 특성

인적특성은 연령, 성, 인종, 결혼여부와 같은 인구학적 특성과 사회계층, 종교, 직업과 같은 사회학적 특성으로 구분된다.

(2) 지역적 특성

지역의 특성에 따라 질병의 분포를 관찰하는 것은 지역사회 보건에 있어 중요한 자료가 된다. 지역적 특성은 토착성, 유행성, 산발성, 범발성 등이 있으며, 질병의 원인은 기온, 기습, 강우량, 고도 및 수질등 환경적 요인과 관련성이 많다. 자연적 구분의 대표적인 것은 열대성 질환과 풍토병이다.

(3) 시간적 특성

질병발생을 시간적으로 분석하여 표시해 주면 질병발생의 양상과 원인에 대해 종종 절대적인 정보를 얻을 때가 있다. 질병발생의 경과는 일반적으로 월간 도는 연간 단위로 표시하나 급성질환의 경우에는 시간별로 분석하거나 질병발생 건수가 적은 경우는 수년 단위로 분석할 수도 있다. 시간적 질환발생의 양상에는 추세변화, 주기변화, 계절변화로 구분하며, 또 장기 · 중기 · 단기로 구분하기도 한다.

가) 추세변화(Secular trend)

추세변화란 장기변화라고도 하며, 어떤 질병을 수십 년간 관찰하였을 때 증가 혹은 감소의 경향을 보여주는 것을 말하며, 추세변화에 관한 정보는 주로 질병의 발생이나 사망자료를 관찰하여 미래의 질병발생을 예측하는 데 주로 사용되고, 국가보건정책 결정을 평가하는데 활용된다. 추세변화를 하는 질병으로는 장티푸스(약 30~40년 주기), 디프테리아(약 10~24년) 등이 있다.

나) 주기변화(cyclic change)

주기변화는 순환변화라고도 하며, 수년의 간격으로 질병의 발생이 반복되는 경우를 말한다. 순환변화의 예로는 인플루엔자(2~3년), 백일해(2~4년), 홍역(2~3년), 유행선 이하선염(3~4년) 등이 있다.

다) 계절변화(seasonal change)

계절변화는 넓은 의미로 주기변화에 속하나 1년을 주기로 질병이 발생하는 것을 말한다. 일반적으로 여름철에는 소화기계 감염병, 가을철에는 쯔쯔가무시병, 겨울철에는 호흡기계 감염병의 발생빈도가 높다.

라) 단기변화(short-term fluctuation)

단기변화란 시간별, 날짜별 혹은 주 단위로 질병 발생양상이 변화하는 것을 말하는데, 주로 급성감염병의 집단발생 시에 이러한 양상을 보인다.

마) 불규칙 변화(irregular change)

외래감염병의 국내 침입시 돌발적으로 유행하는 경우를 말하며, 콜레라 등 검역감염병이 그 예에 속한다.

(4) 유행조사(epidemic survey)

유행조사란 특정지역에서 발생된 감염병의 구체적인 발생과정의 요소를 규명하려고 실시하는 활동이다.

2) 분석역학(Analytical epidemiology)

분석역학이란 기술역학의 결과를 바탕으로 질병발생에 대한 가설을 설정하고 가설에 대한 Why를 규명하려는 2단계 역학이다. 기술역학이 질병의 분포와 발생의 특성인자로서의 뜻이 있는 반면에 분석역학은 가설을 설정하여 옳고 그름을 판단하는 과정으로서 질병발생의 요인과 인간과의 관계를 밝혀내고자 하는 특성이 있다. 분석역학의 조사방법에는 단면조사연구, 환자대조군 연구, 코호트연구, 전 · 후향성 연구 등이 있다.

(1) 단면적조사연구(Cross-Sectional Study)

단면연구란 일정한 인구집단을 대상으로 특별한 시점 또는 기간 내에 어떤 질병과 그 인구집단이 가지고 있는 속성과의 관계를 찾아내는 연구조사 방법이다. 단면연구의 장점은 비교적 단기간 내에 결과를 얻을 수 있고, 동시에 여러 종류의 질병과 발생요인과의 관련성을 비교 조사할 수 있다. 단점은 일정한 시점에서 조사하기 때문에 빈도가 낮은 질병이나 유행기간이 짧은 질병에 부적절하다. 또한 질병의 원인에 대한 상관관계만 알 수 있을 뿐 인과관계를 규명하지는 못하며, 현재와 과거 사항만을 주 대상으로 하기 때문에 예측력이 낮다.

그림 5-4 단면조사 연구의 설계

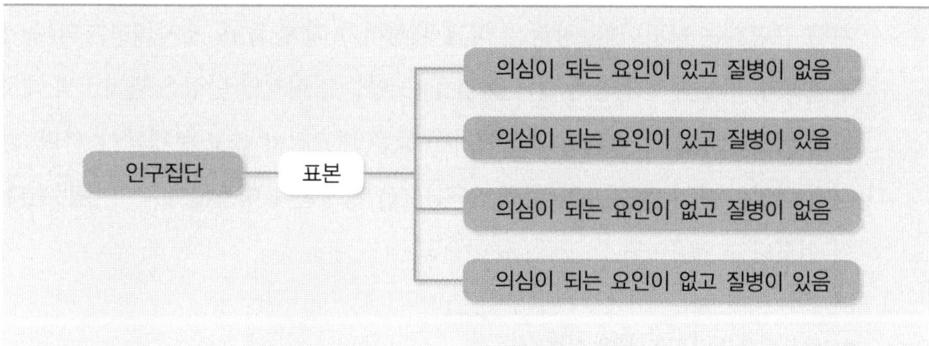

가) 장점

- 비교적 단시간 내에 결과를 얻을 수 있다.
- 동시에 여러 종류의 질병과 요인과의 관련성을 연구할 수 있다.
- 해당질병의 유병률을 구할 수 있다.
- 환자대조군 연구보다 편견(bias)이 적다.
- 환자대조군 연구보다 자료의 정확도가 높다.
- 상대위험도(relative risk ratio)의 추정이 가능하다.
- 연구결과의 모집단 적용이 가능하다.

나) 단점

- 표본의 규모가 커야한다.
- 유병률이 낮은 질병의 연구는 전향성 코호트 조사와 마찬가지로 조사가 곤란하다.
- 질병과 관련요인과의 선 · 후 관계를 알 수 없다.

다) 활용

- 변하지 않는 요인과 질병과의 관계를 알 수 있다.
- 환자대조군 연구에서 원인적 연관성이 의심되는 질병을 알 수 있다.

(2) 환자-대조군 연구(Case-Control Study)

환자대조군 연구는 현재 이환되어 있는 환자군과 질병이 없는 건강한 대조군을 선정하여 질병의 원인이 된다고 보는 속성이나 요인이 질병과 어떤 인과관계를 가지고 있는지를 규명하는 방법이다. 장점은 비교적 경비가 적게 들고, 조사대상자의 수가 적어도 가능하며, 비교적 단기간에 결론을 얻을 수 있는 점이지만 단점은 환자군과 대조군의 선정이 어려운 점으로서 환자의 이환기간 등은 비교성이 높고 분명해야 하며, 가설로 설정된 원인이 아닌 다른 요인(성별, 연령)들은 환자군과 대조군이 같아야만 된다는 점 등이 어렵다는 단점이다.

그림 5-5 환자-대조군 연구의 설계

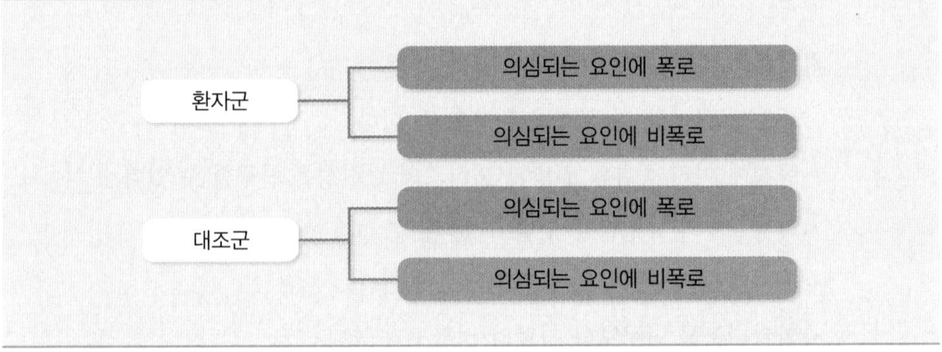

가) 장점

- 시간, 경비, 노력이 절약된다.
- 연구대상자의 수가 적어도 가능하다.
- 희귀한 질병이나 잠복기간이 긴 질병의 연구도 가능하다.
- 기존자료의 활용이 가능하다.
- 의심되는 다수의 원인을 동시에 검증할 수 있다.

나) 단점

- 기억에 의존해야 하므로 편견이 많이 작용한다.
- 대조군을 선정하는데 있어 비교성이 높아야 하므로 선정이 어렵다.
- 위험도를 구할 수 없다.
- 인과관계의 질을 확인할 수 없다.

다) 활용

희귀한 질병, 원인이 작용하여 발병까지의 기간이 긴 질병, 특히 비교적 발생률이 낮고 잠복기가 길 것으로 추정되는 만성질환에 이용된다.

(3) 코호트 연구(Cohort Study)

역학적인 연구방법 중에서 질병의 원인규명에 가장 결정적인 정보를 제공해 주는 방법이 코호트 연구이다. 코호트란 같은 특성을 가진 인구집단이라는 뜻이다. 코호트 연구는 질병의 원인과 관련되어 있다고 생각되는 어떤 요소를 가진 인구집단과 갖지 않은 인구집단을 계속 관찰하여 각 인구집단에서 발생하는 질병의 발생률을 서로 비교하는 연구방법이다. 코호트 연구에서는 환자를 대상으로 하는 것이 아니고 어떤 질병의 원인과 관계있을 것으로 의심되는 요소를 대상으로 하기 때문에 연구를 시작하는 시점에서 질병을 가진 연구는 제외되어야 한다.

그림 5-6 전향성 코호트 연구의 설계

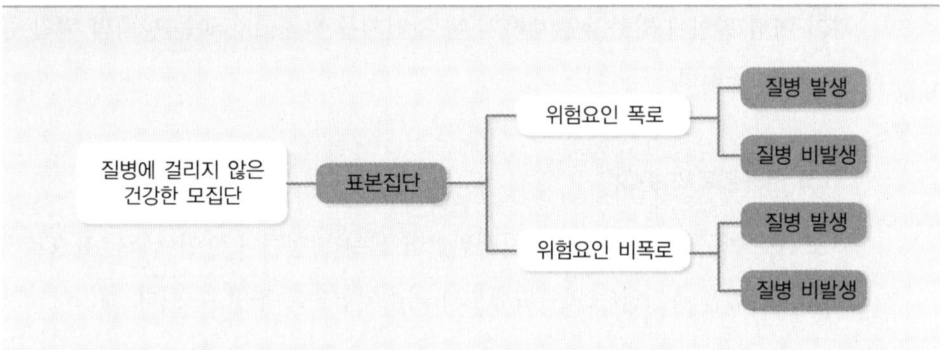

가) 장점

- 결과를 모집단에 적용하는 것이 가능하다.
- 수집된 정보들의 편견이 비교적 작다.
- 대상 질병의 자연사를 알 수 있다.
- 위험요인 노출에서부터 질병 발생의 전 과정을 확인할 수 있다.
- 위험도를 구할 수 있다.

나) 단점

- 경비, 노력, 시간이 많이 필요하다.
- 발생률이 높은 질병이어야 한다.
- 연구 대상자의 요인 변화나 탈락으로 인해 추적조사 하는데 차질이 생긴다.
- 연구기간이 길어짐에 따라 연구자들의 변동에 의한 추적조사에 차질이 발생할 수 있다.

다) 활용

발생률이 높은 질병이나 원인에 폭로되어 발병까지의 기간이 짧은 질병, 환자대조군 연구로 인과관계가 어느 정도 확인된 질병에 적용 가능하다.

(4) 전 · 후향성 연구

전향성 조사연구란 현재의 어떤 요인, 현상, 원인 등이 향후 어떤 결과를 초래하게 될 것인가를 알고자 하는 연구방법이며 후향성 조사연구는 현재 나타난 현상이나 결과가 과거 어떤 원인에 의하여 발생하게 된 것인지를 밝히고자 하는 발생의 원인 규명을 위한 조사방법이다.

(5) 연구결과의 분석

코호트 연구의 결과는 질병 발생원인이 되는 속성이나 요인에 폭로됨으로써 질병에 이환될 위험을 측정하는 비교위험도와 기여위험도를 구할 수 있다.

가) 비교(상대)위험도

비교위험도는 위험요인을 갖고 있거나 노출된 군(群)에서의 질병발생률 또는 위험도를 노출되지 않은 군에서의 질병발생률 또는 위험도로 나눈 것이다. 즉 노출군이 비노출군에 비해 질병발생위험이 몇 배나 더 높은가를 나타내어 주는 것이다.

$$상대위험도(RR) = \frac{a}{a+b} \div \frac{c}{c+d} = \frac{a(c+d)}{c(a+b)}$$

표 5-1 질병발생 위험도의 산출(폐암)

흡연여부 \ 폐암여부		걸린자 (폐암환자)	안걸린자 (건강자)	계
병인 (흡연)	폭로(흡연)	a	b	a+b
	비폭로	e	d	c+d
	계	a+b	b+d	a+b+c+d

요인노출유무 \ 질병유무	질병상태	비질병상태	계
위험요인 노출	a	b	a+b
위험요인 비노출	c	d	c+d
계	a+c	b+d	a+b+c+d

· 위험요인에 노출된 집단에서의 질병발생률 − a/a + b
· 위험요인에 비노출된 집단에서의 질병발생률 − c/c + d

나) 기여(귀속)위험도

위험요인이 질병발생에 얼마나 기여했는지를 나타내는 것으로 위험요인에 노출된 집단에서의 질병발생률에서 비노출된 집단에서의 질병발생률을 뺀 것이다.

$$귀속위험도(AR) = \frac{a}{a+b} - \frac{c}{c+d}$$

3) 실험역학(experimental epidemiology)

실험역학이란 실험적 방법을 통하여 질병발생의 원인을 규명하는 것으로 과학적인 여러 방법 중 정확하고 결정적인 정보를 제공해 주는 방법이다. 실험이란 일반적으로 실험군에는 어떤 자극, 변화 또는 인위적인 조직을 하고 대조군은 아무자극이나 변화를 주지 않고 비교 관찰하여 실험군에 어떤 변화가 생겼는데 대조군에는 아무 이상이 없었다면 실험군에 가한 어떤 자극이나 변화가 원인이 되어 실험군에 어떤 변화가 생긴 것으로 판정하는 방법이다. 그러나 실험대상이 동물이 아닌 인간집단이기 때문에 윤리적 관점에서 제한되며, 주로 실험동물을 이용하여 간접적 조사를 하게 된다.

가) 장점

- 연구하고자 하는 요인들이 연구자에 의해 조작이 가능하다.
- 인과관계를 가장 정확히 알 수 있다.
- 시간의 속발성에 대한 판단을 할 수 있다.

나) 단점

- 도덕적 · 윤리적 문제가 발생한다.
- 실험결과의 실제 적용에 한계점을 가지고 있다.

4) 이론역학(theoretical epidemiology)

이론역학이란 감염병의 발생 모델과 유행현상을 수리적으로 분석하여 이론적으로 유행법칙이나 현상을 수식화하는 3단계 역학이라 할 수 있다. 따라서 이론 역학은 실제로 나타난 결과와 수식화된 이론을 비교 검토함으로써 그 타당성을 검정하거나 요인들의 상호관계를 수리적으로 규명해내는 역학으로서, 어떤 감염병의 발생이나 유행을 예측하는데 활용될 수 있다.

4. 역학조사 연구사례

1) 콜레라 역학조사

John Snow(1813~1858)는 1848~1849년에 런던에서 발생하였던 콜레라의 2차 유행을 관찰하고 다음 가설을 이끌어 냈다. Snow는 아래 가설을 토대로 콜레라는 환자의 위장관을 통해서 배설되는 특수한 세포성분인 병원독(morbid poison)을 건강한 사람이 삼킴으로써 질병이 전파된다는 가설을 정립하였다.

① 콜레라는 인간의 상호 왕래를 따라 전파된다.

② 콜레라 환자와 밀접한 접촉을 하는 사람들 중에서 주로 발병자가 생겼다.

③ 환자발생은 빈곤과 군집생활을 하는 것과 관련 있다.

④ 콜레라는 오물과 관련 있다.

⑤ 임상적, 병리적으로 콜레라는 주로 위장관을 침범하는 질병이다.

2) Goldberger Pellagra 역학조사

Goldberger는 1914년 그 당시까지 감염성 질환인 나병의 일종으로 취급되어 오던 펠라그라가 비타민의 일종인 니아신(niacin)의 부족에서 오는 영양결핍이라는 사실을 밝혀냈다.

3) Doll 등의 흡연과 폐암에 관한 역학조사

담배가 폐암과 관계가 있다는 것은 1950년대 후반에 미국의 Doll과 Hill 및 Hammond와 Hom 등에 의해 밝혀졌다. 연구의 결과로 담배와 폐암사이에 통계적으로 유의한 상관성이 있으며, 흡연군에서도 흡연량이 많을수록 폐암의 비교위험도가 높다는 용량-반응관계의 성립을 입증하였다. 이 연구결과들은 1960년 이후의 비감염성 질환에 대한 역학적 연구들이 크게 발전하는 계기가 되었다.

제6장 감염병 관리

[학습목표]

1 / 감염병의 유행요인과 생성과정을 알 수 있다.
2 / 우리나라의 법정감염병의 종류에 대하여 설명할 수 있다.
3 / 급성감염병과 만성감염병의 종류를 구분할 수 있다.
4 / 감염병의 발생시 신고요령과 신고를 할 수 있다.

1. 감염병의 개념 및 발전사

1) 감염병의 의의

질병은 감염성질환과 비감염성 질환으로 크게 구별되고 있으며, 병원체의 감염으로 발생한 질병을 감염성 질환이라고 하고 이 질환이 감염성을 가지고 새로운 숙주에게 감염을 시켜 질병이 발생하는 것을 감염병이라고 한다. 즉 감염병은 환자를 통하여 여러 사람의 새로운 환자를 발생 시킬 수 있는 질병을 의미한다. 역사 이래 많은 감염병들이 인류의 건강을 위협하여 왔으며, 발생양상도 시대에 따라 다양하게 변화하여 왔다. 지난 수세기에 걸쳐 과학의 발달에 힘입어 항생제와 각종 백신의 개발은 물론 체계적인 관리와 효율적인 대책으로 감염병의 발생자체를 근절시키거나 발생률을 감소시켰으나 사회환경의 변화 등으로 근절된 감염병이 새롭게 발생하는가 하면, 신종 감염병의 출현으로 인하여 질병관리에 어려움을 초래하고 있다. 따라서 공중보건학 분야에서 감염병 관리가 차지하는 위치는 매우 높기 때문에 감염병을 효율적으로 관리하는 것이 중요한 과제 중의 하나이다.

(1) 감염병의 정의

“감염병”이란 세계보건기구가 국제공중보건의 비상사태에 대비하기 위하여 감시대상으로 정한 질환으로서 보건복지부장관이 고시하는 감염병을 말한다.

(2) 감염병 예방의 목적

감염병의 예방 및 관리에 관한 법률 제1조에 의하면 국민 건강에 위해(危害)가 되는 감염병의 발생과 유행을 방지하고, 그 예방 및 관리를 위하여 필요한 사항을 규정함으로써 국민 건강의 증진 및 유지에 이바지함을 목적으로 한다.

(3) 감염병 관리역량 강화

국내 발생 급성감염병의 대부분은 퇴치되거나 감소 추세를 보이고 있으나, 1990년대 이후 기후변화 및 국제교류가 증가하면서 신종 · 재출현 감염병의 발생 및 확산 가능성이 증가되고 있으며, 결핵 등 일부 감염병의 국내 유행도 지속되고 있는 상황이다. 특히, 2003년 중증급성호흡기 증후군(SARS)과 2009년 신종인플루엔자 A(H1N1), 2014년 에볼라, 2015년 중동 호흡기 증후군(MERS)의 유행 사례는 신종 감염병이 세계적으로 동시에 유행된 사례로 엄청난 사회 · 경제적 타격을 가져왔으며, 유행에 대비한 예방 · 관리 시스템 정비의 필요성을 다시금 확인한 사례이다. 이러한 감염병 유행은 과거 단순한 질병역학의 차원을 넘는 국가경제와 국제 보건의 중요한 문제이므로 평상시 위기대비역량 강화 및 발생 시 즉각적인 대응 등 전반적인 관리역량을 강화하고 있다.

2) 감염병의 발생설

(1) 종교적 시대(Religious ere)

원시적인 종교관에 따라 선령과 악령이 있는 것으로 믿었던 시대에는 재앙이 악령 때문이라고 생각하였다. 질병치료도 나쁜 일을 하는 악령을 진정시키거나 축출하는 것으로 믿어 재물을 바치는 등 다분히 주술적인 방법을 행사하였다. 질병과 악령의 관련설을 믿었던 종교적 사고가 점차 변해감에 따라 질병에 대한 해석도 변해 질병의 원인을 악령으로부터 선령으로 돌려, 질병을 죄에 대한 신의 벌로 간주하였다. 따라서 이때를 신벌설 시대라고 한다.

(2) 점성설 시대(Astrology ere)

신벌설을 전혀 믿지 않은 것은 아니지만 자연에 대한 인식이 점차 높아짐에 따라 질병발생이 환경의 어떤 물리적 상태와 관계가 있다고 보았으며, 하늘의 별자리 이동으로 감염병의 유행, 기아, 사망, 전쟁 등을 점치는 점성설을 믿었던 시대이다.

(3) 장기설 시대(Miasma Theory ere)

감염병의 전파는 나쁜 공기나 공기 중의 유독물질 때문에 발생하게 된다고 믿었다. 히포크라테스의 기록에 의한 예를 보면 Malaria를 나쁜 공기가 전파한다고 생각하여 오염된 공기를 정화시키는데 대포를 발사하고 집단발병 가옥에 불을 지르거나 연기소독법을 시행하였다. 이는 오늘날 환경위생을 향상시키는데 큰 공헌을 하였다.

(4) 접촉전염성 시대(Contagious Communicable Theory ere)

질병발생에 관한 점성설이나 장기설이 지배적이기는 하였으나 질병에 대한 경험이 많아짐에 따라 한 사람으로부터 다른 사람에게 전염할 수 있다고 믿는 접촉전염설이 나타나게 되었다. 고대의 기록에서 보면 이미 아리스토텔레스는 페스트 환자가 부근에 있는 건강한 사람에 잘 전염된다는 것을 지적하고 있다. 그리고 16세기 초에 매독이 유럽 전역에 만연하였다는 사실도 이 설을 뒷받침하는 근거가 되었다.

(5) 미생물 병인설 시대(Microorganism Theory ere)

1676년 Anton Van Leeuwenhoek가 현미경을 발명하여 처음으로 세균을 발견하였으며 질병발생의 원인이 미생물이라는 사실이 인정되었다. 1860년대 Louis Pasteur(1822~1895)는 현미경적 미생물에 관한 논문을 발표하였고 Robert Koch(1843~1910)는 탄저균, 결핵균, 콜레라 등을 발견하여 미생물병인설이 확인되었다. 이 시기는 지속적인 과학의 발달과 학자들의 꾸준한 노력은 계속되어 1973년 Edward Jenner는 우두의 발병을 규명하였고, Louis Pasteur는 1981년에 탄저균 백신과 1986년에는 광견병 백신을 개발하는데 성공하였다. 오늘날에는 질병의 발생을 하나의 요인에 의한 것이 아닌 병인, 숙주, 환경 등 여러 요인들의 복합적인 상호작용에 의한 다요인설이 지배적이다.

2. 감염병의 생성과정

1) 감염병 유행의 3대 요인

감염병 유행의 3대 요인은 ① 감염원 ② 감염경로 ③ 감수성 숙주로 대별 된다.

(1) 감염원(Source of infection)

감수성 숙주에게 병원체를 전파 시킬 수 있는 근원이 되는 모든 것을 의미한다. 감염원으로는 환자, 보균자, 감염동물, 오염식품이나 오염 식기구 및 생활용구 등이 있다.

(2) 감염경로(route of Transmission)

감염원으로부터 감수성 보유자에게 병원체가 운반되는 과정을 말하며, 접촉감염, 공기전파, 동물매개 전파, 개달물 전파 등의 전파체에 의한 감염 등이 있다.

(3) 감수성 숙주(Susceptible host)

숙주의 병원체에 대한 저항력이 낮은 상태, 즉 감수성이 높은 인구집단은 감염병 유행이 쉽게 만연되지만, 면역성이 높은 집단에서는 유행이 잘 이루어지지 않는다.

▮ 표 6-1 질병발생과 감염병 생성과정의 요소

질병발생의 3대요소	감염병 생성과정의 6개 요소
병인	병원체, 병원소
환경	병원소로부터 탈출, 전파, 새로운 숙주로의 침입
숙주	숙주의 감수성(저항력)

2) 감염병의 생성과정

감염병이 유행하기 위해서는 병원체, 환경, 숙주의 3요소가 상호 관련하여 있어야 한다. 일반적으로 감염병의 생성과정을 세분해 보면 ① 병원체 ② 병원소 ③ 병원소로부터 병원체의 탈출 ④ 전파 ⑤ 새로운 숙주의 침입 ⑥ 숙주의 감수성의 6개 요소가 연쇄적으로 작용하여 일어나게 된다. 따라서 이 6개 요소 중 어느 한 과정만 차단되어도 감염병은 발생되지 않는다.

표 6-2 감염병의 생성과정 6대 요소

감염병의 생성과정		
감염원	감염경로	숙주집단
① 병원체 → ② 병원소→ ③ 병원소로부터 병원체의 탈출 → ④ 전파 → ⑤ 새로운 숙주의 침입 → ⑥ 숙주의 감수성		

(1) 병원체(Causative agent)

병원체는 질병발생에 꼭 있어야 할 필수조건으로 감염병을 일으키는 생물병원체와 관련되는 주요 감염병의 종류는 다음과 같다.

가) 세균(Bacteria)

세균을 육안으로 관찰할 수 없는 미소한 생물로서 우리환경의 어디에나 존재한다. 세균을 일으키는 질병으로는 콜레라, 장티푸스, 디프테리아, 결핵, 나병, 백일해, 페스트, 원형의 구균(폐렴균, 임균, 포도상 구균, 연쇄상 구균 등) 등이 있다.

나) 바이러스(Virus)

세균보다 더 미세한 생물로서 DNA나 RNA 중 어느 한쪽만을 가지고 있으며, 증식은 숙주세포에 의존하고 있다. 바이러스가 일으키는 질병에는 홍역, 폴리오, 유행성이하선염, 일본뇌염, 광견병, 후천성면역결핍증, 간염 등이 있다.

다) 리켓치아(Rickettsia)

세균과 바이러스의 중간 크기로 세균과 유사한 화학적 성분을 가지고 있으며 화학요법제에 대해 감수성이 있는 점이 바이러스와 다르다. 발진티푸스, 발진열, 쯔쯔가무시병, 록키산홍반열을 일으킨다. 또한 바이러스와 같이 사람과 척추동물 또는 곤충의 조직속에서 증식하며 이, 모기, 진드기 같은 곤충에 의해 옮겨진다.

라) 원충류(Protozoa)

단세포 동물로서 대체로 중간숙주에 의해 전파되며, 면역이 생기는 일이 드물고 적합하지 못한 조건에서도 장기간 생존이 가능하다. 대표적인 질환으로는 말라리아, 아메바성 이질, 아프리카 수면병 등이 있다.

마) 진균 또는 사상균(fungus)

진균은 아포형성 식물로서 버섯, 곰팡이, 효모 등을 예로 들 수 있으며 무좀 등 피부병을 일으킨다. 사상균의 대표적인 예로는 Penicillin을 들 수 있으며 이로부터 항생물질인 페니실린을 만든다.

바) 클라미디아(Chlamydia)

리켓치아와 같이 진핵생물의 세포내에서만 증식하는 세포 내 기생체이나 리켓치아와는 다른점은 절지동물에 의한 매개를 필수로 하지 않고 균체계 내에 에너지 생산계를 갖지 않는 점으로 인하여 리켓치아와 구분되며 트라코마, Psittacosis(앵무새병)등을 일으킨다.

사) 기생충(Parasite)

동물성 기생체로서 원충과 후생동물인 연충류가 있다. 기생충이 일으키는 질병은 말라리아, 사상충, 아메바성 이질, 회충증, 간, 폐흡충증, 유구 및 무구조충증 등이 있다.

(2) 병원소(Reservoir)

병원소란 일종의 감염원으로 병원체가 증식하며 생존을 계속하여, 다른 숙주에게 전파될 수 있는 상태로 저장되는 장소를 말하며 종류는 인간병원소(환자, 보균자), 동물병원소, 토양, 먼지 등이 있다.

가) 인간 병원소

병원균이 사람 몸에 침입하였을 때 증상의 정도는 대단히 다양하다. 심한 경우인 사망에서부터 감염을 느끼지 못할 정도로 가벼운 불현성 감염에 이르기까지 감염의 경증에는 넓은 차이가 있다.

(가) 환자

- 현성감염자(apparent infection) : 뚜렷한 임상증상을 나타내는 현성환자를 말하며 역학적인 면에서 질병에 이환되어 있는 것을 쉽게 인지할 수 있어 관리가 수월하다. 그러나 홍역의 경우는 현성 감염자만 감염원으로 작용하지만 감염성은 아주 강한 특징이 있다.
- 불현성 감염(inapparent infection) : 어떤 질병에 감염되어 숙주 내에서 병원성 미생물은 증식을 하나 임상적인 증상이 나타나지 않는 무증상자로서 미생물학 및 면역학적 방법에 의해서만 발견이 가능하다.
- 혼합감염 : 2종이상의 병원균이 함께 침입되어 있는 경우를 말한다.
- 자가감염 : 자기 자신이 가지고 있는 병원체에 자신이 다시 감염되는 것을 말한다.

(나) 보균자(Carrier)

병원체를 체내에 가지고 있으면서 임상적인 증상이 없이 병균을 배출하여 전염원으로 작용하는 감염자를 말한다. 보균자는 환자보다도 역학적으로 중요한 병원소가 되는 경우가 많기 때문에 감염병 관리상 중요한 대상이다. 즉 보균자는 별다른 증상이 없어 행동이 자유롭고 활동영역도 제한이 없으며 자타가 경계하지 않기 때문에 전파기회가 많고, 상당이 많은 질병들에서 보균자의 수가 환자의 수보다 일반적으로 더 많아 전염원으로 크게 작용할 수 있기 때문이다.

- 잠복기 보균자 : 발병 전 보균자라고도 하며 임상증상이 나타나기 전 인 잠복기간 중에 병원체를 배출하는 경우이다(디프테리아, 홍역, 유행성 이하선염, 폴리오).
- 회복기 보균자 : 병후 보균자라고도 하며 질병에 이환되었다가 임상증상이 전부 소실되었는데도 불구하고 계속 병원체를 배출하는 경우이다(장티푸스, 파라티푸스, 디프테리아, 이질).

• 건강보균자 : 불현성 감염보균자라고도 하며 병원체에 의해 감염을 받고도 처음부터 전혀 증상을 나타내지 않으며, 건강자와 다름없지만 병원체를 지속으로 배출하는 경우이다(디프테리아, 폴리오, 일본뇌염).

나) 동물 병원소(animal reservoir)

사람에게 감염을 일으키는 감염병은 대부분이 인간병원소를 필요로 하는 것이나 원래는 척추동물 간에 질병이 우연히 사람에게 감염을 일으키게 된다. 이런 감염병을 인수공통감염병이라고 한다. 이 경우 척추동물이 병원소의 역할을 하게 된다.

▮ 표 6-3 동물병원소와 인수공통감염병

동물명	인수공통 감염성 질환
소	결핵, 탄저병, 파상열, 살모넬라증, 브루셀라증, 보튤리즘
돼지	일본뇌염, 탄저, 렙토스피라증, 살모넬라증, 파상열
양	탄저, 파상열
개	광견병, 톡소플라스마증
말	탄조, 유행성뇌염, 살모넬라증
쥐	페스트, 살모넬라증, 렙토스피라증, 쯔쯔가무시병, 신증후군출혈열
고양이	살모넬라증, 톡소플라스마증

다) 기타 병원소

자연환경 즉, 흙(토양)과 먼지 속에는 병원소인 질병은 대표적으로 파상풍이 있으며, 콕시디오이데스증, 진균(fungi)중에서 히스토플라마증(histoplasmosis)을 일으키는 혐기성균과 사상균이 특히 아포형태로 있어 병원소의 역할을 한다.

(3) 병원소로부터 탈출

병원체가 병원소 안에서만 머물러 있는 한 새로운 감염은 일어나지 않으며, 병원소에서 증식한 병원체는 그 병원소에서 탈출할 기회를 가져야만 계속 생존할 수 있다. 따라서 병원체의 탈출 경로는 대개 그 인체의 침입한 경로와 동일하며, 이때 그 탈출경로는 균에 따라 다양한데 탈출경로는 다음과 같이 5가지로 분류된다.

가) 호흡기계 탈출

호흡기 감염병이 주가 되는데 해부학상으로 코, 비강, 기도, 기관지, 폐 등으로 성립된다. 이들 기관의 여러 부분에서 생장하는 많은 병원체가 외호흡을 통해서 나가며, 주로 대화, 기침, 재채기를 통해 전파된다. 기침이나 재채기를 할 때는 병원체가 2~3m까지 튀어나가며 도한 공기에 의해 더 멀리까지 운반되는데 이것을 포말감염이라고 한다. 폐결핵, 폐렴, 천연두, 수두, 백일해, 홍역 등이 있다.

나) 소화기계 탈출

위장관을 통한 탈출로 분변이나 토물에 의해서 소화기 감염병이나 기생충 질환의 병원체가 체외로 배설되는 경우이다. 그러나 구토에 의한 토물은 병원체가 나가는데 있어서 중요한 역할을 하지 않는다. 이질, 콜레라, 장티푸스, 파라티푸스, 소아마비(폴리오), 기타 장질환의 경우에는 분변이 많은 수의 병원체를 운반한다.

다) 비뇨생식기계 탈출

소변이나 성기분비물에 의한 것으로 주로 혈행성 질병이 비뇨기계를 통해 배출된다. 이는 장관을 통하여 탈출하는 경우와 같으나 소변 중에는 대변보다 병원체가 함유되는 경우가 훨씬 적다. 임질, 매독 등 성병이 이에 해당된다.

라) 기계적 탈출

기계적인 방법에 의하여 조직 내에 있는 병원체가 체외로 나오게 되는데 곤충이 물거나 흡혈하였을 때 혈액속의 병원체가 몸 밖으로 나오거나 주사바늘에 묻혀서, 또는 채혈시 매독균이나 유행성 간염이 기계적으로 탈출된다. 이외에도 말라리아, 발진티푸스, 발진열 등이 이에 해당된다.

마) 개방병소로 직접탈출

신체표면의 농양, 피부병 등이 상처 부위에서 병원체가 직접 탈출하는 것을 말하며 나병 등이 여기에 속한다.

(4) 전파

병원소로부터 배출된 병원체는 새로운 숙주까지 매체에 의해 운반되는데 이것을 전파라고 한다. 병원소에서 성공적으로 탈출한 병원체는 새로운 숙주에게 감염을 일으켜야 계속적인 성장 · 증식이 가능하기 때문에 병원체에 따라 새로운 숙주에 도달하기 위해서 독특한 방법을 사용한다. 전파에는 직접전파와 간접전파가 있고 간접전파는 활성전파체와 비활성 전파체로 구별된다.

가) 직접전파(direct transmission)

병원체가 매개체에 의한 중간역할 없이 병원소에서 직접적으로 새로운 숙주에게 전파되는 경우를 말하는데 성병과 같이 육체적 접촉에 의한 전파와 감기, 홍역, 결핵 등으로 인한 기침이나 재채기 및 대화를 통한 비말감염(droplet infection)도 직접전파에 속한다. 감기, 폐렴, 디프테리아, 유행성이하선염, 홍역, 결핵 등이 해당되며 신체접촉을 통해서는 임질, 매독같은 성병이 전파될 수 있다. 또한 태반을 통한 수직감염도 직접전파의 한 형태이다.

나) 간접전파(indirect transmission)

간접전파란 병원체가 어떤 중간 매개체를 통해 새로운 숙주에게 운반되는 과정을 말하며 간접전파가 성립하려면 균이 어느 정도 숙주 밖의 자연환경에서 견딜 수 있는 능력이 있어야 하고, 동시에 소량으로 감염을 일으킬 수 있어야 한다. 간접전파에는 활성매개전파와 비활성매개전파로 구분할 수 있다. 감염병관리에 있어서 전파경로를 확실히 파악하여 차단한다면 질병발생을 감소시킬 수 있다.

(가) 활성매개체 전파(animate vehicle borne, anthropod borne transmission)

절지동물, 패류(貝類), 담수어, 개구리, 뱀 등이 매개역할을 하는 생물학적 전파를 말한다. 주로 파리, 모기, 벼룩 등 절지동물에 의한 매개로 전파되는 것이 대부분이다. 또한 활성매개에 의해서 전파되는 질병은 매개역할을 하는 절지동물인 매개충의 활동범위가 한정되어 있고 매개충이 살기에 적당한 계절이나 기온이 있으므로 여기에 따라 그 범위가 지역적 · 계절적으로 한정되어 있는 것이 특징이다.

(나) 비활성매개전파(vehicle borne transmission)

비활성매개전파란 우유, 물, 공기, 식품과 토양과 같은 무생물에 의해 전파되는 것을 말하며, 특히 주사기, 침, 수건, 장난감, 수술기구, 식기, 침구류, 의복, 서적 등 전파수단으로서만 역할을 하는 물체를 개달물(介達物 : formite)이라고 하며 이와 같은 전파는 개달물에 의한 감염이라고 한다. 특히 안질, 트라코마 등은 개달물에 의한 감염이 잘 되는 질병이다.

다) 공기전파(airborne transmission)

비말전파로서 재채기, 기침, 대화할 때에 전염원인 환자의 입과 코에서 비산한 비말의 수분이 증발하면 그 미소잔류물이 공기 중에 부유하는데 이것을 흡입함으로써 성립되는 경우를 공기전파라 한다. 공기전파에는 토양이나 생활환경으로부터 비산된 오염먼지에 의해서 전파되는 경우도 있다. 병원체를 내포하고 있는 미소잔류물을 비말핵이라고 하는데, 이 비말핵이 감수성 보유자의 흡기에 의해서 폐 등에 들어가서 감염이 성립되는 전파를 비말전파라 하고, 대화중에 배출되는 포말에 의한 전파를 포말전파라고 한다(Q열, 브루셀라병, 앵무새병, 히스토플라즈마병, 결핵 등).

라) 절지동물에 의한 전파(arthropod borne transmission)

절지동물에 의한 감염병의 기전은 기계적 전파와 생물학적 전파로 구분된다.

(가) 기계적 전파(mechanical transmission)

매개곤충의 다리나 체표에 부착되어 있는 병원체를 아무런 변화없이 전파하는 경우를 기계적 전파라 하는데 병원체가 곤충의 장관을 통하여 배설물로 전파되더라도 병원체가 아무런 변화없이 전파되는 경우를 장관비호전파라고 한다.

(나) 생물학적 전파(biological transmission)

매개곤충 내에서 일정기간 발육 또는 증식하는 동안 생물학적으로 변화를 거쳐 전파되는 경우를 생물학적 전파라 하는데 특히 곤충에게 피해를 입히는 경우는 장관감염전파라고 한다. 생물학적 전파에는 증식형 전파, 발육형 전파, 발육증식형 전파, 배설형 전파, 경란형 전파 등이 있다.

- 증식형 전파 : 매개곤충 체내에서 병원체가 수적으로만 증식 한 후 피부 자교(물림) 시 전파하는 것으로 페스트는 쥐벼룩, 뎅기열과 황열은 모기, 발진티푸스와 재귀열은 이, 발진열은 벼룩이 전파한다.
- 발육형 전파 : 매개곤충 내에서 수적인 증식은 없지만 생활환경의 일부를 거치면서 발육하여 전파하는 형태로 말라리아와 사상충은 모기, 로아사상충증(Loaloa)는 흡혈성 등에 전파한다.
- 발육증식형 전파 : 병원체가 곤충 내에서 증식과 함께하여 전파되는 형태로서 말라리아는 모기, 수면병(sleeping sickness)은 감비아 파동편모충이 체체파리의 흡혈로 인체에 침입하여 전파한다.
- 배설형 전파 : 병원체가 매개곤충 내에서 증식한 후 장관을 거쳐 배출된 것이 피부나 상처부위 또는 호흡기계 등을 통하여 전파되는 것으로 발진열과 페스트는 벼룩, 발진티푸스는 이가 전파한다.
- 경란형 전파 : 병원체가 난소 내에서 증식 생존하며, 그 안에서 부화된 다음 세대가 자동적으로 감염되어 전파되는 경우이다. 록키산 홍반열, 재귀열, 쯔쯔가무시병 등 주로 진드기 매개 질병이 이 경우에 속한다.

▮ 표 6-4 주요 매개체의 의하여 감염되는 질병

매개체	감염성 질병
모기	말라리아, 사상충증, 일본뇌염, 황열, 뎅기열
파리	장티푸스, 이질, 폴리오
진드기	재귀열, 신증후 출혈열, 수면병
이	장티푸스, 재귀열
쥐	렙토스피라증, 살모넬라증, 소아마비
쥐벼룩	발진열, 흑사병, 재귀열
물고기	간흡충증(간디스토마)
게	폐흡충증(폐디스토마)

(5) 새로운 숙주로의 침입(entry into new host)

병원체가 새로운 숙주에 침입하는 양식은 병원체가 병원소로부터 탈출하는 경로와 대체로 같다. 소화기계 감염병은 경구적 침입을 하며, 호흡기계 감염병은 호흡기계로 침입하고 매개곤충이나 주사기 등에 의한 기계적 침입이 있다. 그 밖에도 성병처럼 점막이나 상처부위 등의 경피 침입 등이 있다.

(6) 새로운 숙주의 감염(entry into host)

숙주 내에 병원체가 침입하였다고 해서 모두 감염이 되거나 발병하는 것이 아니고 숙주의 저항력이 감염이나 발병여부에 크게 작용한다. 저항력에는 특정한 병원체에 국한되지 않고 전반적인 저항력을 말하는 비특이적인 저항력과 특정한 병원체에 대한 저항력인 특이적 저항력(resistance)이 있는데 특이적 저항력은 면역(immunity)이라 한다. 저항력에 상대되는 용어로는 감수성이 있는데 감수성(susceptibility)은 저항력이 높으면 감수성이 낮고, 저항력이 낮으면 감수성이 높다. 즉 감수성이 높으면 감염이 성립된다.

가) 감수성(susceptibility)

숙주에 침입한 병원체에 대하여 감염이나 발병을 막을 수 없는 상태를 감수성이 있다고 한다. 감수성에 대하여 가트스테인은 접촉에 의하여 전파되는 급성 호흡기계 감염병의 경우에 그 질환에 폭로되었던 적이 없는 미감염자가 병원체에 접촉되어 발병하는 비율이 대체적으로 일정하다고 하였는데 이를 감수성지수(접촉감염지수)라 하였다. 이를 De Rudder는 배분율로 나타내었는데 두창 95%, 홍역 95%, 백일해 60~80%, 성홍열 40%, 디프테리아 10%, 폴리오 0.1%로서 두창과 홍역이 가장 높고 폴리오가 가장 낮다.

나) 면역(immunity)

면역이란 어떤 특정한 감염균에 대하여 자기 몸을 방어하며, 임상적인 증상을 없애거나 가볍게 하는 능력을 말한다. 신체의 제3차 방어기전으로 병원체의 세포 내 정착을 저지하는 특수 단백물질(항체)을 말하며 항원과 특이하게 반응하는 물질이라고 한다. 면역은 크게 선천면역과 후천면역으로 구분한다.

(가) 선천면역(inherent immunity)

선천면역은 날 때부터 갖고 있는 자연면역으로 Aycock는 이를 자기방어능력(autar

-cesis)이라 하였다. 선천면역의 경우 생산능력은 때와 환경조건에 따라 차이가 있을 수 있으며 그 밖에도 민족, 영양상태, 기상조건, 가족적 소인과 관계가 있다. 또한 선천면역은 그 실체가 완전히 규명된 것은 아니지만 선천적으로 동물의 종류에 따라 면역이 되는 종속면역이나 종족(인종) 간에 차이가 있는 경우와 개인 차이에 따라 면역이 형성되는 것을 말한다.

(나) 후천면역(acquied immunity)

후천면역은 어떤 질병에 이환된 후나 예방접종 등에 의하여 후천적으로 형성되는 면역을 말한다. 후천면역은 능동면역과 수동면역으로 구분되며, 능동면역은 자연능동면역과 인공능동면역으로, 수동면역은 자연수동면역과 인공수동면역으로 구분된다.

능동면역은 병원체 자체 또는 이로부터 분비되는 독소 등에 의하여 숙주체내에서 스스로 면역체를 만들어 내는 것으로 어떤 항원(antigen)의 자극에 의해서 형성되는 것을 말한다. 항원이란 간단히 말해서 생체 내에 들어가서 항체(antibody)를 형성하는 물질이라고 말할 수 있는데 백신(vaccine)은 생균이나 사균 모두가 즉, 균 자체가 항원으로 작용할 수 있는 것을 말한다.

수동면역(피동면역)은 다른 사람이나 동물에서 만든 항체를 받아서 면역력을 지니게 되는 것을 말한다. 수동면역은 접종 즉시 면역된다는 장점이 있는 반면, globulin인 항체가 체내에서 파괴되면 면역상태는 일시적인 수밖에 없는 단점이 있다. 또한 수동면역은 인공면역에 비하여 면역효력이 빨리 나타나는 반면에 효력 지속기간이 대개 2개월 미만으로 짧은 것이 특징이다.

① 자연능동면역과 인공능동면역

- 자연능력면역(natural active immunity) : 각종질환에 이환된 후에 형성되는 면역으로서 그 면역의 지속기간은 질환의 종류에 따라 다르다. 즉 영구면역이 되는 경우도 있으며 지속기간이 아주 짧은 경우도 있다.
- 인공능동면역(artificial active immunity) : 인위적으로 항원을 체내에 투입하여 항체가 생성되도록 하는 방법으로 생균백신, 사균백신, 순화독소(toxoid) 등을 사용하는 예방접종으로 얻어지는 면역을 말한다.

표 6-5 자동능동면역 질환

면역기간	질병
질병이환이 후 영구면역이 잘되는 것	두창, 홍역, 수두, 유행성이하선염, 백일해, 성홍열, 발진티푸스, 콜레라
불현성감염 후 영구면역이 잘되는 것	일본뇌염, 폴리오
이환되어도 약한 면역만 형성	디프테리아, 폐렴, 인플루엔자, 수막구균수막염, 세균성이질
감염면역만 형성	매독, 임질, 말라리아

② 자연수동면역과 인공수동면역

- 자연수동면역(natural passive immunity) : 모체로부터 태반이나 수유를 통해서 얻어지는 면역을 말한다.
- 인공수동면역(artificial passive immunity) : 감마그로불린(r-globulin)이나 anti-toxin 등 인공제제를 인체에 투입하여 잠정적으로 질병에 대한 방어를 할 수 있도록 하는 것을 말한다.

(다) 집단면역(herd immunity)

집단면역은 감염성 질환의 전파 및 주기적 변화를 일으키는 요인으로서 감염성 질환의 전파를 막기 위해서는 감수성자를 줄여 나가야 하는데 인구집단 또는 지역사회 주민 가운데 면역된 사람이 많을수록 집단으로서의 병원체에 의한 침범 및 전파에 대한 저항성이 커지는 것을 집단면역이라 한다. 감염질환의 유행을 방지하거나 관리하기 위해서는 감수성자 100%에게 예방접종을 실시할 필요는 없으며 대개 천연두(두창)는 90~ 95%, 디프테리아는 70%의 감수성자가 면역되면 유행은 종식되는 것으로 보고하고 있다.

3. 감염병 유행의 양식

1) 감염병의 요인

감염병은 숙주의 생물학적 요인과 사회적 요인이 관계되어 그 양상이 달라지며, 또한 병인과 숙주 저항에 따라 시간적으로 달라진다. 한정된 지역 또는 집단에 있어서 일정 기간 동안 질병이 보통 때에 비하여 높은 빈도로 발생되는 것을 유행(epidemic)이라고 하며 전 세계적으로 유행하는 경우를 범세계적(pandemic)유행이라 하며 한 지역에 국한하여 유행하는 양상을 지역적유행(endemic)이라 한다. 또한 시간적이나 지역적으로 소수의 환자가 산발적으로 발생하는 경우를 산발적(sporadic)유행이라고 한다. 감염병의 이러한 발생양상은 인적요인, 지리적(지역적)요인, 시간적 요인(특성)이라는 3요소를 가지고 있다.

(1) 인적요인(Time factor)

성별, 연령, 인종, 직업, 사회경제적 상태에 따라 질병의 발생률과 이환율에 차이를 보인다. 우리나라와 일본의 경우에는 위암이나 자궁암의 발생률이 높은 반면, 미국의 경우에는 폐암이나 유방암의 발생률이 높은 것으로 나타나 있다.

(2) 지리적 요인(Geographical factor)

기후대나 지형의 고저 등 지리적 현상에 따라서 감염병의 유행양상이 달라지는 것을 말한다. 즉 기온, 기습, 기류, 강우량, 고도, 토질, 수질 등 환경적 조건에 따라 다르게 나타난다. 또한 도시, 농어촌간, 국가에 따라 질병 발생양상이 다르다.

(3) 시간적 요인(Time factor)

시간적 요인은 연도별, 계절별, 요일별로 발생의 빈도와 경향이 다르게 나타나는 것을 의미하며 추세변화, 주기(순환)변화, 계절적 변화, 불규칙 변화 등이 있다.

① 추세변화(secular trend) : 감염병의 유행양식이 장기적 변화 즉, 수십 년에서 수백 년의 기간을 두고 질병발생이 나타나는 것을 의미하며, 장티푸스(약 30~40년), 디프테리아(약 20년)가 이에 속한다.

② 순환변화(cyclic trend) : 질병발생 빈도가 일정한 기간을 두고 반복적으로 달라지는 주기성을 나타내는 변화를 말한다. 홍역은 2~3년, 백일해는 2~4년, 유행성이하선염은 3~4년 주기를 가진다.

③ 계절적 변화(seasonal variation) : 1년을 주기로 계절에 따라 발생빈도가 다르게 나타나는 변화를 말한다. 일반적으로 소화기감염병은 여름철에, 호흡기계 감염병은 겨울에 발생빈도가 높다. 또한 유행성출혈열의 경우는 유행계절이 뚜렷한 질

환으로 10월부터 증가해 11월을 거치면서 최고조에 이른다.

④ 불규칙적 변화(irregular variation) : 감염병이 유행의 특징적인 요인 영향을 받지 않고 불규칙적인 변화를 보이는 것을 말한다.

2) 감염병의 유행

어떤 감염병의 유행이란 평상시에 기대되는 환자의 발생보다 많은 수의 환자가 발생하였을 때를 말한다. 이러한 유행은 그 양상에 따라 공동매개유행과 진행성 유행으로 구분할 수 있다.

(1) 공동매개체 유행(Common vehicle epidemics)

공동매개체 유행은 많은 사람들이 공동으로 이용하는 음식, 물, 우유, 등을 통하여 이것을 사용하는 다수의 사람들에게 질병이 발생하는 것을 의미한다. 예로는 장티푸스, 콜레라, 이질과 같은 소화기계통의 박테리아성 질환이 대부분이라 할 수 있다.

(2) 진행성 유행(propagated spread, progressive epidemics)

진행성 유행(연쇄전파)이란 직접적인 전파이건 간접전파이건 감염균이 한 숙주로부터 다른 숙주로 연속적으로 전파되는 경우로 감염된 환자가 새로운 환자를 발생시키는 전파형식이다. 발생초기에는 환자수가 점점 증가하다가 유행이 진행됨에 따라 유행 후기에 감수성이 있는 사람의 수가 어느 수준에 이르면 환자발생이 감소하게 된다.

(3) 유행조사(investigation of outbreak, epidemic survey)

어떤 지역에 감염병이 유행 또는 발생이 있을 때 그것에 관계된 실제적인 요소들을 규명해 내는 일은 그 유행에 대한 효과적인 관리조치를 위하여 필요하다. 유행조사란 특정지역에서 발생된 감염병의 구체적인 발생과정의 요소들을 역학적인 방법으로 규명하려고 실시하는 활동이며, 그 결과를 토대로 그 유행을 효과적으로 관리하려 함을 목적으로 하고 있다. 따라서 감염병발생의 유행조사는 다음과 같은 순서와 요령에 의하여 수행하는 것이 효과적이다.

가) 환자진단의 확인

유행조사의 가장 기본적이고 중요한 일로서 보고된 실제의 질병이 어떤 질병인지를 정확히 파악하기 위하여 임상적, 세균학적, 생화학으로 종합하여 진단 · 확인하여야 한다.

나) 유행여부의 확인

확실한 진단으로 확인된 질병의 과거 연도별, 일별, 지역별 발생을 비교 검토하고 이번유행이 시간적으로나 지역적으로 평상시와는 다르게 명백히 유행하고 있음을 확인해야 한다.

다) 발생일시의 확인

환자의 발생일시를 해당 질병의 잠복기 등을 고려하여 유행곡선을 그려서 유행의 기간과 변화의 추이를 확인하여 발생일시별 분포를 확인한다.

라) 유행의 지역적인 분포의 확인

환자의 발생을 지역적으로 그 분포를 표시하여 보면 많은 역학적인 사실들을 이해하는데 도움이 되며 어떤 경우는 감염병의 유행원인을 찾아내는데 절대적인 도움이 되기도 한다.

마) 유행의 인적 특성별 분포

환자의 연령, 성별, 직업, 인종, 사회경제적 계층별 등 인적 변수와 특정식품의 섭취 등을 측정하여 환자의 인적특성을 확인한다.

바) 가설수립과 검토

이제까지 조사된 자료를 비교분석하여 유행의 종류(공동매개전파 또는 진행성 전파)를 파악하고 전파경로에 대하여 가설을 수립한 후에 그 가설을 검토하여야 한다.

사) 예방대책 수립과 보고서 작성

위와 같은 유행조사 후에는 조사한 여러 항목을 검토하고 그 조사보고서를 작성하여야 한다. 이 보고서에는 반드시 예방대책에 대한 건의사항이 포함되어야 하며, 예방대책은 즉시 실행하여야 할 것과 향후 실행하여야 할 것, 그리고 장기적인 대책에 관한 것

등으로 구분하여 보고하는 것이 효율적이다.

4. 감염병의 관리방법

감염병의 관리는 감염병 생성과정 6개 요소 중의 어느 한 요소만을 제거하여도 관리가 된다. 그러나 어느 요소를 관리할 것인가 하는 문제는 감염병의 종류와 성격에 따라 다른데, 예를 들어 콜레라와 같은 외래감염병은 검역을 확실히 하면 우리나라에서는 발생이 되지 않을 것이다. 그러나 병원체를 완벽하게 제거하거나 전파를 막거나 숙주의 방어력을 완벽하게 할 수 있는 방법이 없기 때문에 일반적으로 감염병의 관리에 여러 가지 접근방법을 동시에 이용하는 경우가 대부분이다. 일반적으로 감염병의 접근방안은 다음과 같이 3가지로 나누어 볼 수 있다.

(1) 전파예방(Preventing spread)

전파예방은 병원소를 제거하고 병원소로부터 병원체의 탈출이 이루어지지 않도록 하여 감염병의 전파를 막는 것을 말하는데, 환경위생적 측면에서 관리하는 방법이 가장 효율적이다.

가) 병원소 제거(격리)

외래감염병의 경우 근본적으로 병원체의 유입을 차단하는 것이 가장 우선적인 방법이다. 이 방법의 가장 중요한 것은 검역을 철저히 하는 것이다. 국외에서 유입되는 감염병은 최근 해외여행의 자율화와 외국 노동자의 국내 유입 등 국제적 인구의 이동이 활발해짐에 따라 더욱 관리의 중요성이 부각되고 있다. 검역대상은 항공기, 선박, 승무원 및 승객, 화물 및 소지품, 동식물의 위생상태, 쥐나 해충의 유무가 검역대상이다. 또한 격리기간은 검역감염병 환자의 경우는 완치 시까지, 병원체 감염의심자는 병원체를 배출하지 않을 때까지 격리한다. 검역감염병 및 감시기간은 콜레라는 120시간, 페스트 및 황열 144시간, 중증급성호흡기증후군(SARS) 240시간, 조류인플루엔자 인체감염증은 최대 잠복까지이다.

나) 병원소 관리

병원소의 종류에 따라 관리방법이 달라진다. 인수공통감염병(우형결핵, 페스트, 탄저, 광견병, 브루셀라병)일 경우, 감염원이 되는 환축을 제거(도살)시키도록 하고 사람이 병원소일 경우는 보균자를 조기에 색출하고 환자일 경우 격리 시켜 외과적 수술이나 약물요법으로 환자를 빨리 치료 하도록 한다. 그러나 야생동물일 경우는 관리하기가 상당히 어렵게 된다.

다) 감염력의 감소

적절한 치료를 하면 환자가 완전히 치유되기 전부터 감염력이 감소되어 환자로 하여금 감염을 전파시키지 않게 할 수 있다. 비소주사에 의해 매독환자를 비감염으로 하는 것이나 결핵의 개방성 환자에게 항결핵제를 투여함으로써 폐쇄성으로 만드는 방법 등이 좋은 예이다.

라) 환경위생관리

환경적인 요소를 개선함으로써 전파과정을 차단하는 것을 말한다. 식품의 관리, 상하수도관리, 구충 · 구서 등 매개 동물의 관리, 소독 등을 적절히 함으로써 효과를 볼 수 있다. 그러나 환경개선으로 효과를 볼 수 없는 것은 홍역, 인플루엔자 등 호흡기계 감염병이다. 환경위생관리에는 소독과 멸균 등이 있다.

(가) 소독(disinfection)

소독이란 물리적 및 화학적 방법으로 병원 미생물을 파괴 또는 멸살시켜 감염력이나 증식력을 없애는 조작이다. 소독이란 미생물의 영양형을 사멸시킬 수 있으나 아포를 파괴할 수 없는 것도 소독에 속한다.

(나) 멸균(sterilization)

소독과는 달리 강한 살균력을 작용시켜 모든 미생물의 발육과 그 작용을 제거 내지 정지시켜 음식물 등의 부패 및 발효를 방지하는 조작이다. 방부가 소독이 될 수는 없으나 소독은 방부가 될 수가 있다. 따라서 그 작용을 강도 순으로 보면 멸균 〉 소독 〉 방부의 순위가 결정된다. 소독법은 그 목적에 따라 즉시소독과 종말소독으로 구분된다.

(2) 면역증강(Increasing immunity)

숙주의 질병에 대한 면역을 증강하기 위해서는 보통 인공능동면역을 사용한다. 드물게 단기효과를 위해서 감마글로빈을 접종하기도 한다. 그 외에 화학적 방법은 말라리아, 결핵, 임질, 매독 등과 같이 사전에 화학약품이나 항생제를 투여하여 예방하는 방법이며, 숙주의 건강자체를 높이는 영양관리, 운동, 휴식 등의 관리가 필요하다.

(3) 예방되지 못한 환자의 조치

감염병관리에 노력을 하더라도 예방되지 못하고 질병에 이환되는 환자가 발생하게 된다. 의료시설의 확충, 무의지역의 해소, 진단시설의 확충 및 정기진단의 제도화와 계속적인 보건교육의 실시 등 제도적인 관리가 중요하다. 그리고 조기진단과 조기치료로 경과를 가볍게 하며, 2차 전파예방에 관심을 가져야하고 특히 환자 추구관리를 철저하게 관리하여야 한다.

5. 우리나라의 법정감염병

1) 법정감염병

우리나라의 감염병은 "감염병의 예방 및 관리에 관한 법률"에 의거 2020년 1월 1일부터는 국가 감염병 분류체계가 변경되어 제1급감염병, 제2급감염병, 제3급감염병, 제4급감염병, 기생충감염병, 세계보건기구 감시대상 감염병, 생물테러감염병, 성매개감염병, 인수(人獸)공통감염병 및 의료관련감염병 등으로 분류하여 규정하고 있다. 이들 감염병에 대해서는 국가나 지방자치단체가 환자의 발생신고의무, 예방접종실시, 방역사업 등의 규정을 두어 발생과 유행을 방지하기 위한 행정적 관리를 하고 있다.

(1) 감염병의 종류

감염병의 분류에는 제1급감염병, 제2급감염병, 제3급감염병, 제4급감염병, 기생충감염병, 세계보건기구 감시대상 감염병, 생물테러감염병, 성매개감염병, 인수(人獸)공통감염병 및 의료관련감염병 등이 있다(감염병의 예방 및 관리에 관한 법률 제2조).

가) 제1급 감염병

생물테러감염병 또는 치명률이 높거나 집단 발생의 우려가 커서 발생 또는 유행 즉시 신고하여야 하고, 음압격리와 같은 높은 수준의 격리가 필요한 감염병이다. 다만, 갑작스러운 국내 유입 또는 유행이 예견되어 긴급한 예방 · 관리가 필요하여 보건복지부장관이 지정하는 감염병을 포함하며, 에볼라바이러스병, 마버그열, 라싸열, 크리미안콩고출혈열, 남아메리카출혈열, 리프트밸리열, 두창, 페스트, 탄저, 보툴리눔독소증, 야토병, 신종감염병증후군, 중증급성호흡기증후군(SARS), 중동호흡기증후군(MERS), 동물인플루엔자 인체감염증, 신종인플루엔자, 디프테리아 등이 있다.

나) 제2급 감염병

전파가능성을 고려하여 발생 또는 유행 시 24시간 이내에 신고하여야 하고, 격리가 필요한 감염병을 말한다. 다만, 갑작스러운 국내 유입 또는 유행이 예견되어 긴급한 예방 · 관리가 필요하여 보건복지부장관이 지정하는 감염병을 포함하며 다음과 같다. 결핵(結核), 수두(水痘), 홍역(紅疫), 콜레라, 장티푸스, 파라티푸스, 세균성이질, 장출혈성대장균감염증, A형간염, 백일해(百日咳), 유행성이하선염(流行性耳下腺炎), 풍진(風疹), 폴리오, 수막구균 감염증, b형헤모필루스인플루엔자, 폐렴구균 감염증, 한센병, 성홍열, 반코마이신내성황색포도알균(VRSA) 감염증, 카바페넴내성장내세균속균종(CRE) 감염증 등이 있다.

다) 제3급 감염병

발생을 계속 감시할 필요가 있어 발생 또는 유행 시 24시간 이내에 신고하여야 하는 감염병을 말한다. 다만, 갑작스러운 국내 유입 또는 유행이 예견되어 긴급한 예방 · 관리가 필요하여 보건복지부장관이 지정하는 감염병을 포함하며 다음과 같다. 파상풍(破傷風), B형간염, 일본뇌염, C형간염, 말라리아, 레지오넬라증, 비브리오패혈, 발진티푸스, 발진열(發疹熱), 쯔쯔가무시증, 렙토스피라증, 브루셀라증, 공수병(恐水病) , 신증후군출혈열(腎症侯群出血熱), 후천성면역결핍증(AIDS), 크로이츠펠트-야콥병(CJD) 및 변종크로이츠펠트-야콥병(vCJD), 황열, 뎅기열, 큐열(Q熱), 웨스트나일열 , 라임병, 진드기매개뇌염, 유비저(類鼻疽), 치쿤구니야열, 중증열성혈소판감소증후군(SFTS), 지카바이러스 감염증 등이 있다.

라) 제4급 감염병

1급감염병부터 제3급감염병까지의 감염병 외에 유행 여부를 조사하기 위하여 표본감시 활동이 필요한 감염병으로, 인플루엔자, 매독(梅毒), 회충증, 편충증, 요충증, 간흡충증, 폐흡충증, 장흡충증, 수족구병, 임질, 클라미디아감염증, 연성하감 성기단순포진, 첨규콘딜롬, 반코마이신내성장알균(VRE) 감염증, 메티실린내성황색포도알균(MRSA) 감염증, 다제내성녹농균(MRPA) 감염증, 다제내성아시네토박터바우마니균(MRAB) 감염증, 장관감염증, 급성호흡기감염증, 해외유입기생충감염증, 엔테로바이러스감염증, 사람유두종바이러스 감염증 등이 있다.

마) 기생충감염병

기생충에 감염되어 발생하는 감염병 중 보건복지부장관이 고시하는 감염병을 말한다.

바) 세계보건기구 감시대상 감염병

세계보건기구가 국제공중보건의 비상사태에 대비하기 위하여 감시대상으로 정한 질환으로서 보건복지부장관이 고시하는 감염병을 말한다.

사) 생물테러감염병

고의 또는 테러 등을 목적으로 이용된 병원체에 의하여 발생된 감염병 중 보건복지부장관이 고시하는 감염병을 말한다.

아) 성매개감염병

성 접촉을 통하여 전파되는 감염병 중 보건복지부장관이 고시하는 감염병을 말한다.

자) 인수공통감염병

동물과 사람 간에 서로 전파되는 병원체에 의하여 발생되는 감염병 중 보건복지부장관이 고시하는 감염병을 말한다.

차) 의료관련감염병

환자나 임산부 등이 의료행위를 적용받는 과정에서 발생한 감염병으로서 감시활동이 필요하여 보건복지부장관이 고시하는 감염병을 말한다. 우리나라에서 발생되는 의료관련감염병에는 VRSA/VISA, VRE, MRSA, MRPA, MRAB, CRE 등이 있다.

▌표 6-6 감염병의 분류 및 종류(1~4급)

구분	제1급감염병 (17종)	제2급감염병 (20종)	제3급감염병 (26종)	제4급감염병 (23종)
유형	생물테러감염병 또는 치명률이 높거나 집단 발생 우려가 커서 발생 또는 유행 즉시 신고하고 음압격리가 필요한 감염병	전파가능성을 고려하여 발생 또는 유행시 24시간 이내에 신고하고 격리가 필요한 감염병	발생 또는 유행 시 24시간 이내에 신고하고 발생을 계속 감시할 필요가 있는 감염병	제1급~제3급 감염병 외에 유행 여부를 조사하기 위해 표본감시 활동이 필요한 감염병
종류	가. 에볼라바이러스병 나. 마버그열 다. 라싸열 라. 크리미안콩고출혈열 마. 남아메리카출혈열 바. 리프트밸리열 사. 두창 아. 페스트 자. 탄저 차. 보툴리눔독소증 카. 야토병 타. 신종감염병증후군 파. 중증급성호흡기증후군 (SARS) 하. 중동호흡기증후군 (MERS) 거. 동물인플루엔자 인체감염증 너. 신종인플루엔자 더. 디프테리아	가. 결핵 나. 수두 다. 홍역 라. 콜레라 마. 장티푸스 바. 파라티푸스 사. 세균성이질 아. 장출혈성대장균감염증 자. A형간염 차. 백일해 카. 유행성이하선염 타. 풍진 파. 폴리오 하. 수막구균 감염증 거. b형헤모필루스인플루엔자 너. 폐렴구균 감염증 더. 한센병 러. 성홍열 머. 반코마이신내성황색포도알균 (VRSA) 감염증 버. 카바페넴내성장내세균속균종(CRE) 감염증	가. 파상풍 나. B형간염 다. 일본뇌염 라. C형간염 마. 말라리아 바. 레지오넬라증 사. 비브리오패혈증 아. 발진티푸스 자. 발진열 차. 쯔쯔가무시증 카. 렙토스피라증 타. 브루셀라증 파. 공수병 하. 신증후군출혈열 거. 후천성면역결핍증(AIDS) 너. 크로이츠펠트-야콥병(CJD) 및 변종크로이츠펠트-야콥병 (vCJD) 더. 황열 러. 뎅기열 머. 큐열 버. 웨스트나일열 서. 라임병 어. 진드기매개뇌염 저. 유비저 처. 치쿤구니야열 커. 중증열성혈소판감소증후군(SFTS) 터. 지카바이러스 감염증	가. 인플루엔자 나. 매독 다. 회충증 라. 편충증 마. 요충증 바. 간흡충증 사. 폐흡충증 아. 장흡충증 자. 수족구병 차. 임질 카. 클라미디아감염증 타. 연성하감 파. 성기단순포진 하. 첨규콘딜롬 거. 반코마이신내성장알균 (VRE) 감염증 너. 메티실린내성황색포도알균 (MRSA) 감염증 더. 다제내성녹농균 (MRPA) 감염증 러. 다제내성아시네토박터 바우마니균 (MRAB) 감염증 머. 장관감염증 버. 급성호흡기감염증 서. 해외유입기생충감염증 어. 엔테로바이러스감염증 저. 사람유두종바이러스 감염증
감시	전수	전수	전수	표본

(2) 감염병관련 용어

감염병의 예방 및 관리에 관한 법률에(제2조)에 의한 감염병관련 용어의 정의는 다음과 같다.

① "감염병환자"란 감염병의 병원체가 인체에 침입하여 증상을 나타내는 사람으로서 제11조제5항의 진단 기준에 따른 의사 또는 한의사의 진단이나 보건복지부령으로 정하는 기관의 실험실 검사를 통하여 확인된 사람을 말한다.

② "감염병의사환자"란 감염병병원체가 인체에 침입한 것으로 의심이 되나 감염병환자로 확인되기 전 단계에 있는 사람을 말한다.

③ "병원체보유자"란 임상적인 증상은 없으나 감염병병원체를 보유하고 있는 사람을 말한다.

④ "감시"란 감염병 발생과 관련된 자료 및 매개체에 대한 자료를 체계적이고 지속적으로 수집, 분석 및 해석하고 그 결과를 제때에 필요한 사람에게 배포하여 감염병 예방 및 관리에 사용하도록 하는 일체의 과정을 말한다.

⑤ "역학조사"란 감염병환자, 감염병의사환자 또는 병원체보유자(이하 "감염병환자 등"이라 한다)가 발생한 경우 감염병의 차단과 확산 방지 등을 위하여 감염병환자 등의 발생 규모를 파악하고 감염원을 추적하는 등의 활동과 감염병 예방접종 후 이상반응 사례가 발생한 경우 그 원인을 규명하기 위하여 하는 활동을 말한다.

⑥ "예방접종 후 이상반응"이란 예방접종 후 그 접종으로 인하여 발생할 수 있는 모든 증상 또는 질병으로서 해당 예방접종과 시간적 관련성이 있는 것을 말한다.

⑦ "고위험병원체"란 생물테러의 목적으로 이용되거나 사고 등에 의하여 외부에 유출될 경우 국민 건강에 심각한 위험을 초래할 수 있는 감염병병원체로서 보건복지부령으로 정하는 것을 말한다.

3) 감염병의 예방 및 감염관리실 설치

(1) 병원의 감염 예방(의료법 제47조)

① 보건복지부령으로 정하는 일정 규모 이상의 병원급 의료기관의 장은 병원감염 예방을 위하여 감염관리위원회와 감염관리실을 설치 · 운영하고 보건복지부령으로

정하는 바에 따라 감염관리 업무를 수행하는 전담 인력을 두는 등 필요한 조치를 하여야 한다.

② 제1항에 따른 감염관리위원회의 구성과 운영, 감염관리실 운영 등에 필요한 사항은 보건복지부령으로 정한다.

(2) 감염병전문병원 및 권역별 감염병전문병원의 지정

(감염병의 예방 및 관리에 관한 법률에 의한 감염병 시행령 제1조의 3, 4)

① 감염병전문병원("중앙감염병병원")으로 지정받을 수 있는 의료기관은 「의료법」 제3조의3 또는 제3조의4에 따른 종합병원 또는 상급종합병원으로서 보건복지부장관이 정하여 고시하는 의료기관으로 한다.

② 권역별 감염병전문병원(권역별 감염병병원)으로 지정받을 수 있는 의료기관은 「의료법」 제3조의3 또는 제3조의4에 따른 종합병원 또는 상급종합병원으로서 보건복지부장관이 정하여 고시하는 의료기관으로 한다.

(3) 감염관리위원회 및 감염관리실의 설치(의료법 시행규칙 제43조)

① 법 제47조제1항에서 "보건복지부령으로 정하는 의료기관"은 2018년 10월 1일부터는 종합병원 및 150개 이상의 병상을 갖춘 병원은 감염관리위원회 및 감염관리실의를 설치운영 해야 한다.

② 법 제47조제1항에 따른 감염관리위원회는 다음 각 호의 업무를 심의한다.

1. 병원감염에 대한 대책, 연간 감염예방계획의 수립 및 시행에 관한 사항
2. 감염관리요원의 선정 및 배치에 관한 사항
3. 감염병환자등의 처리에 관한 사항
4. 병원의 전반적인 위생관리에 관한 사항
5. 병원감염관리에 관한 자체 규정의 제정 및 개정에 관한 사항
6. 그 밖에 병원감염관리에 관한 중요한 사항

③ 법 제47조제1항에 따른 감염관리실은 다음 각 호의 업무를 수행한다.

1. 병원감염의 발생 감시
2. 병원감염관리 실적의 분석 및 평가
3. 직원의 감염관리교육 및 감염과 관련된 직원의 건강관리에 관한 사항

4. 그 밖에 감염 관리에 필요한 사항

(5) 감염관리실 전담 인력의 교육기준(제46조제3항 관련)

교육내용은 감염관리업무 개요 및 담당 인력의 역할, 감염관리 지침, 감시, 자료 수집 및 분석, 의료관련감염진단, 미생물학, 소독 및 멸균, 환경관리, 병원체별 감염관리, 분야별 감염관리, 역학통계, 임상미생물학, 유행조사, 감염감소 중재전략, 격리, 감염관리 사업 기획 · 평가 등 감염관리와 관련된 내용을 하도록 되어 있으며, 교육 이수 시간은 매년 16시간 이상이다.

(6) 국가 및 지방자치단체의 책무(제4조)

① 국가 및 지방자치단체는 감염병환자등의 인간으로서의 존엄과 가치를 존중하고 그 기본적 권리를 보호하며, 법률에 따르지 아니하고는 취업 제한 등의 불이익을 주어서는 아니 된다.

② 국가 및 지방자치단체는 감염병의 예방 및 관리를 위하여 다음 각 호의 사업을 수행하여야 한다.
1. 감염병의 예방 및 방역대책, 2. 감염병환자등의 진료 및 보호, 3. 감염병 예방을 위한 예방접종계획의 수립 및 시행, 4. 감염병에 관한 교육 및 홍보, 5. 감염병에 관한 정보의 수집 · 분석 및 제공, 6. 감염병에 관한 조사 · 연구, 7. 감염병병원체 검사 · 보존 · 관리 및 약제내성 감시(약제내성 감시), 8. 감염병 예방을 위한 전문 인력의 양성, 9. 감염병 관리정보 교류 등을 위한 국제협력, 10. 감염병의 치료 및 예방을 위한 약품 등의 비축, 11. 감염병 관리사업의 평가, 12. 기후변화에 따른 감염병 발생조사 · 연구 및 예방대책 수립, 13. 한센병의 예방 및 진료 업무를 수행하는 법인 또는 단체에 대한 지원

(7) 의료인 등의 책무(제5조)

「의료법」에 따른 의료인, 의료기관 및 의료인단체는 국가와 지방자치단체가 수행하는 감염병의 발생 감시 및 예방 · 관리 및 역학조사업무에 적극 협조하여야 한다.

(8) 국민의 책무와 권리(제6조)

① 국민은 국가와 지방자치단체의 감염병 예방 및 관리를 위한 활동에 적극 협조하여야 한다.

② 국민은 감염병 발생 상황, 감염병 예방 및 관리 등에 관한 정보와 대응방법을 알 권리가 있다.

(9) 감염병 발생의 신고 및 보고

가) 의사 등의 신고

① 의사나 한의사는 다음 각 호의 어느 하나에 해당하는 사실이 있으면 소속 의료기관의 장에게 보고하여야 하고, 해당 환자와 그 동거인에게 보건복지부장관이 정하는 감염 방지 방법 등을 지도하여야 한다. 다만, 의료기관에 소속되지 아니한 의사 또는 한의사는 그 사실을 관할 보건소장에게 신고하여야 한다.

1. 감염병환자등을 진단하거나 그 사체를 검안(檢案)한 경우
2. 예방접종 후 이상반응자를 진단하거나 그 사체를 검안한 경우
3. 감염병환자등이 제1군 감염병부터 제4군 감염병까지에 해당하는 감염병으로 사망한 경우

② 제1항에 따라 보고를 받은 의료기관의 장은 제1군 감염병부터 제4군 감염병까지의 경우에는 지체 없이, 제5군 감염병 및 지정감염병의 경우에는 7일 이내에 관할 보건소장에게 신고하여야 한다.

③ 육군, 해군, 공군 또는 국방부 직할 부대에 소속된 군의관은 제1항 각 호의 어느 하나에 해당하는 사실(제16조제5항에 따라 표본감시 대상이 되는 감염병으로 인한 경우는 제외)이 있으면 소속 부대장에게 보고하여야 하고, 보고를 받은 소속 부대장은 관할 보건소장에게 지체 없이 신고하여야 한다.

나) 그 밖의 신고의무자

① 다음 각 호의 어느 하나에 해당하는 사람은 제1군 감염병 감염병환자등 또는 제1군 감염병이나 그 의사증(擬似症)으로 인한 사망자가 있을 경우와 제2군 감염병

부터 제4군 감염병까지에 해당하는 감염병 중 보건복지부령으로 정하는 감염병이 발생한 경우에는 의사나 한의사의 진단이나 검안을 요구하거나 해당 주소지를 관할하는 보건소장에게 신고하여야 한다.

1. 일반가정에서는 세대를 같이하는 세대주. 다만, 세대주가 부재중인 경우에는 그 세대원
2. 학교, 병원, 관공서, 회사, 공연장, 예배장소, 선박 · 항공기 · 열차 등 운송수단, 각종 사무소 · 사업소, 음식점, 숙박업소 또는 그 밖에 여러 사람이 모이는 장소의 관리인, 경영자 또는 대표자

② 제1항에 따른 신고의무자가 아니더라도 감염병환자등 또는 감염병으로 인한 사망자로 의심되는 사람을 발견하면 보건소장에게 알려야 한다.

③ 제1항에 따른 신고 및 제2항에 따른 통보의 방법과 절차 등에 관하여 필요한 사항은 보건복지부령으로 정한다.

다) 고위험병원체의 분리 및 이동 신고

① 감염병환자, 식품, 동식물, 그 밖의 환경 등으로부터 고위험병원체를 분리하거나 이미 분리된 고위험병원체를 이동하려는 자는 지체 없이 고위험병원체의 명칭, 분리된 검체명, 분리 일시 또는 이동계획을 보건복지부장관에게 신고하여야 한다.

② 고위험병원체의 종류

1. 세균 및 진균

가. 페스트균(Yersinia pestis), 나. 탄저균(Bacillus anthracis), 다. 브루셀라균(Brucella melitensis, Brucella suis), 라. 비저균(Burkholderia mallei), 마. 멜리오이도시스균(Burkholderia pseudomallei), 바. 보툴리눔균(Clostridium botulinum), 사. 이질균 (Shigella dysenteriae Type), 아. 클라미디아 프시타키(Chlamydia psittaci), 자. 큐열균(Coxiella bur-netii), 차. 야토균(Francisella tularensis), 카. 발진티푸스균(Rickettsia prowazekii), 타. 홍반열 리케치아균(Rickettsia rickettsii), 파. 콕시디오이데스균(Coccidioides immitis, Coccidioides posadasii), 하. 콜

레라균(Vibrio cholerae O1 · O139)

2. 바이러스 및 프리온

가. 헤르페스 B 바이러스(Cercopithecine herpesvirus 1, Herpes B virus), 나. 크리미안 콩고 출혈열 바이러스(Crimean-Congo haemorr hagic fever virus), 다. 이스턴 이콰인 뇌염 바이러스(Eastern Equine Ence-phalitis virus), 라. 에볼라 바이러스(Ebola virus), 마. 헨드라 바이러스(Hendra viruses), 바. 라싸 바이러스(Lassa virus), 사. 마버그 바이러스(Marbug virus), 아. 원숭이폭스 바이러스(Monkeypox virus), 자. 니파 바이러스(Nipah viruse), 차. 리프트 벨리열 바이러스(Rift Valley fever virus), 카. 남아메리카 출혈열 바이러스(South American haemorrhagic fever; Flexal, Guanarito, Junin, machupo, Sabia), 타. 황열 바이러스(Yellow fever virus), 파. 서부 마 뇌염 바이러스(Western equine enc ephalitis virus), 하. 진드기 매개뇌염 바이러스, 거. 두창 바이러스(Vario-la virus), 너. 소두창 바이러스(Vario la minor virus, Alastrim), 더. 베네주엘라 이콰인 뇌염 바이러스(Venezuelan Equine Ence phalitis virus), 러. 중증 급성호흡기 증후군 코로나 바이러스, 머. 조류 인플루엔자 인체감염증 바이러스(인체 유래 H5N1, H7N7, H7N9), 버. 고위험 인플루엔자 바이러스(1918 inf luenza virus의 8개 병원성 유전자 중 하나 이상의 유전자를 포함하는 influenza virus), 서. 전염성 해면상 뇌병증 병원체

3. 그 밖에 보건복지부장관이 외부에 유출될 경우 공중보건상 위해 우려가 큰 세균, 진균, 바이러스 또는 프리온으로서 긴급한 관리가 필요하다고 인정하여 지정 · 공고하는 병원체

라) 신고방법 및 신고의무

법정감염병이 발생이 확인되면 환자나 시체 소재지 또는 의료기관 소재지의 관할보건소장에게서면, 구두(口頭), 전보, 전화 또는 컴퓨터통신의 방법으로 신고하거나 알려야 한다.

① 신고인의 성명, 주소와 감염병환자 등 또는 사망자와의 관계

② 감염병환자등 또는 사망자의 성명, 주소 및 직업

③ 감염병환자등 또는 사망자의 주요 증상 및 발병일

마) 보건소장 등의 보고

보건소장은 그 내용을 관할 특별자치도지사 또는 시장 · 군수 · 구청장에게 보고하여야 하며, 보고를 받은 특별자치도지사 또는 시장 · 군수 · 구청장은 이를 보건복지부장관 및 시 · 도지사에게 각각 보고하여야 한다.

(10) 역학조사

① 질병관리본부장, 시 · 도지사 또는 시장 · 군수 · 구청장은 감염병이 발생하여 유행할 우려가 있다고 인정하면 지체 없이 역학조사를 하여야 한다.

② 질병관리본부장, 시 · 도지사 또는 시장 · 군수 · 구청장은 역학조사를 하기 위하여 역학조사반을 각각 설치하여야 한다.

③ 누구든지 질병관리본부장, 시 · 도지사 또는 시장 · 군수 · 구청장이 실시하는 역학조사를 정당한 사유 없이 거부 또는 방해하거나 회피하여서는 아니 된다.

④ 제1항에 따른 역학조사의 내용과 시기 · 방법 및 제2항에 따른 역학조사반의 구성 · 임무 등에 관하여 필요한 사항은 대통령령으로 정한다.

감염병 발생 신고(보고)서 (별지 제1호서식)

감염병 환자등 또는 사망자					
	성명 (만 19세 이하인 경우 보호자성명)		주민등록번호		
	전화번호		직업	성별	[ ] 남 [ ] 여
	주소	 우편번호			
	[ ] 거주지 불명 [ ] 신원 미상				

감염병명				
	제1군	[ ] 콜레라 [ ] 세균성이질	[ ] 장티푸스 [ ] 장출혈성대장균감염증	[ ]파라티푸스 [ ]A형간염
	제2군	[ ]디프테리아 [ ]홍역 [ ]폴리오	[ ]백일해 [ ]유행성이하선염 [ ]일본뇌염	[ ]파상풍 [ ]풍진 [ ]수두
		[ ] B형간염 ([ ] 급성 [ ] 산모 [ ] 주산기) [ ] b형헤모필루스인플루엔자		
	제3군	[ ] 말라리아 [ ] 수막구균성수막염 [ ] 발진티푸스 [ ] 렙토스피라증 [ ] 공수병	[ ] 한센병 [ ] 레지오넬라증 [ ] 발진열 [ ] 브루셀라증 [ ] 신증후군출혈열	[ ] 성홍열 [ ] 비브리오패혈증 [ ] 쯔쯔가무시증 [ ] 탄저
		[ ] 매독([ ] 1기 [ ] 2기 [ ] 선천성) [ ] 크로이츠펠트-야콥병(CJD) 및 변종 크로이츠펠트-야콥병(vCJD)		
	제4군	[ ] 페스트 [ ] 두창 [ ] 동물인플루엔자 인체감염증 [ ] 큐열 [ ] 진드기매개뇌염 [ ] 치쿤구니아열	[ ] 황열 [ ] 보툴리눔독소증 [ ] 신종인플루엔자 [ ] 웨스트나일열 [ ] 바이러스성출혈열 [ ] 중증열성혈소판증후군	[ ] 뎅기열 [ ] 중증급성호흡기증후군 [ ] 야토병 [ ] 라임병 [ ] 유비저
		[ ]신종감염병증후군(증상 및 징후)		

발병일	년 월 일	진단일	년 월 일
확진검사 결과	[ ] 양성 [ ] 음성 [ ] 검사 진행 중 [ ] 검사 미실시		
환자 등 분류	[ ] 환자 [ ] 의사환자 [ ] 병원체보유자	입원 여부	[ ] 외래 [ ] 입원 [ ] 기타
추정 감염 경로	[ ] 집단감염환자와 접촉 [ ] 개별감염환자와 접촉 [ ] 불확실함 [ ]접촉 없었음	추정 감염 지역	[ ] 국내 [ ] 국외(국명 :) (체류기간 :)
사망 여부	[ ] 생존 [ ] 사망-사망 원인(원사인 기준) :		
해당 사항이 있는 경우 기록	비고(특이사항)		
	요양기관 지정번호		
	진단(한)의사 성명	(서명 또는 날인) 면허번호	
신고기관명		신고기관장	

4) 정기예방접종 및 임시예방접종

(1) 정기예방접종

① 특별자치도지사 또는 시장 · 군수 · 구청장은 다음 각 호의 질병에 대하여 관할 보건소를 통하여 정기예방접종을 실시하여야 한다(1. 디프테리아, 2. 폴리오, 3. 백일해, 4. 홍역, 5. 파상풍, 6. 결핵, 7. B형간염, 8. 유행성이하선염, 9. 풍진, 10. 수두, 11. 일본뇌염, 12. b형헤모필루스인플루엔자, 13. 폐렴구균, 14. 그 밖에 보건복지부장관이 감염병의 예방을 위하여 필요하다고 인정하여 지정하는 감염병).

② 또는 시장 · 군수 · 구청장은 제1항에 따른 정기예방접종업무를 대통령령으로 정하는 바에 따라 관할구역 안에 있는 「의료법」에 따른 의료기관에 위탁할 수 있다.

③ 특별자치도지사 또는 시장 · 군수 · 구청장은 정기예방접종 대상 아동 부모에게 보건복지부령으로 정하는 바에 따라 정기예방접종을 사전에 알려야 한다. 이 경우 「개인정보 보호법」 제24조에 따른 고유 식별정보를 처리할 수 있다. 정기예방접종은 특별자치도지사 또는 시장 · 군수 · 구청장은 정기예방접종을 사전에 알리는 경우 휴대전화에 의한 문자전송, 전자메일, 전화, 우편 또는 이에 상당하는 방법으로 알려야 한다.

(2) 임시예방접종

① 특별자치도지사 또는 시장 · 군수 · 구청장은 다음 각 호의 어느 하나에 해당하면 관할 보건소를 통하여 임시예방접종을 하여야 한다.

1. 보건복지부장관이 감염병 예방을 위하여 특별자치도지사 또는 시장 · 군수 · 구청장에게 예방접종을 실시할 것을 요청한 경우
2. 특별자치도지사 또는 시장 · 군수 · 구청장이 감염병 예방을 위하여 예방접종이 필요하다고 인정하는 경우

② 제1항에 따른 임시예방접종업무의 위탁에 관하여는 제24조제2항을 준용한다.

6. 급성감염병

1) 급성감염병의 개념

(1) 급성감염병의 정의

급성감염병이란 발생률이 높고 유병률이 낮은 것을 의미하며, 만성감염병이라 발생률이 낮고 유병률이 높은 것이 역학적 특징이다. 그리고 2003년 이후 중증급성호흡기증후군(SARS) 및 조류인플루엔자(AI), 2020년 코로나 바이러스 등 신종감염병의 출현으로 감염병 대응체계의 강화 필요성이 보다 절실해지고 있다. 따라서 감염병의 효과적인 예방관리를 위하여 예방접종대상 감염병의 퇴치기반 마련 및 국가 필수예방법종의 보장성강화, 감염병 발생 조기감시체계 강화, 감염병 예방 대국민 홍보 강화, 감염병 발생 시 신속대처를 위한 인프라 구축 및 국가감염병 관리를 위해 보다 체계적이고 종합적인 관리대책이 필요하다.

(2) 급성감염병 신고환자수

우리나라의 2017년도 급성감염병 신고 환자 수는 15만 2869명(인구 10만 명당 295명)으로 2016년 대비 46.9% 증가한 것으로 나타났다. 지난해 보다 증가한 주요감염병은 제 1군 감염병 중 장티푸스, 파라티푸스, 장출혈성대장균감염증, 제2군 감염병 중 백일해, 파상풍, 급성B형간염, 수두, b형헤모필루스인플루엔자, 폐렴구균, 제3감염병 중 성홍열, 수막구균성수막염, 레지오넬라증, 매독, 제4군감염병 중 큐열, 라임병, 중증열성혈소판감소증후군이고 감소한 주요 감염병은 제1군 감염병 중 A형간염, 제2군 감염병 중 홍역, 유행성이하선염, 풍진, 일본뇌염, 제3군 감염병 중 말라리아, 쯔쯔가무시증 등, 제4군 감염병 중 뎅기열, 지카바이러스감염증 등이었다.

그림 6-1 감염병

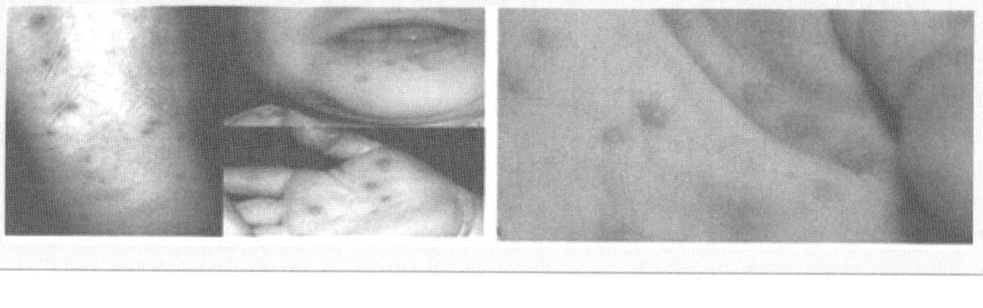

(3) 급성감염병의 종류

가) 소화기계 감염병(water borne disease)

소화기계 감염병은 환자나 병원체 보유자의 분변을 통해 병원체가 배설되어 음식이나 식수에 오염되어 경구침입으로 감염을 일으키는 질병을 말한다. 소화기계 감염병에는 장티푸스, 세균성이질, 콜레라, 파라티푸스, 폴리오, 유행성간염, 세균성 및 아메바성 이질 등이 있다.

소화기계 감염병의 일반적인 예방대책은 다음과 같은 것이 있다.

① 환자나 보균자를 조기 발견, 격리, 치료한다.
② 위생적인 분변(뇨) 처리를 한다.
③ 상하수도의 위생적인 관리를 한다.
④ 식품위생의 강화와 어패류와 식품처리 및 판매의 위생적 관리를 한다.
⑤ 정기적인 예방접종을 실시한다.
⑥ 손씻기 등 개인위생을 철저히 지킨다.
⑦ 위생해충을 구제하고, 특히 방충방이나 수세식 설비 등을 한다.
⑧ 환경위생감시체계를 강화한다.
⑨ 보균자의 식품취급과 조리를 금한다.

(가) 장티푸스(Typhoid Fever)

우리나라 토착 감염병으로 흔히 열병이라고 부르는 장티푸스는 환경이 불량한 곳에서 주로 다발하며, 사계절을 통하여 발병하나 특히 8~9월에 많이 발생하는 급성 전신성 열성질환으로 제1군 감염병에 속해 있다.

- 병원체 : Salmonella Typhi로 Gram음성균이며, 아포와 협막이 없는 간상균이다.
- 병원소 및 감염원 : 병원소는 사람으로 환자나 보균자의 분변과 소변이다.
- 전파방식 : 환자 또는 보균자의 대변, 소변에 오염된 음식물이나 식수를 통하거나 파리, 바퀴 등 곤충매개로 전파된다.
- 증상 : 1~2주간의 잠복기를 거쳐 지속적인 고열, 오한, 두통, 변비, 설사, 서맥, 간·비장종대, 전신권태감 증상이 나타난다. 합병증으로 장천공 및 장출혈, 담낭염도 발생한다.

- 예방대책 : 손씻기 등 개인위생 철저와 분뇨의 위생적 처리, 상수관리 철저, 음식물을 날로 먹지 말고 주방용기의 소독과 장티푸스 유행지역 여행자나 집단급식소, 식품위생업소 종사자등 고위험군에 속한 사람들은 예방주사를 맞아두는 것이 좋다.
- 치료 : 조기진단이 어렵기 때문에 때로는 시기를 놓쳐서 장출혈 등의 위함을 초래하는 수도 있다. 치료하지 않을 경우 치사율이 20%이므로 진단 후 즉시 치료하고 치료제로는 클로람페니콜이 가장 많이 사용된다. 보균자는 앰피실린으로 치료하면 약 80~90%는 치료된다.

(나) 세균성이질(Shigellosis)

그람음성균으로 제2급 감염병이며, 대장점막에 궤양성 병변을 일으켜서 발열하며 혈액과 점액, 농이 섞인 설사를 일으킨다. 최근에는 학교 등 단체급식의 확대로 식중독과 더불어 급격히 집단발생이 자주 되고 있는 질병이다. 지리적으로 열대 · 한대 · 온대 전 지역에서 발생하나 주로 온대지방에서 가장 많이 발생한다. 계절적으로는 6월부터 유행이 시작하여 7월과 8월에 가장 심하고 그후에는 점차 발생이 감소한다.

- 병원체 : A군인 Shigella dysenteriae(맹독), B군인 Shigella Flexneri, C군인 Shigella Boydii, D군인 Shigella Sonneii 등이 있다.
- 주로 Shigella dysenteris는 이질 중 가장 심한 증상을 보이고 Shigella Sonnei(D군)가 가장 경미한 증상을 보인다,
- 병원소 및 감염원 : 병원소는 환자이며 오염수 및 오염음식물이 전염원이다
- 전파 : 환자나 보균자로부터 병원체가 탈출하여 불결한 손이나 음식물로 경구 침입하며, 잠복기는 2~7일이다.
- 증상 : 고열 구역질 구토 경련성 복통 설사, 대변에 혈액과 점액, 농이 섞여 나온다.
- 예방대책 : 장티푸스와 같은 관리가 필요하며 예방접종은 실시되지 않는다.
- 치료 : 설파제나 테트라사이클린, 클로람페니콜 등의 항생제가 주효하였으나 근년에는 이들 약에 대한 내성균이 증가하여 가나마이신, 아미노벤질페니실린, 판프라S 등의 약이 사용되고 있다.

(다) 콜레라(Cholera)

19세기 이후부터 20세기 초반에 걸쳐 수차례 범세계적인 유행이 있었다. 우리나라는 1940년 이전 까지는 수십 차례의 고전형콜레라가 대유행이 있었던 것으로 추정되고 있으며 1980년, 1991년, 1995년 등 세 차례에 걸쳐 엘토르콜레라의 유행이 있었고, 1996년 이후 매년 수명의 환자가 산발적으로 발생보고가 되고 있다. 콜레라는 제1군 감염병이며 또한 검역전염병이다. 토착성 전염병은 아니며 해외에서 유입되는 감염병이다. 소화기계 감염병 중 가장 급성질환으로 여름과 가을철에 주로 발생한다.

- 병원체 : Vibrio Cholerae로 그람음성균이다.
- 병원소 및 감염원 : 병원소는 환자이며 감염원으로 대변 및 토사물에 의한 오염수, 오염음식물 및 식기이다.
- 전파 : 주로 어패류 등의 식품매개로 전파되나 드물게는 환자 또는 병원체 보균자의 분변이나 구토물로써 직접 접촉에 의한 감염도 가능하며 잠복기는 보통 12~48시간(1~3일)이다.
- 증상 : 갑작스런 발병(잠복기 2~3일)과 쌀뜨물 같은 설사가 특징이며, 종종 구토를 동반하기도 하고 계속적인 설사나 구토 등으로 인하여 탈수상태, 허탈 등의 특징을 일으킨다.
- 예방대책 : 오염된 음식물을 섭취하지 말고, 물과 음식물은 끓여서 먹도록 하고, 절대로 어패류는 날 것으로 먹지 말고 충분히 익혀서 먹도록 한다. 특히 환자를 중심으로 식기, 식품, 분변관리를 철저히 해야 하며 환경소독과 예방접종실시가 필요하다.
- 치료 : 항생제치료를 하며 등장액 식염수를 정맥 내 주입하여 탈수, 산 과다증으로 인한 사망을 예방한다. 전해질 균형을 위한 수분, 염분 및 알카리를 보충해주어야 한다.

(라) 파라티푸스(Paratyphoid Fever)

파라티푸스는 제1군 감염병으로 대체로 장염을 일으켜 장티푸스와 비슷한 증세를 나타내나 발생 수준은 낮고 증세가 경미하다. 때로는 위장염을 일으켜서 임상적으로 식중독과 구별할 수 없는 증세를 나타내기도 한다.

- 병원체 : 살모넬라 균체의 세 가지 형태인 Salmonella Paratyphi A, B, C가 원인이다.

- 파라티푸스 C형은 장티푸스와 비슷한 증상을 나타내나 경과가 짧고 치명률이 낮다. 파라티푸스 유행은 B형이 가장 많고 C형은 거의 없다.
- 병원소 및 감염원 : 환자와 보균자이며, 대소변이 감염원이다. 잠복기는 1~2주일이지만 섭취균량이 많아지면 1~10일에도 발병한다.
- 전파 : 환자나 보균자의 대변으로부터 전파되며 오염된 물보다는 오염된 음식물, 즉 고기, 유제품, 조개류 등으로 전파된다.
- 증상 : 급작스런 발병에 이어 계속적인 고열, 쇠약감, 비장종대, 두통, 장미진, 설사 등을 동반한다.
- 예방대책 : 장티푸스와 동일하게 하면 된다.
- 치료 : 치료는 항생제 클로람페니콜이 많이 사용되고 있으며, 구토, 복통, 설사 등 급성위장염증세가 강한 경우에는 식중독에 준하여 처치한다.

(마) 장출혈성 대장균 감염증(Enterohemorrhagic escherichia coli)

1982년 발견된 후 북아메리카, 유럽, 일본에서 유행하였으며, 우리나라는 아직은 집단발생 사례는 없으나 산발적 발생 사례는 있는 질병이다.

- 병원체 : Shiga 독소 생성 E.coli(O157 : H7, O157 : NM,O26, O111)
- 병원소 및 감염원 : 소, 말, 돼지, 개, 닭 등 가금류에서 시가(Shiga) 독소를 생성하는 E.coli가 발견되며 소가 가장 중요한 병원소이다.
- 임상증상 : 오심, 구토, 비혈변성 설사에서 복통, 미열, 오심, 수양성 설사에서 혈성 설사로 이행한다.
- 전파경로 : 오염된 식품, 물을 통하여 감염되며 사람과 사람간의 전파도 중요한 전파경로이며, 대부분의 발생은 소고기로 가공된 음식물에 의하여 발생된다.
- 예방대책 : 주된 감염원인 "소"를 비롯한 가축사육장에 대한 종합적 방역감시와 도축장 및 육류가공 처리과정에 대한 오염방지와 육류제품은 충분히 익혀서 섭취토록 한다.

(바) 폴리오(급성회백수염 : Poliomyelitis)

폴리오는 소아에게 발병하여 중추신경계 손상을 일으키며 영구적인 마비를 일으키는 급성 감염병으로서 제2군 법정감염병이 속해져 있으며, 일명 소아마비라고도 한다. 백신개발 이전에는 전 세계적으로 발생하였으며 우리나라는 1983년 5명의 환자가 보고된 이후 최근에는 환자 발생이 거의 발생하지 않는다.

- 병원체 : Polio Virus이며 Ⅰ, Ⅱ, Ⅲ형으로 구분하며 Ⅰ형이 마비경향이 가장 높다.
- 병원소 및 감염원 : 환자 및 불현성 감염자이며 특히 소아인 경우가 대부분이다.
- 전파방식 : 환자나 보균자의 호흡기계 분비물, 분변 등을 통하여 병원체가 탈출하고 오염 음식물을 통해 경구적으로 전파된다. 잠복기는 3주 전후이다.
- 증상 : 불현성 감염에서 마비성 고열질환, 무균성 수막염, 고열, 두통, 구토, 근육통과 이완성 마비를 동반하거나 동반하지 않는 목과 등의 강직 등이다.
- 예방대책 : 예방접종(혼합형 sabin vaccine)이 최선의 방법이다. 기초접종은 생후 2개월부터 2개월 간격으로 3회 실시하고 18개월, 4~6세에 추가 접종을 실시한다. 추가접종을 하면 회복반응을 얻을 수 있는데 회복반응은 기본접종으로 얻어지는 역가보다 추가접종으로 얻어지는 역가가 더 높은 것이다.
- 치료 : 초기에 고통을 덜어 주기 위하여 salicylate제제와 demerol을 투여하고 회복된 다음에는 마비된 근육에 대한 치료가 문제된다. 물리요법과 외과적인 치료가 필요하다.

(사) 유행성 간염(infectious Hepatitis)

연중 발생하지만 봄과 가을에 높은 발생률을 보이고 주로 어린 연령층에서 급성간염을 일으키는데 대부분 회복된다. 간염에는 A형과, B형, C형이 있는데 최근에 delta형이 발견되었다. 급성간염병인 유행성간염은 A형에 의해서 발병하는 것을 말한다. 우리나라에서는 A형 간염을 제2급 감염병으로 분류하고 있다.

- 병원체 : A형 간염 Virus
- 병원소 및 감염원 : 병원소는 환자이며 전염원은 환자의 분변이다.
- 전파 : A형간염 virus에 오염된 음식물에 의해 전파되며 환자의 분변을 통한 경구감염과 주사기나 혈액제재로 인한 감염도 있을 수 있다.
- 증상 : 발열, 식욕감퇴, 구역, 구토, 복통, 쇠약감 등 다른 바이러스 간염과 유사한 증상

• 예방대책 : 개인위생의 철저, 상하수도 소독 및 식품 및 식품취급자의 위생철저가 중요하다. 또한 A형간염 예방접종이 요구된다.

나) 호흡기계 감염병(Air Borne disease)

호흡기계 감염병은 환자나 보균자의 객담, 재채기, 콧물 등으로 배출되어 비말감염과 비말핵감염, 먼지 등으로 인하여 공기감염이 된다. 또한 호흡기계 감염병은 소화기계 감염병과는 달리 환경으로 인한 특별한 관리는 필요없고 감염원 관리 및 감수성보유자의 예방접종이 중요하다. 호흡기계 감염병에는 디프테리아, 백일해, 인플루엔자, 홍역, 천연두(두창), 결핵 등이 있다.

(가) 디프테리아(Diphteria)

제2군 감염병으로 인후부의 상피조직에 특유한 위막성염증을 나타내며 체외독소를 분비하여 심근과 신경조직에 장애를 일으키는 급성감염병이다. 주로 겨울철에 유행하며 사람이 유일한 디프테리아 균의 숙주로 환자나 보균자와 직접 접촉하여 전염된다. 호흡기의 비말 전파 또는 호흡기 분비물의 접촉을 통하여 또는 피부 병변으로부터 분비물에 직접 접촉 등으로 전파된다.

소아성 질환으로 유행기는 겨울철이며 도시에서는 연중 발생한다.

• 병원체 : Corynebacterium diphteriae로 그람 양성균이며 아포(포자)는 형성하지 않고 운동성이 없다.
• 병원소 및 감염원 : 환자 및 보균자, 특히 보균자의 분비물 또는 비말로 직접 전파
• 전파 : 환자나 보균자에 의하여 콧물, 인후 분비물, 기침 등 비말감염을 하며, 드물게는 오염된 먼지나 물건에 의한 전파도 있다. 잠복기는 7~16일이다.
• 증상 : 고열과 함께 코, 인두, 편도, 후두 등의 상기도 침범부에 염증과 위막을 형성하고 드물게 피부, 결막 등을 침범한다.
• 감수성 : 모체로부터 받은 면역은 생후 수개월간이며 병후 면역은 일반적으로 영구면역을 갖게 한다.
• 예방대책 : 환자의 격리 및 소독이 필요하며 어린이에게 백일해, 파상풍과 함께 3종 혼합백신(DPT)을 정기예방 접종한다.

(나) 유행성이하선염(볼거리 : Mumps)

- 병원체 : Mumps virus
- 병원소 및 감염원 : 원숭이와 사람이 병원소이고 유정란과 양막강에서 증식된다. 감염원은 환자의 침에 섞어나온 비말이나 비말핵이다.
- 전파 : 환자의 비말에 의한 직접전파나 비말핵에 의한 간접전파가 되며 잠복기는 2~4주이다.
- 증상 : 발열, 두통, 근육통, 식욕부진, 구토 등의 전구증상이 1~2일간 나타나고 합병증으로 뇌수막염, 고환염, 부고환염, 난소염, 췌장염 등이 발생한다.
- 예방대책 : 환자의 호흡기 격리와 철저한 예방접종(MMR), 백신은 생후 12~15개월 경구투여하고 4~6세에 추가접종하고 임산부에게는 투여하지 않는다.

(다) 백일해(Whooping Cough, Pertussis)

발병 2주부터 경련성 기침이 일어나는 호흡기계 급성감염병으로 제2군 감염병이며 1984년 DPT백신의 접종률이 90% 이상 유지되어 환자발생이 현저히 감소되었으나 산발적 환자발생과 소규모 유행은 지속되고 있다. 어린이의 급성 기도 감염증이며, 보편적으로 1~5세 어린이에게 많고 중추신경계로 침입하여 중이염도 자주 생긴다. 가장 문제가 되는 것은 폐렴이고 사망자의 대부분을 차지한다.

- 병원체 : Bordetella Pertussis로 그람음성균이며, 운동성이 없다.
- 병원소 및 감염원 : 환자와 보균자이고, 병원소는 환자로부터 불현성 감염의 경우 중요한 감염원 구실을 한다. 비말감염 또는 객담에서 오염된 먼지에 의한 간접전파도 가능하며, 접촉에 의한 직접전파가 많다. 잠복기는 1주간 전후(3~12일)이다.
- 감수성 및 면역성 : 감수성은 보편적이며 1~5세에 많이 발생하고 1세 이하에서 치명적이다. 그리고 완쾌 후는 영구면역을 얻는다.
- 모체로 인한 면역은 없고 7세 이하 어린이에게서 발병률이 높다. 잠복기는 7~10일이다.
- 증상 : 콧물, 눈물, 경한기침 등의 상기도 감염증상이 1~2주간 나타나고 이후 발작적인 기침 후에 구토를 보인다. 심한 기침으로 인하여 무호흡, 청색증, 비출혈 등이 나타날 수 있고 6개월 미만의 영아에서는 사망률과 이환율이 증가한다.

- 예방대책 : 호흡기계 전파를 방지하기 위하여 환자는 격리 시킨다. DPT 혼합백신으로 정기적인 예방접종을 실시한다.

(라) 홍역(Measles)

제2군 감염병으로서 대부분의 사람이 한번쯤은 걸리는 감염병으로 마진(痲疹)이라고도 한다. 사람이 유일한 숙주로 알려져 있으며 감염력이 대단히 높고 1~5년을 주기로 하여 발생양상을 보여준다. 홍역은 일반적으로 1~2세 미만과 7~12세 사이에 3~6월에 많이 호발하며 열과 전신에 발진이 생기는 급성감염병이다.

- 병원체 : 홍역바이러스 (Measles Virus)
- 병원소 및 감염원 : 병원소는 환자이며, 감염원은 환자의 상기도 분비물이다.
- 전파 : 환자의 객담, 비인 후 분비물에 의한 비말감염으로 공기전파 된다.
- 감수성 : 모든 사람에게 감수성이 있고 병을 앓고 난 후는 영구면역을 얻는다.
- 증상 : 감염 후 8~12일의 잠복기를 거쳐 발열, 콧물, 기침, 결막염, 피부의 반점, 구진성 발진과 구강 내에 코플릭반점(koplic's spot)이 나타나는 것이 특징이며 합병증으로 중이염, 폐렴, 뇌염 등이 있다. 전신에 3일 이상 발진이 지속된 후 회복기로 이행한다.
- 예방대책 : 예방접종이 최선의 방법이며 근래에는 혼합백신(MMR)을 접종하고 있다. 예방접종시는 기본접종과 추가접종을 철저히 시행하는 것이 중요하다. 또한 1회접종으로 95% 면역이 되며, 홍역환자와 접촉한지 6일 이내에 감마글로블린을 사용하면 효과적이다.

(마) 풍진(Rubella)

풍진은 구진성 발진, 림프절염 등을 동반하는 급성 바이러스성 제2군 감염병이다. 전구증상은 경미하거나 없는 경우가 대부분이다. 임신초기의 임산부가 풍진에 감염될 경우 태아에게 심각한 선천성 기형을 유발할 수 있다. 현재는 발생률이 현저히 감소된 상태이나 잠복기간은 2~3주이며, 풍진의 발진은 첫날에는 홍역, 둘째날에는 성홍열과 비슷하나 셋째날은 소실된다.

- 병원체 : Rubella virus

- 병원소 및 감염원 : 감염원은 환자이며 인두에서 배출되는 비말이나 비말핵이 감염원이다.
- 전파 : 유행성이하선염과 같이 비말이나 비말핵이 공기로 전파되며 잠복기는 2~3주이다.
- 감수성 : 감수성이 높으며 출생 후 몇 개월은 면역성이 있고, 이환 후 영구면역을 갖는다.
- 증상 : 구진성발진, 목 뒤와 후두부의 림프절 종창, 전신증상이 나타나며 30~50%에서는 불현성감염이 나타난다.
- 예방대책 : 1회 예방접종으로 약 95~100%에서 항체가 형성되어 적어도 10~21년 후에도 항체가 지속된다.

(바) 조류독감

조류인플루엔자(avian influenza, bird flu)는 조류가 걸리는 감염성 독감이며 조류독감이라고도 한다. 현재까지 알려져 있는 모든 조류독감은 하나의 종인 A형 인플루엔자에 속한다. 조류독감은 종(種)을 넘어 적응할 수 있고, 특히 사람이 감염될 수도 있기 때문에 문제가 된다. 1900년대 초에 이탈리아에서 처음보고 되었으며, 전 세계적으로 확산이 가능하다고 보고 있다.

- 병원체 : 조류인플루엔자 바이러스(avian influenza virus)
- 병원소 및 감염원 : 닭, 오리, 야생조류이다.
- 전파 : 조류인플루엔자 바이러스에 감염된 조류와의 접촉으로 발생한다.
- 감수성 : 조류 인플루엔자 바이러스가 사람 사이에서 전염되는지는 확실하지 않지만 의심 사례가 보고되고 있으며, 사망률이 매우 높은 질환이므로 주의가 필요하다.
- 증상 : 기침과 호흡곤란 등의 호흡기 증상, 발열, 오한, 근육통, 설사 등의 위장장애의 증상, 의식저하 등의 중추신경계 증상이 나타난다.
- 예방대책 : 유행지역으로서의 출입금지, 유행 시 닭, 오리 등의 가금류(집에서 기르는 조류)와의 접촉 제한, 예방접종, 항바이러스제 투여 등이 있다.

(사) 신종인플루엔자

신종인플루엔자 A(HINI)는 인플루엔자 바이러스의 일종으로 사람, 조류, 돼지 인플루엔자 바이러스의 유전물끼리 혼합되어 나타난 새로운 종류의 인플루엔자이다. 확산속도는 대다수 환자들에서 경미한 증상만이 나타나고, 또 계절인플루엔자와 비슷한 수준의 치명률을 보이나 대부분의 사람들이 바이러스에 대한 면역력이 없어 세계적 대유행을 보였다.

- 병원체 : Orthomyxo virus과에 속하는 서로 다른 8개의 분절로 구성된 RNA바이러스이다.
- 병원소 및 감염원 : 병원소는 환자이며 감염원은 환자의 비말이다.
- 전파 : 호흡기를 통한 감염이나 비말이나 기침에 의해서 전파된다. 잠복기는 짧아서 24~72시간이며 감염기감은 환자가 임상적으로 나타난 후 3일까지이다.
- 감수성 : 어린 학령기 아동의 감수성이 높으며 이환 후에는 바이러스균에 대하여 면역이 된다.
- 증상 : 발열, 오한, 두통, 상기도 증상(기침, 인후통, 콧물, 호흡곤란), 근육통, 관절통, 피로감, 구토 혹은 설사 등의 증상, 3~5%의 환자는 병원 입원치료를 필요로 하였고, 입원 시 폐렴 또는 탈수증이 많았으며, 입원환자의 10~20%는 중환자실에서 인공호흡기 치료를 필요로 하였다.
- 예방대책 : 유행시에는 대중이 많이 밀집하는 장소에는 가지 않아야 하며 예방접종으로 A형과 B형을 혼합한 백신이 있다. 유행 시 같은 형의 균이면 면역효과가 있으나 다른 유형의 균이라면 면역효과를 기대하기 어렵다.

(아) 중증 급성호흡기증후군(Seracute Respiratory Syndrom : SARS)

사스는 2002년 11월부터 중국 광동성 지역을 중심으로 발생하여 홍콩, 싱카포르, 캐나다 등 전 세계적으로 확산되었던 신종 감염병으로 우리나라의 검역감염병 중 하나이다. 2~7일이 지나면 가래가 없는 마른기침이 나타나고, 혈중 산소 포화도가 낮아지면서 대부분의 환자는 회복이 되지만, 10~20%의 환자에게는 호흡부진이 나타나고 인공호흡이 필요해지는 질환이다.

- 병원체 : 사스 코로나바이러스(SARS Corona virus)
- 병원소 및 감염원 : 병원소는 환자이며 매개체는 사향고양이이고 감염원은 비말이다.
- 전파 : 주로 비말을 통해 감염되며, 환자가 기침, 재채기, 말할 때 배출되는 호흡기 비말에 의해 전파된다. 잠복기간은 5일이며, 더 길게 보고된 경우도 있다.
- 감수성 : 감수성은 높으며 처음에는 인플루엔자 의사증상이 발생한다.
- 증상 : 발열, 무력감, 두통, 근육통의 신체 전반에 걸친 증상, 기침과 호흡곤란 증상, 설사, 심한 경우에는 급성 호흡곤란증후군 및 다기관 부전으로 진행된다.
- 예방대책 : 아직까지 백신이나 예방약이 개발되어 있지 않으며, 예방을 위해서는 감염위험지역으로서의 여행을 자제하고 손 씻기를 철저히 하여 직접접촉으로 인한 감염예방이 필요하다.

(자) 코로나 바이러스감염증-19(COVID-19)

코로나바이러스(Coronavirus)는 일반적으로 조류 뿐만 아니라 사람을 포함한 다양한 포유류에서도 발견되며 그 종이 다양하고, 바이러스(병원체)의 특성과 숙주에 따라서 호흡기와 소화기 감염병을 모두 유발하는 것으로 알려져 있다. 2019년 12월 중국 우한에서 발생한 신종 코로나 바이러스감염증(일명 우한 폐렴)은 인체 감염 7개 코로나 바이러스 중 하나로 알려져 있으며, 세계보건기구(WHO)는 우한에서 집단 발병한 폐렴의 원인이 코로나바이러스로 확인(COVID-19)되었다고 밝혔다.

아직 정확한 감염원 및 전파 경로가 파악 되고 있지는 않지만 기존 코로나바이러스가 공기 전파가 아닌 비말(침 방울)전파인 것으로 볼 때 이 바이러스 또한 침이나 손을 통해 감염되는 것으로 추정되고 있다.

- 전파 : 주로 비말을 통해 감염되며, 환자가 기침, 재채기, 말할 때 배출되는 호흡기 비말에 의해 전파된다.
- 증상 : 약 2~14일(추정)의 잠복기를 거친 뒤 발열(37.5도) 및 기침이나 인후통, 호흡곤란 등 호흡기 증상, 폐렴이 주 증상으로 나타나며, 또한 일부 환자에게서는 근육통과 피로감, 설사, 탈수, 기력감퇴, 구토, 식욕부진 증상이 나타나기도 한다. 잠복기는 24-36시간으로 매우 짧고, 구토를 하며 설사는 감염 후 1-3일 까지 분변은 점액성, 수분을 포함하며 녹황색, 오렌지색 악취가 나는 혈변을 배출하기도 한다.

- 예방대책 : 확진환자와 접촉을 피하고 감염을 예방하기 위해서는 흐르는 물에 30초 이상 손 씻기를 꼼꼼히 하고, 외출하거나 의료기관에 방문할 때는 마스크 착용 같은 예방 수칙을 지켜야 한다. 세면대가 없는 곳에서 활동할 때는 알코올 손 세정제로 수시로 씻는 것이 좋다고 권고하고 있다.
  마스크의 경우 식품의약품안전처가 정하는 보건용 마스크 [(KF80(황사용) · KF94 · KF99(이상 방역용)]를 사용하면 되는데, 숫자가 높으면 미세입자가 차단되는 효과가 크지만, 산소투과율이 낮아 숨쉬기가 어려운 단점이 있다.
  또한 관련 증상이 나타날 경우 질병관리본부 콜센터(1339)나 보건소에 상담이 필요하다.

다) 절지(절족)동물 매개 감염병

절지동물에 의해서 인간에게 전파되는 질병으로서 매개 곤충은 페스트(쥐벼룩), 발진티푸스(이), 일본뇌염(모기), 발진열(벼룩), 말라리아(모기), 사상충증(모기), 양충병(진드기), 황열(모기), 쯔쯔가무시병(진드기) 유행성출혈열(진드기) 등이 있다. 절지동물은 세균 또는 원충류에 전파시키는 역할을 한다.

(가) 페스트(Pest, Plague)

페스트는 법정감염병 제1군에 속하는 감염병으로 전염된 쥐를 흡혈한 벼룩의 위 속에서 페스트균은 증식되다가 벼룩이 사람을 흡혈할 때 뱉어내서 전염을 일으킨다. 중세기 유럽에서 대유행을 하여 많은 사람이 사망하였던 질병이며 일명 흑사병이라고도 한다. 검역감염병으로 지정하여 항만이나 공항 등에서 철저한 검역을 실시하고 있으며 다행히 국내에는 환자 발생이나 오염된 설치류가 발견된 사례가 아직 없다. 또한 페스트는 림프선종과 폐렴을 일으키는 급성 감염병으로 림프선에 병변을 일으키는 선페스트와 패혈증을 일으키는 패혈성 페스트, 폐렴을 일으키는 폐페스트로 분류한다.

- 병원체 : Pasteurella pestis
- 병원소 및 감염원 : 야생설치류, 특히 쥐가 병원소이다.
- 전파 : 페스트에 감염된 쥐벼룩이 사람을 물었을 때 옮기며, 폐페스트는 비말전염으로도 감염이 가능하다. 잠복기는 폐페스트는 2~4일이며 림프절 페스트는 2~6일

이다.

- 증상 : 임상적으로 페스트는 폐렴증세와 오한을 동반한 발열, 두통, 객혈 등이 나타나며 발병 10~15시간에 중태에 빠진다. 림프절 페스트 역시 갑작스런 고열, 빈맥, 저혈압, 근육통을 나타내면서 주로 서혜림프절에 유통성 종창을 일으키며 마비되어 사망한다.
- 예방대책 : 구서작업 철저와 외국에서 들어오는 모든 선박에 대하여 철저한 검역조치는 물론 환자가 배설한 가래, 고름, 오염된 물건이나 대소변은 완벽히 소독을 실시하여 벼룩구제를 한다. 예방접종은 사균 백신을 이용한다.

(나) 발진티푸스(Epidemic typhus)

발진티푸스는 제3군 감염병으로서 2차 대전시 유럽에서 많이 발생한 질병이다. rickettsia가 혈액을 통하여 전신에 퍼져 뇌, 심근 및 모세혈관에 혈전과 괴사가 생긴다. 국내에는 1960년 이후 발생보고가 없다.

- 병원체 : Rickettsia prowazekia
- 병원소 : 병원소는 환자이다.
- 전파 : rickettsia에 감염된 이(louse)의 매개로 사람과 사람간의 전파가 주가 되나 이의 대변 속으로 배설된 균이 구강점막이나 결막을 통하거나 비말감염으로 전파된다. 잠복기는 약 12일이다.
- 감수성 및 면역성 : 감수성은 전반적이며 어린이와 예방접종을 맞은 성인은 경증 또는 불현성감염으로 되며 이환 후 영구면역을 얻게 된다.
- 증상 : 심한 두통, 전율 및 근육통과 발병 후 5~6일에 발진이 배와 목에 나타나 전신에 퍼지나 얼굴에는 생기지 않는다.
- 예방대책 : 환자나 접촉자가 사용한 침구나 의복 등은 철저하게 소독하고 이가 발생하지 않도록 개인위생철저와 생활환경을 개선시킨다. 또한 발생시는 신속, 격리 소독 등의 구제가 필요하다.

(다) 말라리아(Malaria)

말라리아는 학질, 하루거리, 초학, 복학 등으로 불리어 지며 과거에는 경상북도를 중심으로, 한 지역에 다발하던 질병이었으나 환경개선, 개인위생 철저로 발생이 감소하였다. 그러나 근래 휴전선 부근에서 발생을 시작하여 점차 발생지역이 확대되고 발생률도 많이 증가하고 있어 방역당국을 긴장시키고 있는 감염병이다.

- 병원체 : 3일열 말라리아(Plasmodium vivax), 4일열 말라리아(Plasmodium malariae), 열대열말라리아(Plasdmodium p.falciparum), 난원형말라리아(Pladmodium ovalse)병원체가 4종류나 되나 우리나라에서 많이 발생하는 병원체는 3일열 말라리아다.
- 병원소 및 감염원 : 환자 및 보균자이다.
- 전파방식 : 감염된 중국얼룩날개모기(Anopheles sinensis)가 사람을 물어서 전파된다. 수혈 혹은 감염된 주사가 바늘을 통하여 전파되기도 한다, 잠복기는 삼일열과 난원형 말라리아는 13~15일, 열대열 말라리아는 12일, 4일열 말라리아는 30일이다.
- 증상 : 심한 두통과 근육통을 수반하는 독감과 같은 증세로 시작하며 그 이후 48시간마다 주기적인 발열 오한증상을 보이고 열이 발작하는 날 이외는 정상체온을 보인다.
- 예방대책 : 모기는 고인 물에 산란을 하기 때문에 이러한 장소를 제거하고 서식처가 있다면 철저한 살충제 살포와 모기에 물리지 않도록 하는 것이 최선의 예방대책이다.

(라) 유행성 일본뇌염(Japanese encephalitis)

일본뇌염은 제2군 감염병으로서 우리나라에서는 주로 8월부터 10월 사이 주로 발생하는데 매개모기는 작은빨간집(Culex tritaeniorhyncus)모기이다. 역학적으로 늦여름과 초가을에 많이 발생하고 어린이나 고령자가 감수성이 높다. 그리고 뇌에 염증을 일으키고 치명률이 40%정도로 매우 높은 편이다.

- 병원체 : Japanese encephalitis B virus
- 병원소 : 병원소는 돼지이다.
- 전파 : 모기가 바이러스를 돼지에게 옮기고 돼지가 감염된 후 2~3일간을 바이러스가 혈액 속에 있게 될 때 모기가 그 돼지를 흡혈하여 바이러스에 감염되는 10~30

일의 잠복기가 지난 다음 사람을 물면 감염된다.

- 증상 : 고열과 빈맥이 있고 환자 중 90%가 두통을 호소하는데 3~4일 동안 계속된다. 때로는 오심, 구토를 할 때도 있으며 손, 혀, 입술의 신경증상으로 말을 못하고 목이 뻣뻣해지며 의식장애, 경련, 혼수에 이르며 대개 발병 10일에 사망한다.
- 예방대책 : 모기 구제 및 여름철 모기에 물리지 않도록 하고 3~5세 어린이나 고령자에게는 예방접종을 실시하도록 한다.

(마) 쯔쯔가무시병(Tsutsugamushi .Scrub typhus)

쯔쯔가무시병은 제3군 감염병으로 주로 가을철 9월부터 환자 발생이 증가하기 시작하여 11월에 최고였다가 12월부터 감소하기 시작한다. 또한 열성감염병으로 유행지역은 전남, 전북, 충남, 충북, 경남, 경북 등 남부지역이다.

- 병원체 : Rickettsia tsutsugamushi
- 병원소 : 병원소는 들쥐 및 털진드기(양충)이다.
- 전파 : 감염된 들쥐에서 털진드기가 매개를 하며 털진드기 자체가 병원체를 보유하고 있다가 사람에게 전파한다. 잠복기는 약 10일 정도이다.
- 증상 : 초기증상으로 갑작스런 오한, 발열, 두통이 일어나며 구토, 근육통, 복통 및 인후염이 동반되기고 한다.
- 일부에서는 비장비대, 결막염, 심하면 의식장애, 폐렴 및 순환기장애가 나타난다.
- 예방대책 : 산림지역, 목초지 등에서 피부노출을 방지하고, 유행시기에 관목 숲이나 유행지역에 가는 것을 피한다. 그리고 밭에서 일할 때는 되도록 긴소매 옷을 입고 귀가 시에는 옷에 묻은 먼지를 털고 목욕을 한다. 또한 야외활동 시에는 풀밭에 눕는 행동 등을 금하도록 한다.

(바) 신증후군출혈열(Epidmic hemorrhage fever) : 유행성출혈열

경기도 북부 및 강원도 등지에서 강우량이 적은 건조기인 늦봄(5~6월)과 늦가을(10~11월)에 많이 발생하는 제3군 감염병으로서 심한 출혈, 혈뇨, 단백뇨 등을 일으키는 출혈성 신우신장염이다. 들쥐나 집쥐, 실험용 쥐의 폐에 있는 바이러스가 호흡기를 통해 전파되는 것으로 알려져 있으며 치사율이 약 70%로 매우 높다.

- 병원체 : Hantan virus
- 병원소 : 들쥐의 일종인 등줄쥐 및 집쥐가 병원소이다.
- 전파 : 들쥐의 배설물과 들쥐에 기생하는 좀진드기가 전파하며, 잠복기는 약 12~16일 전후일이다.
- 감수성 : 상습발생지역에 새로 이주하는 사람은 일정한 감수성이 있다.
- 예방대책 : 들쥐를 구제하고 들쥐 배설물에 접촉하거나 진드기에 감염되지 않도록 노숙이나 들에서 피부를 노출시켜서는 안 된다. 우리나라에서는 1992년부터 예방접종사업이 시행되고 있고, 한탄바이러스 고위험군에 해당하는 사람을 백신 0.5ml를 한 달 간격으로 2회, 피하 근육주사하고 12개월 뒤에 1회 접종하는 것이 효과적이다.

라) 인수공통감염병(동물매개 감염병 : Zoonosis)

인수공통감염병은 '동물과 사람 간에 상호 전파되는 병원체에 의하여 발생되는 감염병'으로 「감염병의 예방 및 관리에 관한 법률」에 따라 (「가축전염병예방법」에서는 별도 관리) 모두 10종이 법정감염병으로 지정 · 관리되고 있다. 제1군 감염병 중 장출혈성대장균감염증, 제2군 감염병 중 일본뇌염, 제3군 감염병 중 브루셀라증, 탄저, 공수병, 변종 크로이츠펠트-야콥병(vCJD), 결핵, 제4군 감염병 중 동물인플루엔자 인체감염증, 중증급성호흡기증후군, 큐열 등이 있다. 인수공통감염병은 1996년 영국에서 처음 보고된 이후 전 세계적으로 220여 명의 환자가 발생한 바 있는 변종 크로이츠펠트-야콥병을 비롯하여 2002년과 2003년 사이에 아시아 지역을 중심으로 유행했던 SARS(중증급성호흡기증후군), 2003년 이후 지속적인 감염자와 사망자를 발생시키고 있는 조류인플루엔자, 2015년 발생한 메르스 등 다양한 인수공통감염병에 대한 국민 불안이 증가하고 있다.

(가) 공수병(광견병 : Rabies)

급성뇌염의 하나로 제3군 감염병에 속해져 있으며 일명 공수병이라고도 한다. 개에 물린 증세에 따라 차이는 있으나 근육마비, 공수병증상, 혼수상태, 마비와 순환장애로 결국 사망 한다. 또한 신경친화성이 강하여 피부를 통하여 침입한 병원체는 신경을 따라 뇌에까지 이르러 발병하게 된다.

- 병원체 : Rabies virus
- 병원소 : 공수병에 전염된 개, 여우, 늑대, 야생동물, 환자들의 침(타액)
- 증상 : 허약, 두통, 발열 및 부정확한 지각장애
- 전파 : 공수병 virus에 감염된 동물이나 사육동물에 물리거나 감염된 동물의 타액 또는 조직을 다룰 때 눈, 코, 입 또는 상처를 통해 감염된다. 사람에서 사람으로의 전파 기록은 있으나 드물다. 잠복기는 개는 3~8일, 사람은 10일~5개월이지만 보통 2~8주이다.
- 예방대책 : 바이러스를 보유하고 있는 개에게 물리지 않도록 하고 개들에 대해서는 정기적인 예방접종을 실시한다. 만약 개에게 물렸다면 상처부위를 비눗물로 깨끗이 씻고 면역혈청을 우선 접종하고 약 10여 일간 개를 묶어두고 백신을 접종하고 관찰하는 것이 좋다.

(나) 렙토스피라증(Leptospirosis)

일명 와일즈병(Weil's disease)이라고도 하며 주로 가을철에 많이 발생한다. 특히 농촌에서 들쥐의 배설물에 노출되기 쉬운 농부들에게 주로 발생한다.

- 병원체 : leptospira icterohaemorragiae
- 병원소 : 동물 중 특히 들쥐가 되며, 개, 돼지 등의 가축, 야생동물이다. 감염원은 감염된 동물의 배설물이다
- 전파 : 들쥐의 배설물로 배출된 병원체가 논밭에서 작업하는 농부의 상처부위로 침입하여 감염되며 물속에 배설된 병원체가 물 속 작업 시 침입하기도 한다. 주로 우리나라에서는 9~10월에 다발하고 있다. 감수성은 논과 밭에서 일할 수 있는 20~60세의 연령층에서 많이 발생한다.
- 증상 : 초기 증상으로 고열과 오한, 근육통과 두통, 구토 등 감기증세가 있다가 경과되면 황달증세를 보이며 급성으로 진전되면 환자의 약 반수가 폐출혈과 호흡곤란으로 사망하는 비교적 짧은 시간에 폭발적으로 발생하는 역학적 특성을 보인다.
- 예방대책 : 논밭에서 작업할 때는 피부노출을 방지하며 또한 피부상처가 노출되지 않도록 하고 작업 후는 손발 등을 깨끗이 씻도록 한다.

(다) 탄저(Anthrax)

제3군 감염병으로 소, 말, 산양, 양 등의 반추동물에 급성패혈증을 일으키며, 소의 탄저가 가장 많고 동물의 치명률은 약 75~100%에 달한다. 또한 탄저균은 아포(spore)를 형성하기 때문에 외계에서 저항력이 강하다.

- 병원체 : Bacillus anthracis
- 병원소 : 소, 양, 말 등이다.
- 전파 : 감염된 동물과 직접접촉 또는 오염된 양모, 털 등과 접촉하여 호흡기 감염으로 인한 전파나 육류를 섭취하여 감염된다.
- 증상 : 피부탄저는 피부상처를 통한 감염부위에 벌레에 물린듯한 구진이 나타나며, 폐탄저는 호흡곤란, 고열, 빈맥, 마른기침, 토혈 등을 동반하고 패혈성 쇼크로 급속히 진행되어 사망한다. 그리고 위장관탄저는 구역, 구토, 식욕부진, 복통, 혈변 등의 증상이 동반되고 패혈증으로 진행한다.
- 예방대책 : 가축에 대한 예방접종과 위생적인 가축 취급이 중요하며 감염된 가축은 도살하도록 한다.

(라) 브루셀라병(Brucellosis)

브루셀라병은 그람음성구간균에 의하여 발생하는 질병군을 총칭하는 것으로 제3군 감염병이며 소, 돼지, 염소에게 유행하는 질병이다. 브루셀라병은 브루셀라속 세균에 의해 감염된 동물로부터 사람이 감염되어 발생하는 감염병이다.

- 병원체 : 염소는 Brucella melitensis, 소는 Brucella abortus, 돼지는 Brucella suis
- 병원소 : 브루셀라균에 의해 감염된 동물이다.
- 전파 : 감염된 동물과 접촉이나 감염된 육류제품의 섭취가 주 전파원이다.
- 증상 : 발열, 간 및 비장종대, 황달, 폐렴, 고환염 등이 나타난다.
- 예방대책 : 가축에 대한 예방접종을 하고 유제품의 살균 및 육류는 익혀 먹는다.

(마) 장출혈성 대장균 감염증

장출혈성 대장균 감염에 의해 출혈성 장염을 일으키는 질병으로 주로 출혈을 동반한 수양성 설사를 일으킨다.

- 원인균 : Enteromorrhagic escherichia coli이며 주요 원인균은 O157 : H7이며, 그 외에도 O17 : H18, O26 : H11, OH : H8 등이 있다.
- 전파 : 이 균에 오염된 햄버그 등 같은 고기를 섭취한 경우가 가장 큰 원인을 차지한다.
- 예방대책 : 물을 반드시 끓여서 섭취하고 육류제품은 충분히 익혀서 먹어야하며 야채류는 청결한 물로 잘 씻어서 먹는다.

(바) 조류인플루엔자 인체감염증(Avian Influenza : AI)

조류인플루엔자바이러스 감염에 의하여 급성 호흡기 감염병으로 발열, 기침, 근육통 등 전형적인 인플루엔자 유사 증상부터 안구감염, 폐렴, 급성호흡기부전 등 주증호흡기 질환까지 매우 다양하다. 가금인플루엔자는 조류인플루엔자 A형 바이러스(Avian influenzal virus type A : AIV type A) 감염에 의한 가금류의 감염병을 말한다. 감염시 임상증상은 감염된 바이러스의 독력, 숙주의 나이, 숙주의 2차 세균 감염 여부 및 숙주의 사양 환경조건 등에 따라 호흡기 증상, 설사, 벼슬 및 다리 청색증, 산란저하(심하면 산란정지), 폐사(심하면 100% 폐사) 유발 등 매우 다양한 임상소견이 관찰된다. 특히 가금인플루엔자 바이러스는 독력기준에 따라 고병원성 바이러스, 약병원성 바이러스 및 비병원성 바이러스로 분류할 수 있으며, 고병원성 가금인플루엔자(Highly pathogenic avian influenza : HPAI)는 국제수역사무국(OIE) List A 질병으로써, 국내에서는 제1종 가축전염병으로 분류하고 있다. HPAI가 발생한 경우에는 우리나라를 포함하여 전 세계적으로 감염계 전수를 살처분 하는 정책을 실시하고 있으며, 살처분 정책을 실시하지 않을 경우 발생국가는 3년간 양계산물을 해외로 수출할 수 없게 된다.

- 병원체 : AI 바이러스
- 병원소 : 조류
- 전파 : 조류인플루엔자바이러스에 감염된 가금류(닭, 오리, 칠면조 등)와의 접촉 또는 감염된 조류의 배설 · 분비물에 오염된 사물과의 접촉을 통해 발생하며, 매우 드물게 사람간의 전파가 발생한다. AI 바이러스는 일반 바이러스와 마찬가지로 비말, 공기, 물 등에 의하여 전파될 수 있지만, 가장 중요한 전파방법은 분변의 직접적 접

촉이다. 즉, 사람의 발, 사료차, 기구, 장비, 계란표면에 분변이 묻어 직접적으로 전파가 된다.

- 잠복기 : 일반적으로 잠복기는 3일에서 14일이나 국제수역사무국(OIE)에서는 안전기간을 포함하여 21일이다.
- 예방대책 : 예방접종을 실시하며, 손 씻기 등 개인위생 강화, 의료인의 경우는 개인보호구착용을 한다. 치료제로는 항바이러스제를 복용한다.
- 가금류에서의 주요 임상증상 : 고병원성 가금인플루엔자 바이러스가 감염되었을 경우에 특징적으로 75% 이상의 폐사를 나타내지만 야외 양계장에서는 다양한 폐사율을 보일 수 있다. 일반적으로 호흡기증상도 발견할 수 있지만, 뉴캐슬병, 기관지염, 마이코프라즈마병등과 특별히 구별하기 어렵다.

(사) 에볼라 바이러스(ebola virus/ebola hemorrhagic fever)

에볼라 바이러스는 급성 열성감염을 일으키는 바이러스이다. 에볼라 바이러스 감염에 의한 열성 질환은 갑작스러운 두통과 근육통, 발열이 발생한 후 전신 무력감과 허탈, 피부 발진, 저혈압, 그리고 흔히 전신성 출혈로 진행하는 것이 특징으로 사망률이 약 60%에 이르는 중증 감염병이다. 2014년 3월부터 서아프리카의 기니, 시에라리온, 라이베리아에서 에볼라 바이러스병이 확인되었다. 서아프리카의 에볼라바이러스는 2014년 12월 20일 현재 1만9031명이 발병, 사망자 수는 7,373명이라고 밝혔다(WHO).

- 원인 : 에볼라 바이러스(Ebolavirus)는 마버그 바이러스(Marburgvirus)와 함께 필로 바이러스과에 속하는 단일가닥 RNA바이러스이다. 에볼라 바이러스는 처음 발견된 장소에 따라 이름 붙여진 4개의 아종이 있다(Zaire, Sudan, Cote d'Ivoire, Reston). 에볼라 바이러스 출혈열 유행은 대개의 경우, 한 명의 초발 환자가 자연환경에서 숙주로부터 바이러스를 옮아온 뒤 친밀한 접촉에 의해 주위의 사람들에게 바이러스를 전파하여 발생한다.
- 증상 : 에볼라 바이러스에 감염되면, 약 8~10일(짧게는 2일, 최장 21일) 간의 잠복기 후, 갑자기 심한 두통, 발열, 근육통, 오심, 구토가 나타난다. 발열이 지속되면서 심한 설사가 발생하고, 대개는 기침을 동반한 가슴통증도 발생한다. 전신에 기운이 없어지고, 혈압과 의식이 떨어지게 된다. 발병하고 5~7일째에 대개 구진 같은 피부

발진이 나타나고, 이후에 피부가 벗겨진다.

- 진단 및 검사 : 혈액검사를 통해 진단하며, 의심환자의 혈액검체에서 역전사 중합효소연쇄반응(reverse transcriptase polymerase chain reaction, RT-PCR)검사로 에볼라바이러스의 RNA를 검출하여 진단한다.
- 치료 및 경과, 합병증 : 현재까지는 바이러스에 대한 특이치료가 존재하지 않고, 쇼크 및 혈량 저하, 출혈경향에 대한 보존적 치료 밖에 할 수 없다. 2014년 서아프리카 에볼라바이러스병에 대하여 ZMapp 등의 인간화 단일클론항체가 실험적으로 사용되었으며 2018년 1월 실제 치료 임상 실험 실시에 대한 승인을 받았다고 공시했다. 경과 및 합병증으로는 저혈압과 출혈에 의한 다발성 장기 손상이 발생하여 발병 후부터 7~14일경에 사망하는 경우가 많으며, 회복하는 경우에는 발병 10~12일 후부터 열이 내리고 증상이 호전될 수 있다.
- 예방방법 : 환자의 격리를 통하여 환자의 혈액 및 분비물이 타인에게 접촉되는 것을 막는 것이다. 따라서 유행지역의 의료기관은 에볼라 출혈열을 확진할 수 있는 검사체계 및 환자 발생 시에 환자를 격리할 수 있는 여건을 갖추어야 하며, 의료진의 감염을 예방할 수 있도록 장갑 및 가운, 안경 등의 장비를 구비하여야 한다. 생활가이드로는 에볼라바이러스병 유행지역에서는 박쥐, 설치류, 유인원 등과의 접촉을 피해야 하며, 에볼라바이러스병 환자 또는 의심환자와의 직접 접촉을 피해야 한다. 유행지에서는 손씻기 등의 기본적인 생활수칙을 지켜야 한다. 유행지를 다녀온 경우, 최장 3주(21일)까지 발열, 오한, 두통, 설사, 복통 등의 증상이 발생하지 않는지 경과관찰이 필요하다.

2) 우리나라의 신종감염병 관리 실태

지난 2003년부터 고병원성 조류인플루엔자(H5N1) 인체감염증 확진사례가 동남아시아지역을 중심으로 증가함에 따라 세계보건기구(WHO)는 신종인플루엔자의 대유행을 경고하며 각 국가별로 효과적인 대비 · 대응체계 마련을 권고하였다. 이에 우리나라에서는 2006년 신종인플루엔자 대유행 대비 · 대응계획을 처음 수립하였고, 2012년에는 2009년 신종인플루엔자 대유행 특성을 분석하여 기본계획 및 세부지침을 수정 · 보완하였다. 2015년에는 중동호흡기증후군(MERS) 대비 시 · 도 별로 대책 본부를 세웠다. 또한 국내 조류인플루엔자 발생 시 인체감염 예방관리를 위한 '중앙 AI인체감염 대책반'을 구성 · 운영하고 있으며, 매년 시 · 도 및 유관기관 담당자들을 대상으로 신종감염병 위기대응 합동교육 및 훈련을 실시하고 있다. 더불어 국가가 입원치료병상 및 지역별 거점병원을 운영하고 있으며, 전 인구 대비 일정 수준의 항바이러스제 비축량을 유지하는 등 국내 방역 인프라 향상을 위해 노력하고 있다.

3) 비감염성질환 및 암 예방관리 인프라 확충

비감염성질환 이란 감염성 질환에 반대되는 말로 일반적으로 만성질환으로 알려져 있다. 대표적인 주요 비감염성질환으로는 심혈관질환, 암, 만성호흡기질환, 당뇨병 등이 있다(WHO). 최근 우리나라의 질병 발생 양상은 감염성 질환에 의한 사망률이 감소되고 있는 반면 비감염성질환에 의한 사망률은 급격히 증가하고 있다. 이러한 추세는 인구구조의 노령화, 식생활 습관의 변화, 신체활동의 감소 등으로 인해 앞으로도 더욱 심화될 것으로 전망된다. 따라서 이들 질병으로 인한 사회 · 경제적 피해를 최소화하고 국민의 건강수명을 연장시키기 위하여 비감염성질환의 사전예방 및 관리 사업을 더욱 강화하는데 중점을 두고 있다. 세계보건기구(WHO)는 비감염성질환이 국가 경쟁력 약화와 관련이 있다고 판단하여 2000년 제53차 총회부터 비감염성질환 예방과 관리를 논의하기 시작했다.

7. 만성감염병

1) 만성감염병의 개념

세균학 및 면역학의 발달 등으로 감염병의 관리가 효과적으로 이루어져 급격한 감소를 가져왔다. 감염병 중 급성감염병은 일부 저개발국가를 제외하고는 점점 감소하고 있으나 만성감염병은 이전보다 감소하고는 있지만 새로운 질환의 발견과 더불어 어느 면에서는 증가하는 경향을 보이고 있다. 만성감염병의 특징은 발생률은 낮고 유병율이 높은 역학적 특성을 가지고 있다. 만성감염병의 종류에는 결핵, 한센병, 성병, 후천성면역결핍증, 간염 등이 있다.

(1) 결핵(Tuberculosis)

결핵은 결핵균의 침입에 의해 발생하는 질환이다. 결핵은 호흡기 분비물에 의해 옮겨지는 감염성 질환으로서 환자와 접촉하는 가족 중에 많이 발생하게 된다. 누구든지 결핵에 걸릴 가능성이 있으나 결핵균이 침입하더라도 모두 다 발병하여 환자가 되는 것은 아니며 침입 후 체내의 저항력이 약해지면 발병할 확률이 높아진다. 결핵은 폐와 신장, 신경, 뼈 등 우리 몸 속 거의 대부분의 조직이나 장기에서 병을 일으킬 수 있지만 그 중에서도 결핵균이 폐조직에 감염을 일으키는 '폐결핵'이 대부분을 차지하기 때문에 일반적으로 사용되는 '결핵'이라는 말은 '폐결핵'을 가리키는 말로 사용되기도 한다.

① 병원체 : Mycobacterium tuberculosis

② 병원소 : 사람, 소

③ 원인 : 결핵균은 주로 사람에서 사람으로 공기를 통하여 전파되며, 즉 감염성이 있는 결핵 환자가 말을 하거나 기침 또는 재채기를 할 때 결핵균이 포함된 미세한 분비물 방울이 공기 중에 떠다니다가 주위에 있는 사람들이 숨을 들이쉴 때 공기와 함께 폐 속으로 들어가 증식을 함으로써 감염이 이루어지게 된다.

④ 증상 : 결핵균은 매우 천천히 증식하면서 우리 몸의 영양분을 소모시키고, 조직과 장기를 파괴한다. 그렇기 때문에 결핵을 앓고 있는 환자의 상당수는 기운이 없고 입맛이 없어지며 체중이 감소하는 증상이 나타나기도 하며. 무력감이나 쉽게 피로를 느끼고 기운이 없거나 식욕이 떨어지는 것도 일반적인 증상이다. 또한 체중이 감소하고 미열이 있거나 잠잘 때 식은땀을 흘리기도 한다. 가장 흔한 폐결핵의 경우 70~80% 정도가 기침과 객담의 증상을 가지고 있다. 이러한 증상들은 대부분의 상기도 감염과 같은 호흡기 질환에서도 나타나기 때문에 반드시 폐결핵 환자에서만 볼 수 있는 특이한 증상은 아니다. 따라서 결핵으로 인한 증상이 환자자신이나 의사들에 의해서 심각하게 받아들여지지 않고 흡연이나 만성폐쇄성 폐질환 또는 다른 폐질환의 증상 등으로 취급되어 발견되기가 어려운 문제가 있다.

⑤ 진단 : 결핵의 진단은 흉부 엑스선 검사와 객담도말검사나 객담배양검사 등을 통해 객담에서 결핵균을 검출하는 것이 중요하다. 밤새 기관지 내에 고인 아침 첫 가래에 결핵균이 많이 모여 있으므로 아침에 일어나자마자 깊은 기침을 해서 폐 속

깊숙이 있는 가래를 뱉어 모으는 것이 가장 좋으며 보통 3일 동안 매일 한번 아침 객담을 모아서 검사를 하게 된다.

⑥ 치료 : 치료방법은 크게 약물치료와 외과적 치료가 있으며 약물치료는 항결핵제를 사용한다. 항결핵제는 개별약제에 대한 내성이 생기는 것을 방지하기 위하여 여러 가지 약제를 동시에 사용하는 병합화학요법을 채택하는 것을 원칙으로 하고 있다. 결핵이 완치되기 위해서는 첫째로 약제의 처방이 적절해야 하고, 둘째 규칙적인 복용, 셋째 충분한 용량, 그리고 넷째로 일정기간 동안 투약이 이루어져야 한다. 이 네가지 원칙이 반드시 지켜져야만 완치가 가능하며 이중 한가지라도 지키지 않으면 치료에 실패할 가능성이 높아진다. 현재 결핵치료에 사용하는 항결핵제는 9~10종 정도가 있는데, 이 중 치료효과가 좋고 부작용이 적어 우선적으로 사용하는 항결핵제를 '2차 약'이라고 하며, 그보다 효능은 떨어지면서 부작용은 더 심해서 꼭 필요한 경우에만 사용하는 항결핵제를 '1차 약'이라고 한다. 화학요법에서 문제가 되는 것은 부작용과 약제내성균의 출현인데, 부작용으로는 스트렙토마이신과 카나마이신에 의한 청력장애와 평형감각장애, 에티오나미드에 의한 위장장애, 사이크로세린에 의한 경련, 정신이상, 피라지나마이드에 의한 간장이나 관절통, 에탐부톨에 의한 시력장애나 말초신경염 등이 있다.

(2) 한센병(Hansen, Leprosy : 나병)

한센병은 과거에는 나병이라고 불리었으며 나병균에 감염되어 발생한 질한을 말한다. 결핵은 6세기에 처음 발견되었으나 현재는 전 세계적으로 24개국을 제외한 나머지 지역에서 연간 1만 명당 1건 미만으로 발생하는 드문 질환으로 우리나라에서도 비록 제3군 법정감염병으로 지정되었지만 격리가 필요한 질환이 아니며, 성적인 접촉이나 임신을 통해서도 감염되지 않는다. 나병균이 피부, 또한 결핵은 말초신경계, 상기도의 점막을 침범하여 조직을 변형시키게 된다

① 병원체 : Mycobacterium leprate

② 원인 : 나병균이 원인이지만 정확한 감염 경로는 아직 밝혀지지 않고 있으며. 다만 가족 내의 장기간의 긴밀한 접촉으로 인해 전파되는데 상기도나 상처가 있는 피부를 통해 나병균이 침입하는 것으로 추측하고 있으며 1세 이하 환아는 태반을 통하

여 모체로부터 감염되었을 것으로 생각된다.

③ 증상 : 한센병은 다양한 잠복기간을 가지고 있으며 피부에 나타나는 병적인 변화의 종류에 따라 크게 나종나병과 결핵나병의 두 가지 형태로 나누어진다. 나종나병의 잠복기는 결핵나병의 잠복기의 두 배 정도로 길고 나병균이 코 점막에 침범하면 딱지가 생기며 코막힘, 출혈 등을 일으키고, 피부에 침범하면 전신에 양쪽 대칭적으로 발진이 넓게 나타난다. 또, 눈에 침범하면 홍채염이나 각막염을 일으킨다. 결핵 나병의 경우에는 한 개 이상의 경계가 뚜렷한 피부염이 신체에 비대칭적으로 퍼져 나타나고 증상이 나타난 피부 부위는 무감각 또는 과다 감각 상태가 되는데 특히 말초신경으로의 나병균 침범이 심한 특징을 보인다.

④ 진단 : 피부에 나타나는 변화를 확인하고 말초신경이 침범되었을 때 나타나는 증상인 과다 감각, 감각소실, 마비, 근육 위축 여부의 검진, 양측 말초 신경의 비대나 압통 여부의 촉진 등을 통해 진단한다. 피부에 병적인 변화가 나타나는 부분을 조직 검사하여 원인균을 확인하면 나병을 확실히 진단할 수 있다.

⑤ 치료 : 나병의 치료에는 여러 종류의 항생제를 함께 쓰는 병합 요법이 사용된다.

(3) 간염(Hepatitis)

바이러스성 간염(viral hepatitis)의 종류에는 A형, B형, C형이 있다. 이 중 A형은 주로 유행성 간염을 일으키고 대부분이 쉽게 회복되는 반면, B형과 C형은 치료가 잘 안되고 만성으로의 이환율이 높아 말기에 간경변이나 간암으로 되기 때문에 치사율이 매우 높다. A형은 제1군 감염병, B형은 제2군 감염병이며 선진국에 비해 월등히 높고, C형은 제3군 감염병으로 분류하고 있다.

(가) A형 간염(Hepatitis A)

간염 바이러스의 한 종류인 A형 간염 바이러스(hepatitis A virus. HAV) 감염에 의해 발생하는 급성 간염의 한 종류로서 오심, 구토, 전신 쇠약감, 황달 등의 간염증상과 간기능 검사 이상을 보이는 경우를 말한다.

① 병원체 : A형간염 virus

② 원인 : A형 간염은 분변-경구 감염(fecal-oral transmission)이 주된 감염 경로이다. 대변을 통해 배출된 A형 간염 바이러스는 실온에서도 몇 개월 이상 생존이 가능하므로 오염된 물과 음식을 통해 주로 전파된다.

③ 증상 : A형 간염 바이러스가 몸에 들어오면 평균 4주(15~50일) 가량의 잠복기를 거친 이후 임상 증상이 나타나게 된다. 이러한 임상 증상은 주로 비특이적인 증상으로서 감기몸살처럼 열이 나거나 식욕이 감소하고, 구역질과 구토, 전신적인 쇠약감, 복통과 설사를 한다. 성인에서는 그 며칠 후에 황달이 생겨서 눈이 노래지고 소변 색깔이 진해질 수 있다. 어린이가 감염된 경우는 거의 증상이 없으며 연령이 높을수록 증상이 심해진다.

④ 진단 : 증상이나 진찰만으로는 급성간염을 의심하게 되고, 혈액검사를 통해 그 원인이 A형 간염임을 알게 됩니다. A형 간염바이러스가 몸 안에 들어오게 되면 수일~수주 후에 면역반응에 의해 Ig M형태의 A형 간염 바이러스 항체(Ig M anti-HAV)가 발생하게 되는데, 이 검사가 양성이면 급성 A형 간염으로 진단하게 된다. 이 항체는 급성 간염 시기에 증가 되었다가 3~4개월 동안 혈액 내에 존재한 후 사라진다. 진단에 있어서 매우 정확한 검사여서 실제로 급성 A형 간염의 진단에 유용하게 이용되고 있다. 그러나 감염 초기에는 음성으로 나올 수 있어서 임상적으로 의심이 되는 환자에서는 시간 간격을 두고 재검하거나 바이러스 유전자를 직접 검출하는 검사를 하기도 한다.

⑤ 치료 : 대부분의 급성 A형 간염은 자연적으로 잘 회복되므로, 특이적 치료는 없으며 충분한 영양공급과 휴식이 중요하다. 술과 각종 약제나 소위 건강식품은 절대적으로 삼가야하여야 한다. 반드시 절대 안정을 취해야 할 필요는 없으나 심한 운동이나 장기간의 육체활동은 피하는 것이 좋으며, 합병증이 발생한 경우에는 장기간 치료가 필요할 수 있다.

⑥ 주의사항 : A형 간염은 대변으로부터 오염된 바이러스가 손을 통해 입으로 감염되는 질환이기 때문에 개인위생 관리가 가장 중요하다. 일반적으로 A형 간염 바이러스는 85도 이상에서 1분만 끓여도 사라지기 때문에 끓인 물을 마시거나 충분히 익힌 음식을 먹는 것으로도 예방이 가능하다.

(나) B형 간염(Hepatitis B)

B형 간염 바이러스(hepatitis B virus, HBV)에 6개월 이상 동안 감염된 상태로 이로 인하여 간에 만성 염증괴사가 발생하는 질환이다. 특히 우리나라의 30세 이상 남성인구를 대상으로 한 코호트연구 결과에 따르면, 급성 B형간염의 발생률은 남성인구 10만 명당 17명, 만성 B형간염의 발생률은 10만 명당 16명으로 세계적으로 발생률이 높은 편이다.

① 병원체 : B형 간염virus, 간세포 내에서 증식하는 DNA형 바이러스로 HB바이러스

② 원인 : B형 간염 바이러스는 주로 간과 혈액 속에 많이 있기 때문에 주로 혈액을 통해 감염이 된다. 즉, 오염된 면도날, 주사바늘, 침, 칫솔 등을 함께 사용하는 경우 감염될 수 있다. 그러나, 체액이나 분비물에도 소량의 바이러스가 나올 수 있기 때문에 성관계 등을 통해 감염될 수도 있다. 우리나라에서는 과거에 아기가 태어날 때 B형 간염이 있는 어머니로부터 수직감염이 되는 모자감염이 가장 중요한 전염경로였다.

③ 증상 : 대부분은 무증상이며, 일부에서 간염이 악화되는 시기에 식욕이 없어지고 메스꺼움과 구토, 발열, 관절통 등이 나타날 수도 있다. 심한 경우 눈의 흰자위가 노래지는 황달과 함께 짙은 소변, 몸의 가려움증이 동반될 수 있으며, 복부의 오른쪽 윗부분에 통증을 느끼기도 하고 피곤함을 자주 느끼게 된다.

④ 진단 : 혈액검사에서 B형 간염 표면항원(HBsAg)이 6개월 이상 양성으로 나오면 진단할 수 있다. e항원 양성 간염과 e항원 음성 간염으로 나눌 수 있으며 간기능 수치는 지속적 혹은 간헐적으로 상승할 수 있다.

⑤ 경과/합병증 : 만성 B형 간염에서 간경변증으로 진행하는 경우는 매년 2~10% 정도로 알려져 있으며 간암은 견병변증이 없는 경우 매년 1% 미만, 간경변증이 있는 경우는 매년 2~3%에서 발생한다. 따라서 만성 B형 간염 환자는 정기적인 검사와 치료를 받아야 한다.

⑥ 치료 : 급성 B형 간염은 95% 이상에서 보전적인 치료로 호전되므로 안정을 취하고 단백질이 풍부한 식사를 하며 금주를 하도록 한다. 만성 B형 간염은 환자마다, 시기마다 그 활성도가 변화하므로, e항원 상태, AST/ALT 수치, HBV DNA 수

치 및 간조직검사를 주기적으로 체크하여 꼭 필요한 경우에는 경구 항바이러스제 또는 페그인터페론 주사제로 치료하는 것이 좋다. 최근에는 바이러스 증식 억제 효과가 매우 좋고 장기간 사용하여도 내성이 거의 생기지 않는 약제들이 개발되어 있다.

⑦ 주의사항 : B형 간염을 예방하기 위해서는 백신 접종을 해야 하며 백신을 투여 받은 후 체내에 항체가 생겼는지 확인한다. 항체를 보유하고 있지 않은 사람이 B형 간염 환자의 혈액에 오염된 주사바늘에 찔렸거나 B형 간염 바이러스에 노출된 경우 24시간 내에 면역글로불린(HBIG)의 주사와 함께 백신 접종을 시작해야 한다. B형 간염 산모에게서 태어난 신생아의 주산기 감염을 예방하기 위해서는 출생 즉시 면역글로불린의 주사와 함께 백신 접종을 시작해야 한다.

(다) C형 간염(Chronic Hepatitis C)

6개월 이상 동안 C형 간염 바이러스(Hepatitis C Virus, HCV)에 감염되어 HCV RNA 검사에서 양성소견을 보이면서 만성적으로 간에 염증이 생기는 질환이다.

① 병원체 : C형 간염 virus

② 원인 : 혈액을 통한 감염이 가장 많아서 오염된 침, 바늘, 면도기 등을 통하거나 문신, 귀뚫기 등의 침습적인 행위를 통해 감염되는 경우가 많다. 과거에는 수혈을 통해 감염되는 경우도 많았으나, 1992년 우리나라에서 모든 헌혈 혈액에 대해 C형 간염 감시검사를 시행한 이후 수혈 감염은 매우 드물다. 또한 확률은 매우 낮지만 감염된 산모를 통해 신생아에게 수직감염될 수도 있다.

③ 증상 : 대부분 무증상으로서 건강검진 등에서 우연히 확인하는 경우가 많다. 일부에서 피로감, 소화불량, 상복부 불편감, 황달 등이 나타날 수 있다.

④ 진단 : 대부분의 경우 증상이 없기 때문에 검사를 하지 않으면 알 수 없다. 진단을 위해 간기능검사와 간염 바이러스의 상태에 대한 혈액검사를 시행한다. 만성 C형 간염의 경우 Anti-HCV와 HCV RNA가 모두 양성으로 나온다. Anti-HCV만 양성인 경우는 과거에 감염되었다가 현재 호전된 상태이며 HCV RNA만 양성인 경우는 대개 급성 C형 간염의 초기상태이거나 만성 C형 간염 환자 중에 면역저하 환자나 장기이식환자 및 혈액투석환자에서 나타난다. 필요한 경우 간 조직검사를

시행하여 간질환의 정도를 파악할 수 있다. 간기능 검사의 이상 정도와 조직 내 염증의 정도가 반드시 비례하지는 않기 때문에 만성 C형 간염 환자는 3~6개월에 한 번씩 혈액 검사와 함께 초음파나 CT를 시행하여 간 상태와 복부 장기의 상태를 관찰한다.

⑤ 경과/합병증 : 만성 C형 간염의 임상경과는 매우 다양하다. 약 30%의 환자들은 간경변증으로 진행할 수 있으며, 간경변증이 발생하면 간암으로 진행할 수 있다. 따라서, 적극적인 치료 및 정기적인 관리를 받아야 한다.

⑥ 치료 : 현재 만성 C형간염의 표준치료는 주사제인 페그인터페론과 경구약인 리바비린의 병합요법이다. 페그인터페론은 매주 한 번 근육주사를 하고 리바비린은 매일 경구복용하게 된다. 간염 바이러스의 유전형에 따라 24주 또는 48주간 치료를 시행하게 되는데, 한국인은 서양인보다 치료 효과가 훨씬 좋은 것으로 알려져 있다. 치료를 완료한 환자들의 약 70~90%에서는 바이러스가 완전히 제거되어 완치될 수 있다. 따라서 전문의와 상담하여 필요한 경우 적극적인 치료가 권장된다.

(4) 후천성면역결핍증(Acquired immunodeficiency syndrome)

에이즈(후천성면역결핍증)는 신종 아급성감염병으로 제3군 감염병이며, 혈액과 체액에 의해 전파되는 감염성 질환으로 HIV(인간 면역결핍 바이러스)는 이 병을 일으키는 원인 바이러스이다. HIV에 감염되면 우리 몸에 있는 면역세포들이 이 바이러스에 의해 파괴되어 면역력이 떨어지게 되고 각종 감염성 질환과 종양이 발생하여 사망에 이르게 된다. 에이즈는 HIV로 인해 인체의 면역력이 상당히 저하되어 이러한 감염증과 종양이 나타나기 시작하는 상태를 말한다.

국내 인체면역결핍바이러스(HIV) 감염 내국인 현황을 보면 2016년 한 해 1,199명이 신규로 신고 되었으며, 누적 HIV 감염 내국인은 11,439명이다.

① 병원체 : HIV(human immunodeficient virus)

② 병원소 : 환자

③ 원인 : 에이즈를 일으키는 HIV의 주된 전파경로는 성접촉, 오염된 주사기의 공동사용, 혈액이나 혈액제제의 투여 및 수직감염이다. 병원에서 전파경로는 HIV에 오염된 혈액이나 일부 체액에 노출되는 경우로서 의료인이 노출되는 경우가 많다.

가장 빈번한 원인은 주사바늘 찔림, 자상 등으로 감염의 위험성은 약 0.3%가 된다. 우리나라에서의 주된 전파경로는 성 접촉으로 인하여 발생된다.

④ 증상 : 일반적으로 HIV에 감염된 초기에는 감기증상과 같은 짧은 급성 HIV 증상을 보인 후 오랜 기간의 무증상 잠복기에 들어가게 되는데, 이 기간 동안 별다른 증상은 나타나지 않지만 HIV 바이러스는 급속히 증가하게 되면서 면역기능을 감소시킨다. 인체의 면역파괴가 점차 심해져 한계점에 도달하게 되면 이로 인한 여러 합병증들이 생기고 이 상태를 에이즈라고 부른다. 병이 진전됨에 따라 각종 기회감염, 악성종양, 신경계통의 합병증까지 매우 다양하게 나타나게 되고, 이러한 말기 증상들이 주된 사망원인이 된다.

⑤ 진단 : 체내에서는 HIV의 침입에 대해 항체가 만들어지나 이 항체들은 바이러스에 영향을 주지는 않는다. 이 항체는 혈액 검사로 검출해 낼 수 있으며 이 항체들이 발견된다면, 그 사람은 HIV 에 감염된 것으로 볼 수 있다. 그러나 이 항체의 존재가 반드시 그 사람이 AIDS로 발병할 것임을 의미한다고 보기는 어렵다. 혈액검사에서 양성이 나오면 감염을 확실히 판단하기 위해 다시 확진 검사를 하는데 우리나라에서는 질병관리본부에서 이를 시행하고 있다.

⑥ 치료 : 항 HIV 약제를 3가지 이상 동시에 투여하는 강력한 항레트로바이러스 치료법(Highly active antiretroviral treatment, HAART)이 도입된 1990년대 이후로 HIV 환자의 예후가 급격히 개선되었다. HAART 치료를 시작하면 4~8주 후에는 HIV가 환자의 혈액에서 검출되지 않는 수준까지 억제되고, CD4 림프구는 점차 증가하게 된다. 그 결과 환자는 면역능을 회복하여, 기회감염증을 예방할 수 있다. 그러나 HIV가 1년 이상 검출되지 않는 환자들도 항 HIV 치료를 중단하면 2~4주 이내에 바이러스가 다시 증식하므로 한번 치료를 시작하면 도중에 약제를 중단할 수 없는 한계가 있다. 장기간 항 HIV 치료를 해야 하기 때문에 지질대사 이상, 혈당의 상승, 지방 분포이상 증후군, 간독성, 골 대사이상 등의 약물 부작용이 있을 수 있다는 점과 장기간 약물복용의 순응도를 유지하기 어려운 점 또한 문제가 된다. 따라서 환자의 순응도를 높이기 위해 지속적인 환자교육과 모니터링이 필요하다.

표 6-9 HIV 감염 내국인 신고 현황

(단위 : 명)

국내 인체면역결핍바이러스(HIV) 감염 내국인 현황을 보면 2017년 한 해 동안 총 1,009명이 새로 신고 되어, 2016년 대비 53명(5.0%) 감소하였다.

구분	2008	2009	2010	2011	2012	2013	2014	2015	2016	2017
감염인	797	768	773	888	868	1,013	1,081	1,018	1,060	1,008

출처 : 질병관리본부(2018). 「2016 HIV/AIDS 신고현황 연보」

(5) 성병(Veneral disease)

성병이라고 하는 것은 세균성인 매독, 임질, 연성하감 등이 있으나 임질과 매독이 대표적인 성병이다. 바이러스성인 성병은 AIDS, 음부포진 등이 있고, 곰팡이류는 캔디다 질염이 있으며, 원충성인 것은 질트리코모나스증, 아메바성 요도염 등이 있다. 성병은 치료를 확실하게 할 수 있어 예방이나 관리가 가능하고 사회질병이라고 할 수 있다. 환자의 조기색출을 위한 정기검진, 환자의 격리, 위생업소 근무자의 보건교육 등이 필요하며, 윤락여성을 중심으로 철저한 관리가 요망되고 예방대책은 분별력 있는 성행위이다.

가) 매독(Syphilis)

매독은 중추신경계, 심장혈관계 및 기타 장기나 조직 등에 침입하여 심한 병변을 일으키는데 여성의 경우는 유산, 사산의 원인이 되고 태아에게도 심한 병변을 준다. 그리고 만약 매독 치료를 적절하게 받았다면 몸 속에 매독균은 모두 없어지고, 항체만 남아 있는 경우가 있으므로 혈액검사 양성은 임상적으로 큰 의미가 없는 경우가 많다. 그러나 매독 치료가 불충분하였다면 잠복매독일 수도 있다. 잠복매독의 경우 균이 완전히 없어지지 않고 잠복 상태로 남아 있는 경우이므로 신경매독으로의 진행을 막기 위해서 추가 치료가 필요할 수도 있다.

① 병원체 : Spirochaeta pallida

② 원인 : 매독은 트레포네마 팔리듐균(Treponema pallidum)에 의한 감염성 질환으로 감염은 주로 성 접촉에 의해 전파된다. 먼저 트레포네마 팔리듐균이 성기를 통해 전파되면 성기 주위에 통증이 없는 궤양이 생기게 되고 이를 1차 매독이라고 한다. 1차 매독은 치료하지 않아도 호전되지만 혈액을 타고 전신으로 파급되

면 발진 등의 2차 매독이 생기게 된다. 2차 매독 또한 치료하지 않아도 호전되며 3차 매독으로 진행하거나 잠복매독 상태에서 수년 또는 수십년 간 증상 없이 지내다가 3차 매독의 형태인 동맥염 또는 뇌신경매독이 생기게 된다.

③ 증상 : 잠복매독의 경우 증상이 없으므로 건강검진 등의 혈액검사를 통해 우연히 발견되는 경우가 많다. 콘돔 등을 사용하지 않은 보호받지 못한 성관계(unprotected sex) 등의 적절한 과거력이 있었고, 매독 검사 결과 양성 판정을 받았을 때는 임상적으로 의심할 수 있다.

④ 진단 : 매독의 선별검사인 혈액검사(VDRL검사나 RPR)를 통해 양성판정을 받은 경우 매독균에 대한 특이검사(FTA-ABS검사나 TPHA)를 통해 확진한다. 무증상 신경매독을 확인하기 위해 뇌척수액 검사를 시행하기도 한다.

⑤ 치료 : 치료만 잘 받으면 완치가 가능하다. 잠복매독의 경우 증상은 없더라도 3차 매독으로 진행되는 것을 막기 위해서 치료를 하는 것이 좋다. 의사가 어느 단계인지를 먼저 파악하고, 그 단계에 맞는 페니실린 근육주사를 맞는다. 매독은 1기, 2기, 그리고 초기 잠복의 경우 페니실린 근육주사를 한 번 맞는 것으로 치료할 수 있다. 후기 잠복매독인 경우 중추신경계 침범이 없다면 일주일에 한 번씩 페니실린을 주사하는 치료법을 3주 동안 시행한다. 신경매독의 경우에는 수용성 페니실린을 정맥으로 주사하는 치료법을 10~14일간 시행한다.

나) 임질(임균감염증)(Gonorrhea)

임질균(Neisseria gonorrhea)에 감염된 성병을 말하며, 자궁경부, 질, 요도에 염증을 일으키며, 남성에게는 전립선염, 고환-부고환염을 일으키고, 여성에게는 골반내 염증을 일으킨다. 또한 임질균에 감염된 임산부는 출산 시 아기에게 임질성 안염을 일으킬 수 있다.

① 병원체 : Neisseria gonorrhea

② 원인 : 임질은 임질균에 감염된 환자와 성적 접촉을 통해서 감염된다.

③ 증상 : 대부분 감염 후 약 2일에서 5일 사이의 잠복기를 거쳐 증상이 발생한다. 그러나 다음 날 증상이 생기는 수도 있고 30일 후에야 증상이 생기는 경우도 있다. 또한 요도에 불쾌감을 느끼고 소변을 보면 불이 난 것처럼 아프고, 소변이 자주 마

렵고 급하며, 요도 끝이 빨갛게 부어오르기도 하며 요도 끝에서 누런 고름이 나온다. 하지만 남성의 10~15%에서는 아무런 증상이 없는 경우도 있다. 여성 환자는 남성과는 달리 대부분 아무런 증상이 없다. 여성에서 증상이 생기면 감염 후 대개 10일 내에 발생한다. 여성에서는 남성에서와 같은 증상들 외에 질 분비물이 나온다. 하지만 문제는 증상이 없어도 균을 가지고 있어 성 상대자에게 임균을 옮길 수 있으며 환자 본인도 병이 진행되어 합병증이 나타날 수 있다. 때로는 피부에 발진이 나타날 수 있으며 임질에 감염된 여성에서 자연 분만으로 태어난 아이에서 결막염이 발생할 수도 있다.

④ 진단 : 임질은 문진과 이학적 검사로 90% 이상에서 진단이 가능하다. 하지만 임질은 증상이 없어도 감염될 수 있기 때문에 부적절한 상대와 성교를 하였다면 아무런 증상이 없더라도 임질에 대한 검사를 시행하는 것이 좋다. 검사는 소변 검사를 하거나 감염된 부위에서 분비물을 채취하여 검사하게 되며, 그람염색, 균 배양검사, 소변 PCR검사 등으로 임질균을 확인할 수 있다.

⑤ 치료 : 임질은 대부분의 경우 항생제로 치료할 수 있다. 임질의 치료는 성 상대자를 함께 치료해야 하는데, 이는 임질에 감염된 사람은 처음 보균자와 접촉한 시점부터 치료가 완전히 끝날 때까지 다른 사람에게 전염시킬 가능성이 있다고 간주하기 때문이다. 즉, 남자 임질 환자의 여성 배우자를 증상 여부나 검사 결과에 관계없이 치료에 포함시켜야 한다. 임질의 경우 비임균에 의한 복합 감염이 30% 정도이므로 치료는 임균, 비임균성 요도염을 같이 치료한다.

8. 비감염성질환

1) 비감염성질환

질병이란 몸의 일부 또는 전체가 계속적으로 장애를 일으켜서 정상적인 기능을 할 수 없는 상태를 뜻하며, 병원체의 침입여부에 따라 질환은 크게 감염성질환과 비감염성질환으로 구분된다. 감염성질환(Infection Disease)은 비인두염(감기), 결핵, 홍역 등으로 타인에게 전염될 수 있는 것으로 바이러스, 세균, 곰팡이, 기생충 등과 같이 병원체가 체내에 침입하면 발생한다. 반면 비감염성질환(Noninfection Disease)은 병원체 없이 일어날 수 있는 것들을 말하며, 고혈압, 당뇨병, 암, 만성호흡기질환, 심장질환, 혈관질환, 아토피 등의 피부질환 등이 포함되며, 일반적으로 발현기간(잠복기)이 긴 특징을 가지고 있다. 이러한 질환들은 생활습관, 유전,환경 등의 요인들이 복합적으로 작용하여 발생한다. 즉, 암과 같은 비감염성질환의 경우 세포내 유전자 변이가 발병원인으로 알려져 있지만 바이러스, 방사선, 약물 등도 암의 원인이 될 수 있다. 또한 비감염성질환은 대부분 생활습관과 환경, 유전과 흡연이나 식습관, 운동부족 등의 위험요인에 의해 발생하고 악화되고 있지만, 명확하게 원인이 밝혀지지 않은 경우도 많다.

2) 개요

우리나라의 경제 발전, 주거 환경과 영양 상태의 개선, 치료 방법의 발전 등으로 질병 발생이나 감염성질환에 의한 사망률은 감소한 반면, 비감염성질환에 의한 사망률은 꾸준히 증가하고 있다. 2018년 사망원인통계(통계청)를 살펴보면 심장질환, 뇌혈관질환, 당뇨병, 고혈압성질환으로 인한 사망이 전체 사망자 수의 24.0%를 차지하고 있다.

비감염성질환은 높은 사망률과 질병 부담으로 비감염성질환의 관리가 모든 국가의 핵심 주제가 되고 있으며, 비감염성질환의 발생 및 유병은 인구 구조의 노령화, 식생활 습관의 변화 등으로 더욱 심화될 것이다. 따라서 보건복지부는 이들 질병으로 인한 사회、경제적 피해를 최소화하고 국민의 건강 수명을 연장시키기 위해 비감염성질환의 사전 예방 및 관리 사업을 강화하는 데 중점을 두고 있다.

3) 비감염성질환의 특성

비감염성질환(Non-communicable Disease : NCD)은 감염성질환에 반대되는 말로 일반적으로 만성질환으로 알려져 있다. 비감염성질환은 유병기간이 길고, 질환의 진행이 대체로 느린 특징이 있다. 주요 4대 비감염성질환으로는 심혈관질환, 암, 만성호흡기질환, 당뇨병이다(WHO). 따라서 현대 사회에서 감염성질환이 전반적으로 감소하고 있는 데 비하여 비감염성질환이 지속적으로 증가하는 이유는 ①평균 수명의 증가 ②생활양식의 변화 ③산업 기술의 발달로 건강에 대한 위해 요소의 증가 ④진단 기술의 발전 등이다.

그리고 비감염성질환의 증가는 인구의 고령화, 도시 중심 생활환경으로 공해에 대한 노출 증가, 가공식품 위주의 식생활, 만성적인 스트레스와 운동 부족과 같은 개인의 생활 습관 등에 그 원인이 있다.

또한 비감염성 질환의 원인은 매우 복합적인 양상을 나타내며, 식생활 같은 환경적인 요인과 인슐린 대사의 효율성에 대한 생물학적 요인이 서로 관련되어 발생하는 당뇨병을 예로 들 수 있다. 그리고 장기간의 잠복기가 있으며, 발병하기 전의 신체적 요인과 환경적 요인이 서로 접촉하고 반응하는 기간이 길며, 간접흡연에 의한 폐암 발생이 그 예이다.

4) 비감염성질환

고혈압, 당뇨병, 암, 심장질환, 뇌혈관질환(뇌졸중, 뇌경색 등), 만성호흡기질환 등이 있으며 제 14장에 질환의 정의와 증상 및 진단과 치료 · 예방법이 있다.

(1) 비감염성 질환 예방

① 1차 예방 : 원인이 되는 요소들을 찾아내어 미리 제거해 질병을 사전에 방지하는 적극적인 예방을 말한다. 환경적인 요인과 내재적인 요인이 있으며, 환경적요인은 거대환경과 미세환경으로 나뉘는데 거대환경은 인구 전체나 집단 전체가 영향을 받는 환경요소들을 말하고 미세환경은 개인의 환경조건 등을 말한다. 내재적 요인은 유전적인 요소나 내분비물의 불균형이 생기는 질환들로 가장 예방하기가 쉽지 않다.

② 2차 예방 : 질병을 일찍 발견하여 치료, 그 질병을 완전히 치유하거나 경과를 늦추거나 또는 질병에 의한 사망, 불구를 가능한 적게하는 것으로. 조기진단이 중요하다.

5) 정부의 사업 추진

일차의료 만성질환관리 시범사업은 한국건강증진개발원을 중심으로 고혈압 및 당뇨병 발병 초기부터 동네의원 중심의 지속적이고 포괄적인 관리체계를 구축해 고혈압 및 당뇨병 환자들의 건강수명 연장과 국민 의료비 적정화에 기여하기 위해 마련된 사업이다. 정부에서는 만성질환자 대상자를 기존 고혈압, 당뇨 대상자만이 아니라 만성폐쇄성폐질환이나 천식, 알레르기, 피부질환, 관절질환 대상자 등으로 폭을 넓혀 사업 확대를 추진하고 있다. 2019년 1월 본격적으로 일차의료 만성질환관리 서비스를 개시하였으며,

사업대상은 일차의료기관 의사 및 케어 코디네이터(간호사, 영양사), 지역의사회로, 동네의원 중심의 고혈압、당뇨병 프로토콜 개발、적용, 케어코디네이터 모델 개발 및 적용, 서비스 제공인력의 역량강화 등이 주요 사업이다. 아울러 환자용 고혈압 및 당뇨병 교육 · 상담 콘텐츠 개발, 지역사회 거버넌스 구축을 위한 보건소 역할 정립 및 사업개발, 일차의료 만성질환관리 추진위원회 및 실행위원회 운영 등을 통해 정식사업까지 기반을 마련 중이다.

제7장

만성질환(생활습관병) 관리

[학습목표]

1 / 만성질환의 종류에 대하여 설명할 수 있다.
2 / 만성질환의 증상과 예방에 대하여 알 수 있다.

1. 고혈압증(hypertension)

1) 정의

혈압(blood pressure)이란 순환기계 내 순환혈액이 미치는 측정압력을 말하는 것이며, 말초혈관으로 갈수록 혈압이 낮아지므로 혈압이란 상완동맥의 혈압을 기준으로 측정한다. 심장은 수축과 이완을 되풀이하므로 심장이 수축할 때 혈압은 최고로 되고, 이완기에는 최저로 되는데, 전자를 최고혈압 또는 수축기혈압이라 하고 후자를 최저혈압 또는 이완기(확장기)혈압이라 한다.

고혈압은 혈압이 올라가서 내려가지 않고 높은 상태가 계속되는 것이다. 혈압은 원래 건강한 사람에 있어서도 혈압을 잴 때의 자세, 측정시간 및 계절, 운동, 정서 등 여러 가지요인에 따라서 상당히 변동이 있을 수 있지만 고혈압이라고 하면 항상 높은 상태가 유지될때를 말한다. 고혈압은 뚜렷한 증상이 없으므로 무언(無言)의 살인자라고 표현하기도 한다. 고혈압의 증상은 뒷머리가 뻐근한 두통, 어지러움증, 코피, 피로 등이 나타날 수도 있으나 대부분의 고혈압 환자는 혈압이 높더라도 아무런 증상 없이 지내다가 신체검사 등에서 우연히 발견된다. 고혈압은 혈압계로 혈압을 측정함으로써 진단될 수 있고 혈압계는 수은혈압계, 전자혈압계 등 여러 가지 종류가 사용되고 있다. 수축기혈압, 이완기 혈압에 따른 고혈압 여부 및 관리방법은 아래의 표와 같다.

▌표 7-1 고혈압의 판정기준

(단위 : mmHg)

구 분	단 계	관 리 방 법
수축기 혈압 120 미만 이완기 혈압 80 미만	정상 혈압	2년마다 재검사
수축기 혈압 120~139 이완기 혈압 80~89	직전 고혈압 (고혈압 전단계)	1년마다 재검사
수축기 혈압 140~159 이완기 혈압 90~99	경증 고혈압 (고혈압 1단계)	2개월마다 확인
수축기 혈압 160~179 이완기 혈압 100~109	경중증 고혈압 (고혈압 2단계)	1개월마다 평가
수축기 혈압 180 이상 이완기 혈압 110 이상	중증 고혈압	즉시평가, 1주일 이내

주 : 미국 국립보건연구원 합동위원회 제7차 보고서(2003년 이후)

▌표 7-2 WHO가 정한 혈압기준

(단위 : mmHg)

구 분	최 고 혈 압	최 저 혈 압
저혈압	100 이하	60 이하
정상혈압	140 이하	90 이하
경계고혈압	140~160	90~95
고혈압	160 이상	95 이상

2) 원인

고혈압은 2가지로 분류할 수 있는데, 일반적으로 원인을 모르는 체질적인 경우가 90%나 되며 이를 본태성 또는 1차성 고혈압이라 한다. 고혈압은 유전적인 성향이 강한 질환으로 가족 중에 고혈압이 있으면 고혈압이 발생할 확률이 높아진다.

한편 다른 병이 있어 2차적으로 오는 속발성 또는 2차성 고혈압이 10% 정도 되는데, 콩팥이상(신장염)이 원인으로 가장 많으며, 드문 원인으로는 내분비 장애, 순환기 장애, 중추신경이상, 임신중독증이 있다. 이런 경우에는 원인을 찾아 제거하면 완치할 수도 있으므로 가족력이 없는 젊은 사람에게서(40세 미만) 혈압이 높고, 일반적으로 쓰는 고혈압약제로 혈압이 잘 떨어지지 않을 때는 2차성 고혈압의 가능성을 찾아보는 것이 중요하다.

3) 증상

고혈압의 증상은 두통, 이명, 현기증, 불면증, 불안, 피로감 및 신경질적인 증상이 나타난다. 고혈압은 또 비정상적인 출혈이 잦아지고 출혈 시에 잘 멈추어지지 않는다. 이런 증상들이 초기에 나타나다가 고혈압이 심해지면 좌심실이 커지게 되어 결국 심부전에 빠지게 된다. 호흡곤란, 흉부통증 등의 증상이 나타날 수 있다.

고혈압에 의해 동맥경화가 진행되면 코피, 혈뇨, 어지럼증, 시야 흐림이 나타날 수 있으며 심부전에 의한 협심증, 호흡곤란 등의 증상이 나타나기도 한다. 일단 고혈압이 생기면 오랫동안 치료를 해야 하고 치료에 들어가는 경제적 비용과 삶의 질을 고려할 때 매우 중요한 질환이라고 볼 수 있다. 흔히 감기가 만병의 원인이라는 말이 있는데 만성질환에 있어서 고혈압은 매우 연관성이 높은 질환이다. 고혈압은 뇌혈관 질환 등과 연결되어 언어장애, 혼수상태, 반신마비 등의 결과를 초래하기도 한다.

4) 예방

(1) 생활습관의 수정

혈압을 140/90mmHg 미만으로 낮추기 위해서는 대부분 약을 먹어야 하나, 경증 고혈압의 경우는 약을 먹기 전에 고혈압에 해로운 생활 습관을 개선하면 혈압을 낮출 수 있다.

직접 혈압을 낮춰주지는 않지만 그에 못지않게 중요한 것은 바로 고혈압이 있을 때 심해지기 쉬운 동맥경화증을 예방하는 것이다. 금연과 지방섭취조절과 같은 동맥경화 예방법을 함께 실천하여야 한다.

(2) 스트레스 해소

과도한 스트레스를 조절하고 숙면을 취하며 여유 있는 하루 계획을 세운다.

(3) 식이요법

저염식을 하고 섭취 열량, 콜레스테롤 및 포화지방산을 제한하며 칼륨, 칼슘, 마그네슘을 섭취한다. 저염식 식사의 경우 짠 음식, 국 같은 것을 줄이는 것도 도움이 되며, 적어도 조리가 되어 나온 음식에 소금이나 간장을 더 첨가하여 먹지 않도록 한다. 혈중 콜레스테롤이 높은 경우 동물성지방이나 콜레스테롤 함량이 높은 음식을 피하는 것이 좋고, 비만이 있거나 당뇨가 있는 경우 단 음식을 줄여 먹어야 한다.

(4) 표준 체중 유지

표준 체중은 (신장-100)×0.9로 계산된 몸무게로 표준체중의 10~20% 만큼 체중이 초과되면 과체중, 20% 이상 초과시는 비만이라 하는데 정상체중인 사람보다 과체중인 사람은 고혈압 유병률이 3배, 비만인 경우는 10배 더 높다고 한다. 체중조절만으로도 혈압은 현저하게 떨어지므로 고혈압 환자는 균형 잡힌 저열량의 식사와 적절한 운동요법으로 체중조절에 힘써야 한다.

(5) 규칙적인 운동

걷기, 등산, 조깅, 수영, 테니스, 골프, 자전거 타기 등 율동적이고 산소를 소모하는 운동이 좋고, 일주일에 적어도 3회 이상, 매회 약 20분 이상 규칙적으로 유산소 운동을 하는 것이 바람직하다.

(6) 금연

흡연은 혈압을 올리고 동맥경화를 촉진시키므로 담배를 피운다면 즉시 끊어야 한다.

(7) 과음을 피함

소주는 1주에 2.5잔, 양주는 2.5잔, 맥주는 3.5잔, 포도주는 4.5잔 이하로 제한하여 과음을 피한다.

(8) 약물 요법

고혈압환자의 혈압을 떨어뜨리는 데는 혈압강하제(항고혈압제라고도 한다)를 복용하는 것이 가장 효과적인 방법이다. 혈압강하제는 여러 가지가 있으며 사람마다 효과적으로 혈압을 떨어뜨리는 약의 종류도 다르고 양도 다르며 부작용이 나타나는 것도 다르다. 즉 어떤 사람에게 효과적인 혈압강하제라고 해서 다른 사람에게도 똑같이 효과적인 것은 아니다.

불규칙하게 약을 먹거나, 혈압을 주기적으로 재지 않고 자기 나름대로 약을 선택하여 적당히 먹는 사례가 많은데 이렇게 약을 먹으면 혈압이 적절히 조절되지 않는다. 또한 혈압강하제를 갑자기 중단하는 일도 삼가야 한다. 치료를 하다가 갑자기 중단하면 치료받기 전보다 더욱 혈압이 높아져 합병증이 발생할 수도 있기 때문이다.

이완기 혈압이 104mmHg 이상인 환자의 혈압을 혈압강하제를 사용하여 낮추면 고혈압의 합병증과 그로 인한 사망이 확실히 감소한다. 미국의 통계에 의하면 이완기 혈압이 90~104mmHg인 경증 고혈압 환자에서 항고혈압제로 혈압을 내리면 뇌졸중, 심부전증, 더 심한 고혈압으로의 진행 등에 의한 사망률을 낮출 수 있다고 한다. 또한 뇌졸중의 위험을 30~50% 감소시킬 수 있다.

일정한 간격을 두고 혈압을 여러 번 측정하여 혈압이 160/95 이상 되면 치료를 시작하는 것이 좋고, 혈압이 180/110 이상 되면 바로 혈압치료를 시작하는 것이 좋다. 생활습관의 개선 없이 약물치료만으로는 효과적인 혈압조절에 어려움이 있으며 다른 약물의 복용시 혈압강하제의 효과에 영향을 미치므로 주의하여야 한다.

2. 동맥경화증(arteriosclerosis)

1) 정의

동맥경화증이란 일반적으로 대동맥이나 중등도의 동맥의 내벽이 파괴되거나 혹은 콜레스테롤(cholesterol) 또는 트리글리세라이드(triglyceride) 등 지방성 물질이 침착되거나 분진, 섬유나 칼슘 등이 많아져서 동맥 본래의 탄력성이 줄어들고, 비후 또는 경화상태가 일어나 동맥이 막혀서 혈액순환이 정상으로 이루어지지 못하는 현상을 말한다. 특히 관상동맥경화증이 더욱 문제인데, 관상동맥이란 심장을 관상으로 둘러싸고 있는 동맥으로, 이동맥의 경화는 심근의 빈혈로 심근경색증 및 협심증의 원인이 된다.

2) 원인

동맥경화증의 가장 큰 원인은 혈액 속에 콜레스테롤이 많은 고콜레스테롤혈증(고지혈증), 고혈압 및 흡연이다. 당뇨병, 비만증, 운동부족도 원인이 되며, 성격이 너무 꼼꼼하고 다혈질인 것도 원인으로 알려져 있으나 가장 큰 원인은 노화이다. 동맥경화는 노화현상의 하나로 나이가 들면 정도의 차이는 있으나 거의 누구에게나 나타나기 때문이다.

동맥경화가 생기면 동맥이 좁아지므로 산소나 혈액의 공급이 줄어든다. 이러한 산소의 부족은 신체 장기나 조직의 활동을 방해할 뿐만 아니라 그 생존에까지도 위험을 미친다. 증세가 심하면 언어장애, 보행장애, 뇌혈전증, 협심증, 심근경색, 당뇨병, 만성 심장병 등 여러 가지 장애가 나타난다.

3) 예방

동맥경화증을 예방하기 위한 6대 원칙은 다음과 같다.

① 포화지방산이나 콜레스테롤이 적은 음식의 섭취

② 칼로리 제한을 통해 체중 증가 방지

③ 고혈압 조절

④ 금연

⑤ 규칙적인 운동

⑥ 정기적인 진료

3. 당뇨병(diabetes mellitus)

1) 정의

오늘날 당뇨병은 심혈관 질환 및 암과 더불어 3대 중요한 난치병의 하나로 손꼽히고 있다. 당뇨병은 탄수화물의 신진대사 장애로 혈당수치가 높고, 소변으로 포도당이 배설되는 상태로 인슐린의 생산, 분비 혹은 이용의 이상으로 발생한다.

우리가 섭취하는 음식물의 대부분은 소화액에 의하여 포도당이라고 불리는 당으로 분해된다. 포도당은 혈관으로 이동되고 우리 몸의 세포로 들어가 성장과 에너지원으로 사용된다. 포도당이 세포 내로 들어갈 때 인슐린이 있어야 하며 인슐린은 위 뒤편의 췌장에서 생산된다.

우리가 음식물을 먹을 때 췌장은 포도당을 혈액에서 세포로 이동시키기 위해 적당한 양의 인슐린을 자동적으로 생산하게 된다. 당뇨병환자는 췌장이 인슐린을 (거의) 생산하지 못하거나 세포가 인슐린에 반응하지 않아 포도당이 세포로 들어가지 못하고 혈액에 남아 소변으로 배출된다. 혈액에는 포도당이 많으나 신체가 이를 이용하지 못해 여러 가지 증상이 나타나게 되는 것이다.

경제발전과 생활양식의 변화로 우리나라에서도 당뇨병이 점점 증가하고 있다. 당뇨병 유병률은 1970년에 약 1% 미만으로 추정되던 것이 2017년 30세 이상 국내 성인의 당뇨병 유병률은 13.7%, 당뇨병 전 단계에 속하는 환자도 24.8%에 달한다. 2012년 221만명 수준이던 당뇨병 환자는 2016년에는 270만 명까지 늘어 무려 22%의 증가율을 기록했다.

2) 원인

췌장의 베타세포에서 만들어지는 인슐린의 부족과 인슐린의 작용이 장애를 받는 인슐린 저항성의 결과로 생긴다.

당뇨병은 이 병에 걸리기 쉬운 체질을 가진 사람에게서 잘 발생하여 비만, 노화, 임신, 감염, 수술, 스트레스, 약물남용 등에 의해 영향을 받는 것으로 생각되고 있다. 즉, 당뇨병은 유전적인 요인과 환경적인 요인의 복합 작용에 의해 발생한다.

3) 종류

(1) 제1형 당뇨병

인슐린 의존성 또는 소아 당뇨병이라고도 불리는 제1형 당뇨병은 자가면역질환으로 발생하는 당뇨병이다. 즉, 외부로부터의 감염과 싸워야 할 우리 몸의 면역체계가 췌장에서 인슐린을 분비하는 베타세포를 공격하여 파괴시켜 인슐린이 전혀 분비되지 않거나 분비가 저하되어 발생한 당뇨병을 말한다.

당뇨병 환자는 매일 인슐린 주사가 필요하다. 왜 우리 몸의 면역체계가 베타세포를 공격하는지는 아직까지 밝혀지지 않고 있지만 유전적 소인과 바이러스와 관련이 있다고 생각하고 있다. 제1형 당뇨병은 전체 당뇨병의 10% 미만을 차지하고 있다.

제1형 당뇨병은 주로 어린이와 청장년에서 주로 발생하지만 모든 연령에서 발생할 수 있다. 일반적으로 증상이 빨리 나타나고 증상으로는 갈증, 배뇨량 증가, 계속되는 허기, 체중감소, 시력 감퇴, 극도의 피로감 등이 있다. 인슐린으로 치료하지 않으면 생명을 위협하는 혼수에 빠질 수 있다.

(2) 제2형 당뇨병

가장 흔한 유형의 당뇨병으로 인슐린 비의존성 당뇨병이라고도 하며 전체 당뇨병의 90% 이상을 차지한다. 제2형 당뇨병은 주로 40세 이후에 나타나며 대개 환자가 비만이다. 제2형 당뇨병의 경우 췌장이 인슐린을 분비하지만 우리 몸이 분비된 인슐린을 효과적으로 활용하지 못하여 혈당이 높아지게 된다.

제2형 당뇨병의 증상은 서서히 나타나고 제1형 당뇨병의 증상만큼 뚜렷하지 않다. 증상으로는 피로, 잦은 배뇨, 갈증, 체중감소, 시력 감퇴, 잦은 감염, 상처가 잘 아물지 않는 것등이 있다. 경구 혈당강하제 및 인슐린으로 치료한다.

(3) 임신성 당뇨병

임신 중에 새로이 발생하거나 임신 중에 처음으로 진단받은 당뇨병을 말한다. 일반적으로 출산 등으로 임신이 종료되면 사라지지만 나중에 제2형 당뇨병이 발생할 위험성이 높다.

(4) 기타요인에 의한 당뇨병

특정 약물, 호르몬, 유전 질환 등으로 인슐린 활동이 저하되어 나타나는 당뇨병을 말한다. 췌장염 혹은 췌장암으로 인한 당뇨병도 여기에 포함된다.

4) 증상

인체의 콩팥에서는 소변으로 걸러지는 포도당을 어느 정도의 혈당치까지는 거의 완벽하게 재흡수를 할 수 있게 되어 있다. 하지만, 어느 수준 이상으로 혈당이 올라가게 되면 소변으로 걸러진 포도당의 일부는 재흡수할 수 없게 되고, 이렇게 빠져 나온 포도당은 수분을 같이 끌고 나가기 때문에 소변을 많이 보게 되고, 수분의 손실이 있으므로 심한 갈증을 느끼게 되며, 양분을 몸 바깥으로 많이 잃어버리기 때문에 피로감을 느끼고 체중이 감소하게 된다.

이로 인해 당뇨병의 고전적인 증상인 다음(물을 많이 마심), 다뇨(소변을 많이 봄), 다갈(심한 갈증), 극심한 피로, 체중감소가 나타나게 된다. 이외에도 조직반응의 변화로 상처회복이 지연되고 감염이 쉽게 발생하며 당뇨병으로 인해 눈, 콩팥, 신경, 심혈관계 및 발에 합병증이 나타날 수 있다.

5) 진단

당뇨병을 처음 진단하거나 당뇨병의 선별검사로 무작위, 공복시, 혹은 식후 2시간 혈당검사가 이용되고 있다.

당뇨병의 진단기준으로 미국당뇨병 학회(ADA)에서 제시한 다음과 같은 기준이 있다.아래 기준 중 어느 한 기준만 만족하면 당뇨병으로 진단을 내릴 수 있다. 그러나 명백한 고혈당과 급성대사이상이 없는 경우는 다른 날짜에 검사를 반복 실시하여 두 번 모두 당뇨병 진단기준을 만족하면 당뇨병으로 진단을 내릴 수 있다.

① 물을 많이 마시고, 소변을 많이 보며, 다른 특별한 이유 없이 체중이 감소하고, 식사와 관계없이 측정한 혈당이 200mg/*dl* 이상인 경우

② 8시간 이상 동안 열량섭취가 없는 공복상태에서 측정한 혈당이 126mg/*dl* 이상인 경우

③ 75g의 포도당을 이용한 경구 당부하 검사에서 2시간째 혈당이 200mg/*dl* 이상인 경우

6) 예방

당뇨병은 조절하는 것이지 치료하는 것이 아니므로 일단 발병하면 완치가 되지 않고 지속되기 때문에 일생을 통하여 끊임없이 노력을 기울여야 한다. 당뇨병의 예방은 다음의 사항을 잘 지키면 예방이 가능하다.

첫째, 식이요법이 중요하다. 음식을 과하게 섭취하면 혈당에 당이 높아져 증상이 악화되고, 너무 적게 섭취하면 영양부족이 되며 인슐린 주사를 맞을 경우 인슐린 쇼크(insuline shock)에 빠지게 된다. 이러한 현상을 방지하기 위해 양과 질을 고려하여 처방된 식이요법을 따라야 한다.

둘째, 체중조절이 중요하다. 과체중은 질병에 걸릴 확률이 정상체중에서보다 매우 높으므로 체중조절을 위한 식생활 및 운동 등의 관리를 생활화하는 것이 중요하다.

셋째, 조기발견, 조기치료를 한다. 당뇨병은 초기에는 무증상이 대부분이므로 본인이 증상을 느꼈을 때에는 상당한 병이 진행되어 있는 경우가 많다. 당뇨병 검사에는 요당검사와 혈당검사가 있는데 요당검사보다 혈당검사가 정확하다. 정기적인 검사를 30대 이후에는 받도록 하여 조기에 진단하면 식이요법만으로도 조절이 가능하도록 한다.

넷째, 감염증의 예방, 신체적 건강증진, 과로의 금지 등이 필요하며, 당뇨병 치료에 약재를 투약할 경우 남용하는 일이 없도록 한다.

4. 악성신생물(암, cancer)

1) 정의

악성종양을 암이라고 하는데 세포가 정상적으로 분화되지 않고 성장이 조절되지 않으며, 주위 조직으로 침투하고, 멀리 떨어져 있는 조직으로 퍼져나가 성장하는 질환을 말한다.

우리나라에서는 인구 5명 중 1명이 암으로 사망하고, 해마다 현저히 증가하는 추세에 있다. 이러한 증가는 진단방법 및 자료수집 방법의 발전과 인구의 노령화에 기인한다. 한 생명보험회사의 통계에 따르면 성인들이 가장 두려워하는 병이 암(59.1%)으로, 2위인 고혈압(6.9%)과 3위인 디스크-관절염(4.0%)과 비교가 되지 않을 정도로 높게 나타났다. 인류가 극복하지 못한 많은 질환 중에서도 특히 암이 우리에게 가장 위협적인 질환인 것은 의심의 여지가 없다. 이 같은 현상은 비단 우리나라뿐 아니라, 미국, 일본 등 거의 대부분의 나라에서 공통적이다.

암의 명칭은 발생 부위나 세포의 유형에 따라 다르게 붙여지는데 암세포가 전이되어 생긴 새로운 암세포도 같은 이름 즉, 원발 부위의 이름이 붙여진다. 만약 폐암세포가 간으로 확산되면 간에 있는 암세포도 폐암세포라 하여 전이성 폐암이라 하며 이런 경우 간암이라고 하지는 않는다.

인체의 모든 기관은 수많은 세포로 구성되어 있으며 이 세포들은 위치와 기능에 따라 여러 종류로 나누어지지만 하나의 수정란에서 기원하고 있기 때문에 동일한 유전 정보를 가지고 있으며 일정한 세포주기를 가지고 분화하고, 성장하고, 소멸한다. 예를 들어 혈액세포인 적혈구의 경우 골수에서 생성되어 약 120여일 후 비장에서 자연 소멸하게 되고, 신경세포의 경우 일생에 한 번만 생성되는데 사망과 동시에 소멸하게 된다. 그러나 이러한 자연적인 세포주기에 이상이 생겨 세포가 정상적으로 분화하지 않고, 어느 정도 분화한 후에는 성장을 멈추어야 하는데도 불구하고 계속 성장하는 것을 종양(tumor)이라 하며 종양에는 양성종양과 악성종양이 있다. 이중 악성종양을 암이라고 한다.

(1) 양성종양

양성종양은 제한된 성장으로 근본적으로 인체에 해를 입히거나 생명을 위협하지는 않는다. 그러나 양성종양도 신체 공간을 점령하므로 인체의 중요한 부위에 생기면 관을 폐쇄시킬 수 있고 생명의 필수적인 조직에 압박을 가하여 생명을 위협할 수도 있다. 양성종양은 쉽게 절제할 수 있어서 예후가 좋다.

(2) 악성종양

악성종양을 암이라 하는데 공간을 차지할 뿐 아니라 세포가 무절제하고 빠르게 성장하기 때문에 아주 위험하다. 또한 암세포는 전신에 전파될 수 있으며 인체의 대사산물이나 영양분을 빼앗아 환자를 쇠약하게 하고, 빈혈을 일으키고, 감염을 일으킬 수 있다. 악성종양은 주위조직으로 침윤(invasion)되고 또한 먼 곳까지 전이(metastasis)되는 특성이 있어서 이런 경우 외과적 절제나 완치가 어렵다. 이러한 침윤과 전이가 양성

종양과의 가장 큰 차이점이라고 할 수 있다.

▌표 7-3 악성종양과 양성종양의 비교

특 성	양 성 종 양	악 성 종 양
성장속도	천천히 자람	빨리 자람
성장형태	확대 팽창하면서 성장함	주위 조직으로 침윤하면서 성장함
피막	피막이 있어서 주위 조직으로의 침윤을 막음	피막이 없어서 주위조직으로 침윤이 잘되고 수술로 종양을 제거하기가 어려움
세포의 특성	분화가 잘되어 있고 세포가 성숙함	분화가 잘 안되어 있고 세포가 미성숙함
재발	수술로 제거하면 재발이 거의 없음	주위조직으로 퍼지는 성질이 있어 수술 후 재발이 흔함
전이	없음	흔함
종양의 영향	인체에 거의 해가 없으나 주요기관에 압박을 가하거나 폐쇄시 문제가 됨	수술, 방사선 요법 또는 화학요법으로 치료하지 않으면 사망함
예후	좋음	진단시기, 분화정도, 전이여부에 따라 다름

2) 우리나라 암 발생현황 – 암등록사업

한국중앙암등록 사업은 암발생 현황 및 기초연구와 치료에 활용할 수 있는 자료를 생산하기 위해 지난 1980년부터 현재까지 지속적으로 수행되고 있으며, 2003년 현재 전국 176개 암등록 지정병원 중 139개 병원에서 암환자에 관한 등록 자료를 제출받아 한국중앙암등록본부에서 분석하고 있다.

우리나라를 대표하는 암발생률을 산출하기 위해 중앙암등록본부 및 지역암등록본부를통해 우리나라에서 진행되는 모든 암등록사업 자료를 통합한 국가 암발생 데이터베이스를 구축하였으며, 등록받은 암환자 자료를 기반으로 국민건강보험공단의 암진료환자, 중증환 자등록자료 및 통계청의 암사망자료 중 등록되지 않은 암발생 의심자에 대한 의무기록조사를 수행하였다.

2015년 1년 동안 새롭게 암으로 진단받은 암발생자는 214,701명(남자 113,335명, 여자 101,366명)으로 '14년 218,954명에 비해 1.9% 감소하였다. 2015년 모든 암의 조발생률은 인구 10만 명당 421.4명이었으며, 2000년 주민등록연앙인구로 보정한 연령표준화 발생률은 인구 10만 명당 275.8명(남자 327.1명, 여자 269.1명)이었다.

2015년 가장 많이 발생한 암은 위암이었으며, 대장암, 갑상선암, 폐암, 유방암, 간암, 전립선암의 순으로 많이 발생하는 것으로 나타났다. 남자의 경우 위암, 폐암, 대장암, 간암, 전립선암의 순이었으며, 여자의 경우 갑상선암, 유방암, 대장암, 위암, 폐암 순이었다.

우리나라에는 위암이 많은 반면에, 미국이나 영국에는 폐암, 전립선암, 유방암이 많고,피부암은 백인에 많고 황인종 및 흑인종에게는 적다. 사회적 요인으로 볼 때 흑인이 자궁암이 많은 것은 생활정도가 낮은데 있다고 보며, 상류층에서는 유방암이 많고, 하류층에서는 위암이 많다.

3) 암의 원인 및 특성

(1) 원인

정확한 암의 발생원인은 아직 밝혀지지 않았으나 유전인자, 방사선, 대기오염, 흡연, 음주, 식이 등이 발암의 원인으로 알려져 있다.

암을 일으키는 원인은 정확히 알려져 있지 않으나 내적 요인과 외적 요인으로 구분하면아래와 같다. 내적 요인으로는 유전인자, 면역학적 요인을 들 수 있고 외적 요인으로는 화학물질, 방사선, 바이러스 등을 들 수 있다.

▮표 7-4 암을 유발하는 요인

내적 요인	외적 요인
유전인자, 면역학적 요인	화학물질(담배, 대기오염, 약물, 식이, 직업적으로 노출되는 발암물질), 방사선, 자외선 발암물질, 바이러스

내적 요인 중 하나로 유전인자가 암 발생에 중요한 역할을 하는데 암유전자의 발현으로정상적인 세포주기에 필요한 여러 신호 전달체계에 이상이 발생하거나 억제 유전자의 이상으로 암유전자가 억제되지 못하고 활동하는 경우에 암이 발생하는 것으로 생각하고 있다. 몇몇 암에서 유전자의 돌연변이가 일어날 경우 암이 유발되는 것으로 확실

히 밝혀졌다. 암 발생률이 높은 가족에서 암유전자를 공유하고 있는 것으로 알려져 있는데 암유전자가 따로 있는 것이 아니고 정상적으로 우리 몸에 존재하고 있는 유전자들이 없어지거나 돌연변이를 일으켜 비정상적으로 작동할 때 그것을 암유전자라고 한다.

외적 요인 중 하나인 화학물질에는 직업적으로 노출되는 발암물질(벤즈피린, 아플라톡신, 비소, 석면)이나 흡연, 대기오염, 약물, 식이 등이 포함된다. 이 중 흡연은 가장 중요한암의 위험요인으로 흡연 단독 혹은 음주와 복합작용으로 암을 일으킨다. 흡연은 특히 폐암 발생의 위험요인으로 알려져 있는데 흡연을 하는 사람은 비흡연자보다 폐암발생의 위험이 10배 정도 높다고 한다. 흡연은 폐암 외에도 구강암, 인후암, 후두암, 식도암, 신장암, 방광암, 췌장암의 발생과도 매우 높은 연관성이 있는 것으로 알려져 있다. 따라서 암의 가장 효과적인 예방은 금연이다. 술은 흡연이 식도암이나 인두암, 후두암을 일으키는데 보조적인 역할을 하며 과음집단에서 흔히 발생하는 암으로는 간암, 구강암, 폐암, 후두암, 식도암, 위암, 대장암, 직장암, 유방암 등을 들 수 있다.

다음으로 암의 약 3% 정도가 방사선 노출에 의해 유발되는 것으로 알려져 있다. 이 같은 사실은 히로시마 원폭 투여지역과 체르노빌 원자력 발전소 사고 지역에 있었던 많은 사람들이 백혈병 등 많은 암에 이환되었다는 것으로 알 수 있다.

(2) 특성

암의 일반적인 성질은 우선 암세포는 정상세포와 다른 이상구조를 가지고 있으며 세포들끼리 부착하는 성질이 적어서 주위조직이나 먼 곳으로 잘 퍼져나간다. 암세포가 주위조직으로 퍼지는 것을 침윤이라고 하고 먼 곳으로 이동하여 성장하는 것을 전이라고 한다.

암세포는 림프관이나 혈관을 따라서 이동할 수도 있고 직접적인 접촉으로 장기 벽을 뚫고 이동하기도 한다. 또한 암세포는 어느 정도 자란 후 세포분열과 성장을 멈추는 정상세포와 달리 무제한적으로 자라고 성장속도가 매우 빠르다.

4) 암의 예방

예방을 위해서는 그 원인을 명확히 알고 있어야 하나, 아직 대부분의 암의 원인이 명확히 알려져 있지 않기 때문에 암을 완전하게 예방할 수는 없다. 그러나 암의 위험인자를 피하고 정기적인 검진을 통해 암을 조기발견하고 조기 치료하면 암을 어느 정도 예방할 수 있다.

미국 암협회에서 발표한 암 예방지침을 살펴보면 다음과 같다.

① 채식을 늘리고 육류섭취를 줄인다. 대부분의 영양분을 식물성에서 섭취하라. 식생활을 채식으로 바꾸면 위암과 결장암과 같은 소화기계통의 암과 호흡기계통의 암을 예방하는데 도움이 된다.

② 매일 최소한 30분 이상 적절한 운동을 하거나 활동을 하라. 이 같은 운동은 결장암과 직장암, 전립선암, 자궁암, 유방암, 신장암 등의 위험을 막아준다.

③ 담배를 끊고 음주를 줄이라. 담배를 피우면서 술을 마시면 구강암, 식도암, 인후암의 위험도가 높아진다.

일본국립암센터에서 발표한 12가지 암 예방책을 살펴보면 다음과 같다.

① 균형 잡힌 영양을 섭취할 것

② 매일매일 변화 있는 식생활을 할 것

③ 과식을 피하고 지방을 적게 섭취할 것

④ 술은 적절히 마실 것

⑤ 담배는 피우지 말 것

⑥ 비타민과 섬유질이 많이 함유된 음식을 섭취할 것

⑦ 짠 음식은 적게 먹고 너무 뜨거운 것은 식혀서 먹을 것

⑧ 탄 음식을 피할 것

⑨ 곰팡이가 핀 음식을 주의할 것

⑩ 햇빛을 너무 많이 쬐지 말 것

(1) 흡연과 암

흡연하는 남성의 경우, 비흡연 남성에 비해 폐암에 걸릴 가능성이 약 2.5배에서 3.4배 높으며, 흡연하는 여성은 비흡연 여성에 비해 2배에서 10.8배까지 폐암에 걸리기 쉽다는 연구보고가 있다.

(2) 식생활과 암

신선한 채소나 과일, 곡물은 우리 몸에 유익한 것이나 이런 음식물을 가공 처리할 때 사용되는 방부제나 착색제는 암을 유발할 수 있다. 그러므로 가능한 한 음식을 자연적으로 섭취하는 것이 바람직하다.

(3) 음주와 암

심한 음주는 인후암과 구강암을 일으킬 수 있으며, 특히 위스키나 진과 같이 알콜성분의 농도가 짙을수록 암 발생과 관계가 깊은 것을 알 수 있다. 또 천연 양조주의 경우 점막을 자극하여 지속적인 염증을 일으킬 수 있다.

(4) 일광과 암

강력한 햇볕을 너무 지나치게 오래 쬐는 경우, 손과 얼굴 등의 세포가 빨리 노화할 뿐 아니라, 지속적인 자외선은 피부암을 초래할 수 있다.

(5) 환경과 암

방사선, 공기오염 등은 암을 유발할 가능성이 높다. 불건전한 작업환경이나 오랜 시간에 걸친 심한 자극 등도 암을 유발할 가능성이 있으므로 정기적인 신체검진이 중요하다.

5. 뇌졸중증(cerebral apoplexy)

1) 정의

뇌졸중은 뇌에 혈액을 공급하는 동맥에 장애가 생겨 정상적인 혈액공급이 이루어지지 못해 뇌 기능이 갑작스럽게 손실되는 것으로 흔히 '중풍'이라고도 한다. 뇌의 일시적 혹은 지속적인 혈액공급 부족이나 출혈로 인하여 발생하며 뇌가 손상됨에 따라 언어장애, 운동장애 등 뇌의 손상된 부위에 의해 조절되는 신체 기능에 이상이 생긴다.

뇌졸중은 크게 뇌의 혈관이 막혀서 특정부위에 혈액순환이 안되어 나타나는 허혈성 뇌졸중(뇌경색)과 뇌혈관이 터져 발생하는 출혈성 뇌졸중으로 분류할 수 있다. 두 부류의 뇌졸중 중 허혈성 뇌졸중이 증가하는 경향이며, 출혈성 뇌졸중은 감소하는 경향에 있다. 허혈성 뇌졸중은 동맥경화와 관련된 경우가 많으며 출혈성 뇌졸중은 고혈압과 관련된 경우가 많다.

그림 7-1 뇌졸중의 분류

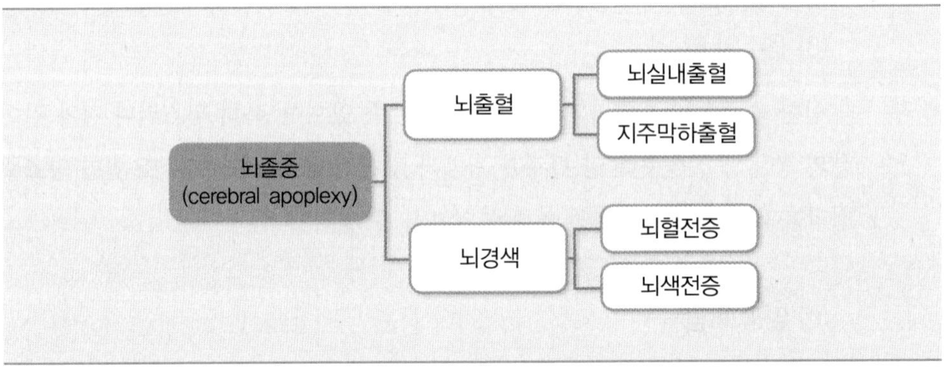

2) 원인

뇌졸중의 증상은 갑자기 나타나게 되지만 뇌혈관의 이상은 갑자기 발생하는 것이 아니다. 뇌동맥류 혹은 뇌동정맥기형으로 인한 뇌출혈을 제외하고는, 혈관의 병이 진행하여 혈관이 견디지 못할 정도가 되면 터지거나 막히게 되어 증상이 나타나게 된다. 뇌졸중의 종류에 따라 그 원인에 차이가 있으나 허혈성 뇌졸중은 동맥경화증 등의 혈관변화, 혈전증, 색전증 등이 원인이 되고, 출혈성 뇌졸중의 경우에는 고혈압, 동맥류, 혈관기형 등이 원인이 된다.

(1) 허혈성 뇌졸중(MRI 검사, PET 검사)

동맥경화증이 진행되면 뇌의 혈관벽에 콜레스테롤 등이 쌓이면서 혈관이 좁아지거나 막혀서 뇌졸중이 발생한다. 동맥경화 부위에 혈전이 생성되기도 한다. 신체 다른 부위, 특히 심장 및 그 주변 기관에서 혈전(혈관 내 혈액응고물)이 발생하여, 이 혈전이 떨어져 나와 뇌의 혈관을 막는 색전증에 의해서도 발생할 수 있다. 이는 특히 심장판막질환이나 심실세동 등의 부정맥이 있는 환자에서 잘 발생할 수 있다. 혈전 이외에도 혈관 내의 공기, 지방, 종양세포 등이 뇌혈관을 막아 뇌졸중이 발생하는 경우도 있다.

허혈성 뇌졸중은 그 혈액순환 장애에 따라서 '완전 허혈'과 '부분 허혈'로 분류할 수 있으며, 완전 허혈 시에는 뇌 국소 부위의 혈액순환이 완전히 차단되어 뇌의 일부분이 죽는 현상, 즉 '뇌경색'이 발생하게 된다. 뇌경색 부위는 그 기능을 되살릴 수 없으며, 따라서 뇌경색에 의한 장애는 영구적으로 남게 된다. 또한 뇌졸중은 발생 후 방치하여 두는 경우 점차 악화되는 경향이 있으며, 이러한 악화를 막는 것도 뇌졸중 치료의 목표이다.

일과성 허혈발작은 뇌의 혈액 공급이 감소되어 일시적, 국소적으로 신경학적 증상이 나타나는 것으로 일시적이라는 점에서 뇌졸중과 다르다. 뇌졸중과 동일한 증상을 나타내나 보통 증상이 수 분간 지속되다가 사라진다는 점에서 차이가 난다. 일과성 허혈발작은 뇌의 혈류에 장애가 있어 이후에 뇌졸중이 발생할 수 있다는 것을 경고하는 것이므로 즉시 병원을 방문하여 적극적으로 치료 및 검사를 받도록 하는 것이 중요하다.

(2) 출혈성 뇌졸중

출혈성 뇌졸중은 뇌혈관이 터지거나 혈액이 누출되어 발생하며 혈액이 주변 뇌조직으로 흘러 들어가 뇌손상을 일으킨다. 고혈압이 잘 조절되지 않을 경우 혈관벽을 약하게 하여 출혈을 일으키며 동맥류 파열, 동정맥 기형 등이 원인이 되기도 한다.

3) 증상

뇌졸중의 증상은 신체 한쪽 편 얼굴, 팔, 다리의 따금거림, 시야장애, 언어장애 등이 있으며 수 분간 지속되는 일과성 허혈발작이 뇌졸중 전에 나타나기도 한다. 환자의 증상만으로 허혈성 뇌졸중과 출혈성 뇌졸중을 구별하기는 쉽지 않다. 뇌졸중의 증상은 다음과 같다.

① 갑자기 팔, 손, 다리에 힘이 빠지고 약해진 느낌이 든다.

② 얼굴이나 몸 한쪽에 느낌이 없다.

③ 갑자기 한쪽 눈이 보이지 않는다.

④ 갑자기 말을 하는데 어려움을 느낀다(실어증 혹은 발음장애).

⑤ 다른 사람의 말을 잘 이해하지 못한다.

⑥ 어지럽거나 균형을 잃는다.

⑦ 이전에 느끼지 못했던 심한 두통을 느낀다.

4) 진단

환자의 증상 및 운동능력을 조사하고 혈액검사, 전산화단층촬영, 뇌혈관조영술 등의 검사를 시행하여 진단을 내리게 된다. 혈전의 원인이 되는 심장 판막, 심실 이상 등을 조사하기 위해 검사를 하기도 한다.

(1) 전산화단층촬영(CT)

스캐너로 기록된 정보를 컴퓨터를 사용, 이미지화 하여 뇌의 상세한 사진을 제공하는 것으로 뇌손상 여부, 손상부위의 크기, 위치, 뇌졸중의 원인 등을 조사하는 검사법이다.

(2) MRI

MRI는 X-ray 대신 전파와 강력한 자기장을 사용하여 뇌 등의 장기의 상세한 사진을 제공하는 검사법이다. 뇌졸중과 여러 심장질환을 진단하는데 효과적인 검사법으로 방사선동위원소 등의 염료를 사용하지 않아도 되는 장점이 있다.

(3) PET

PET는 혈액 흐름의 이상을 조사할 수 있는 가장 정확한 방법 중의 하나이다. 환자에게 소량의 방사능 동위원소를 주입하여 이 동위원소의 붕괴에 따라 방출되는 양전자를 측정하는 것이다. 혈액의 흐름, 심장 또는 뇌의 대사에 대한 정밀한 3차원 사진을 얻을 수 있다.

(4) 뇌혈류검사

뇌에 혈액이 정상적으로 흐르는지를 검사하는 방법이다. 초음파(doppler)를 이용하여 경동맥, 뇌동맥 등의 혈류를 조사하여 혈관이 좁아진 정도를 평가한다.

(5) 뇌혈관조영술

길고 가늘고 유연한 튜브를 통해 혈관에 조영제나 염료를 주입한 후 X선 촬영을 함으로써 뇌동맥의 좁아지거나 막힌 부위를 알아내는 방법이다. 동맥류 또는 동정맥 기형 또한 이 검사를 통해 알아낼 수 있다.

5) 예방

뇌졸중의 원인이 되는 고혈압증, 당뇨병, 심장병의 예방과 악화방지를 관리하는 것이 중요하다. 정기적인 건강진단으로 고혈압을 가려내어 적절한 치료를 하면 뇌졸중의 위험을 막을 수 있다. 그리고 뇌졸중의 결과로 불구가 따르기도 하나 재활치료의 발달로 재활에 좋은 결과를 가져올 수도 있다.

6. 만성질환 및 암 예방관리 인프라 확충

최근 우리나라의 질병 발생 양상은 감염성 질환에 의한 사망률이 감소되고 있는 반면 만성질환에 의한 사망률은 급격히 증가하고 있다. 이러한 추세는 인구구조의 노령화, 식생활습관의 변화, 신체활동의 감소 등으로 인해 앞으로도 더욱 심화될 것으로 전망된다. 따라서 이들 질병으로 인한 사회 · 경제적 피해를 최소화하고 국민의 건강수명을 연장시키기 위하여 만성질환의 사전예방 및 관리 사업을 더욱 강화하는데 중점을 둘 계획이다. 정부는 2000년부터 보건소 중심의 고혈압 · 당뇨병 예방관리 시범사업을 추진해 왔으며, 그 성과를 바탕으로 하여 2003년부터는 고혈압 · 당뇨병 예방 관리 사업을 전국 보건소로 확대하였다.

New Health Science

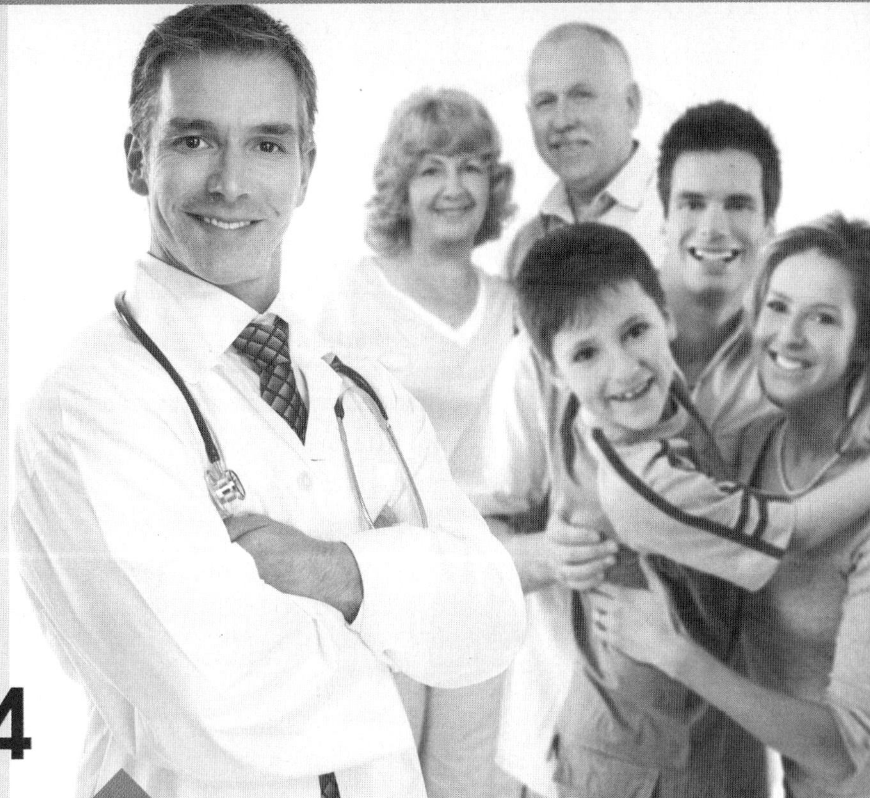

PART 4

환경보건

제8장

환경과 건강

[학습목표]

1 / 환경위생의 개념과 환경위생사업을 알 수 있다.
2 / 기후와 온열요소 및 일광과 유해광선에 대하여 알 수 있다.
3 / 공기와 건강 및 물과 건강에 대하여 알 수 있다.
4 / 위생해충의 종류를 분류하고 구제방안을 수립할 수 있다.

1. 환경위생의 개념

1) 환경위생의 개념

세계보건기구(WHO)의 환경위생전문위원회는 "환경위생은 인간의 신체발육, 건강 및 생존에 유해한 영향을 미치거나 미칠 가능성이 있는 인간의 이학적 환경요인 모두를 관리하는 것"이라고 정의하였다. 또한 환경위생학은 인간과 환경과의 관계에 있어서 인간을 주제로 한 위생문제를 다루는 학문으로서, 우리가 생활하는 여러 환경에서 우리의 전체적인 건강을 유지 · 증진시키는데 필요한 지식과 기술을 연구하는 자연과학의 한 분야이다. 인간을 둘러싸고 있는 모든 환경요인들을 과학적으로 측정 · 연구하여 인간의 생활환경을 쾌적하게 개선해 나가고, 자연환경을 적정하게 보존해 나가며, 인간의 생리적 욕구를 충족시켜 보다 나은 생활을 영위할 수 있도록 하기위해 연구하는 학문이라 할 수 있다. 그리고 환경위생학을 근대과학의 하나로 확립해 놓은 사람은 페텐코퍼(Max von Pettenkofer, 1818~1901)이며, 그는 뮌헨대학에 위생학교실을 최초로 창립하여 오늘 날 환경위생의 기초를 다졌다.

2) 환경위생학의 영역

환경은 크게 자연적 환경과 사회적 환경으로 구분된다. 자연적환경은 물리적환경과 생물학적인 환경으로 구분되며 물리적 환경은 공기, 토지, 물, 광선, 소리 등으로 구성되고 생물학적 환경은 곤충이나 미생물 등이 구성요소이다. 사회적 환경에는 의복, 식품, 주택, 도시 등의 인위적 환경과 정치, 경제 등의 좁은 의미의 사회적 환경이 있다.

표 8-1 환경위생의 영역

구분	특정 수질 유해물질의 종류		오염기준
환경	자연적 환경	물리 · 화학적 환경	기후, 공기, 물, 토양, 광선, 소리 등
		생물학적 환경	병원미생물, 위생해충, 위생곤충 등
	사회적 환경	인위적 환경	의복, 주택, 위생시설 등
		문화적 환경	정치, 경제, 종교, 교육 등

3) 환경위생학의 발전

인류는 일찍부터 환경을 개선하려는 노력을 해왔으며, 초기의 공중보건의 척도는 환경을 어떻게 깨끗이 하는가의 문제였다. 환경위생의 개념에 처음으로 관심을 가진 분야는 식수의 공급과 폐기물의 처리였다. 기원전부터 배수시설과 관개시설 및 폐기물 처리시설들의 유적들이 발견되었다. 환경위생학의 흐름, 즉 환경위생학의 기반을 확립한 사람들을 살펴보면 다음과 같다.

① 페텐코퍼(Max von Pettenkofer) : 환경위생학을 근대과학으로 발전시키는 계기를 마련하였으며, 또한 이화학적 기술을 도입하여 실험위생학을 발전시켰다.

② 라마찌니(Ramazzini) : 이탈리아 사람으로 1713년에 작업환경으로 인하여 발생한 54종의 직업병을 최초로 계통적으로 기술하여 산업위생의 선구자로서의 기반을 세웠다.

③ 버나드(Bernard) : 근대 실험학의 창시자로서 외부환경의 변동에도 신체내부의 여러 가지 기능은 항상 일정하게 조달되어 건강을 유지 하도록 항상성을 지니고 있다고 하여 환경위생과 건강과의 문제를 연관시켜 연구하였다.

④ 세지윅(Sedgwick) : 미국 매사추세츠공대에서 산업위생연구실 등을 설립하여

건축이나 하수도 등의 토목공학에 이를 적용하여 위생공학을 발전시키고 오늘날 환경위생학의 형태로 만드는데 크게 기여하였다.

4) 환경위생사업

지역사회주민을 대상으로 공중보건사업은 방역사업, 환경위생 개선사업, 사회안전망 구축사업, 의료사업 및 보건관리 사업으로 나누어 볼 수 있는데 방역사업은 사업을 중심으로 예방의학적 기술을 적용함으로써 질병으로부터 인간을 보호하는 것이고 환경위생사업은 인간집단을 둘러싸고 있는 생활환경을 개선 향상시킴으로써 인간의 건강을 확보하고자 하는 사업이다.

2. 기후와 온열요소

1) 기후

(1) 기후의 개념

① 기후(climate)란 어떤 장소에서 매년 반복되는 정상상태에 있는 대기현상의 종합된 상태를 의미하며, ② 기상(Weather)이란 대기 중에서 일어나는 자연현상으로서 일반적으로 대류권 내에서 일어나는 자연현상을 뜻하는 일기의 평균상태를 표시한 것이다. ③ 기후를 구성하는 요소를 기후요소(climate element)라고 하며, 기온, 기습, 기류, 기압, 풍향, 풍속, 강우, 강설, 복사량, 일조량 등을 들 수 있는데 이 중 기온, 기습, 기류를 기후의 3요소라고 한다. 또한 ④ 기후인자(climate factor)는 기후의 분포와 변화를 일으키는 요인을 말하며, ⑤ 일기(diary)란 하루 동안의 대기현상을 종합한 것이다.

(2) 기후형

기후형에는 기후요소와 기후인자의 상호작용에 의해 결정 되는데 다음과 같이 대륙성기후, 해양성기후, 사막기후, 산악기후, 산림기후로 구분된다.

표 8-2 기후형 분류

기후형	특징
대륙성기후	일교차가 크고 여름은 고온저기압을 잘 형성하며, 겨울은 맑은 날이 많다.
해양성기후	기온변화가 육지보다 적고 완만하며, 고온다우성이며, 자외선량과 오존량이 많은 것이 특징이다.
사막기후	대륙성기후의 극단기후이다.
산악기후	풍양이 많으며, 자외선과 오존량이 많은 것이 특징이다.
산림기후	온화하고 온도교차가 적으며, 습도가 비교적 높은 것이 특징이다.

(3) 기후대(climate Zone) 분류

같은 성질의 기후현상이 나타나는 것을 기후대라고 하며, 태양의 복사량에 따라 구분된다. 위도 23.5℃를 기준으로 온대와 한대를 구분하는 물리적 기후대는 기후의 성질이 일치하지 않기 때문에 연 평균 기온이 20℃인 등온선을 기준으로 열대와 온대로 구분하고 가장 따뜻한 달의 월 평균 기온이 10℃인 등온선을 기준으로 온대와 한대지역으로 구분하게 된다. 쾨펜(Koppen)은 월평균기온을 중심으로 열대, 아열대, 온대, 한대, 극대 5개의 기후대로 다음과 같이 분류하였다.

표 8-3 기후대 분류

구분	의미
열대	모든 달의 평균기온이 20℃ 이상인 지역을 말한다.
아열대	1년 중 4~11개월이 월 평균 20℃이상인 지역을 말한다.
온대	1년 중 4~12개월이 월 평균 10~12℃이고, 나머지 달이 10℃ 이하인 지역을 말한다.
한대	1년 중 1~4개월이 월 평균 10~20℃이고20℃이고, 나머지 달이 10℃ 이하인 지역을 말한다.
극대	모든 달이 10℃ 이하인 지역을 말한다.

2) 온열요소

기후요소 중 기온, 기습, 기류, 복사열은 체온조절에 주요한 영향을 미치므로 온열요소 또는 4대 온열인자라 한다. 그리고 이들에 의해 이루어진 종합적인 상태를 온열조건 또는 온열상태라 한다.

(1) 기온(air temperature)

가) 실내온도

실내의 적정온도 및 활동에 적합한 거실의 보건적 온도는 18℃이고, 침실은 15℃이며, 병실의 최적온도는 21℃이다.

나) 일교차(diurnal range)

일교차는 하루의 최고기온과 최적기온의 차이를 일교차라고 하는데, 하루 중 최저의 기온은 일출 30분 전이고, 최고는 오후 2시 전후이다. 일교차는 산악의 분지에서 크고, 수목이 우거진 곳에서는 작으며, 해안보다 내륙이 저위보다는 고위도가 일교차가 크다. 따라서 일교차 순서는 내륙 〉 해안 〉 산악지대이다.

다) 대기권의 기온

지상 12km이하의 대기권에서는 지상 100m마다 0.6~1.0℃ 정도 낮아지며 상층권에서는 고도가 높을수록 온도가 상승한다. 고도가 높은 곳이 하층보다 기온이 높은 경우를 기온역전이라고 한다.

라) 연교차(annual range)

1년 동안의 최고기온과 최저기온의 차이를 말하는데, 해안보다는 내륙이, 저위도보다는 고위도에서 크다. 적도지방에서는 춘분과 추분 때 최고이고 동지와 하지일 때 최저온도이며, 한 대지방은 7월이 최고온도이고 1월이 최저온도이다.

(2) 기습(air humidity)

기습은 대기 중에 포함된 수분량에 의해 결정되며, 기온에 따라 변화한다. 특히 습도는 인간의 체열방산에 영향을 미쳐 습도가 높을 때는 불쾌감을 느끼고 습도가 낮을 때는 상쾌감을 느끼게 되어 느낌의 온도라 말하기도 한다. 습도에는 포화습도와 비교습도 등이 있다.

가) 포화습도

일정공기가 함유할 수 있는 수증기량에는 한계가 있는데 이 한계에 달한 상태를 포화상태라고 하며, 이때의 공기 중 수증기량(g)이나 수증기장력(mmHg)을 그 공기의 포화습도라 한다.

나) 절대습도

단위체적 안에 포함된 수분의 절대량을 중량이나 압력으로 표시한 것으로 현재 공기 $1m^3$중에 함유한 수증기량 또는 수증기장력을 말한다.

다) 비교습도(상대습도)

일정온도에서 공기 $1m^3$가 포화상태에서 함유할 수 있는 수증기량과 현재 그 중에 함유되어 있는 수증기량과의 비율로서 %로 나타낸다. 즉 [비교습도(%) = (절대습도/포화습도)×100]으로 표시할 수 있다.

라) 포차

포화상태에서 함유할 수 있는 수증기량과 현재 그 중에 함유하고 있는 수증기량의 차이를 말한다.

마) 보건학적 습도

습도가 높으면 땀의 분비를 방해하여 불쾌감을 주는데 사람에게 가장 쾌적한 기습은 40~70%의 범위이다. 그러나 쾌적한 기습은 기온변화에 다라 달라지는데 15℃에서는 70~80%, 18~20℃에서는 60~70%, 24℃ 이상에서는 40~60%가 적절하다.

(3) 기류(air movement)

기류는 기동 또는 바람이라 하며, 대기의 온도변화에 의해 대기가 가열되면 팽창하므로 밀도가 작아져서 가벼워지고 냉각되며 밀도가 커지므로 무거워져 기압의 변화가 나타나 실외에서는 이러한 기압의 차이에 의해 기류가 발생하고 실내에서는 온도 차이에 의해 기류가 발생한다. 또한 기류는 바람으로서 주로 기압의 차와 기온의 차이에 의하여 생성된다.

▮그림 8-1 흑구온도계

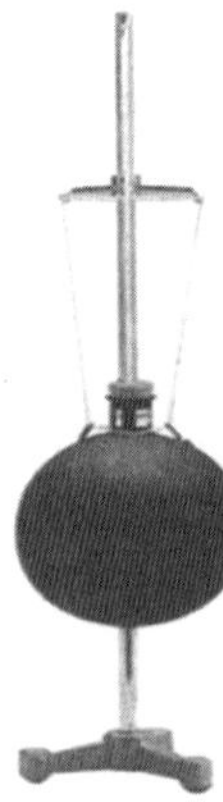

(4) 복사열(radiant heat)

복사열이란 주로 태양의 적외선에 의한 열과 온도 차이에 의해서 물체로부터의 발열에 의해서 일어나는 두 가지의 경우가 있다. 인체는 실외에서는 항상 직접적인 태양의 복사열과 가열된 주위의 물체로부터 방열에 의한 복사열을 받아 실제의 기온보다 높은 온감을 느낀다. 인체의 열복사는 주위온도와 피부온도가 같을 때는 일어나지 않고 주위온도가 낮으면 체열의 방산이 커진다. 복사열은 거리의 제곱에 비례해서 온도가 감소되는데 사람주위의 물체의 온도가 기온과 큰 차이가 없으면 일정한 거리에서 떨어진 곳에서는 복사열의 영향은 거의 없다. 복사열은 흑구온도계로 측정한다. 흑구온도계는 구부는 검게 칠한 동판으로 되어있으며 목적하는 위치에서 15~20분간 방치한 후 눈금을 읽으면서 측정한다.

(5) 체온조절

인간은 항상 체온을 일정하게 유지하는 항온동물이다. 항온동물이 체온을 유지하는 기전은 첫째, 화학적 조절기능으로서 체내에서 열생산을 하는 것과 둘째, 이화학적 조절기능으로서 피부로부터 복사, 대류, 전도, 증발에 의한 열방산 기능이 있다.

가) 정상체온

정상체온은 36.1~37.2℃ 사이이며, 평상시 36.5℃를 유지하고 있다. 체온이 42℃ 이상이 되면 신경조직의 기능마비가 오고 30℃ 이하로 떨어지면 기관의 기능이 상실되어 회복 불능상태가 되어 항상성(homeostasis)이 파괴된다. 이는 인체를 구성하는 단백질, 핵산, 효소 등이 37℃에서 가장 안정되기 때문에 체온에 의해 영향을 받지 않도록 온도조절이 필요하다.

나) 체적온도

체온조절에 있어서 가장 적절한 온도를 최적온도라 하는데 일반적인 최적온도는 여름은 21~22℃, 겨울은 18~21℃인데 겨울의 최적온도가 낮은 것은 순화현상 때문이다.

3. 일광 및 유해광선

1) 태양광선

태양은 열핵반응을 일으켜 복사선을 방출하게 되는데 태양으로부터 방출되는 방사에너지의 52%는 적외선이고, 34%는 가시광선이며, 5%는 자외선으로 보고 있다. 태양복사선이 지구표면에 도달하는 것은 가시광선과 적외선이 약 45% 정도이며, 자외선은 약 10%정도이다.

표 8-4 복사선의 파장

종류	파장	비고
자외선	3800Å 이하(380nm)	원자외선, 중자외선, 근자외선
가시광선	3,800~7,700Å 이하(380~770nm)	
적외선	7,700Å 이상(770nm)	근적외선, 중적외선, 원적외선

(1) 자외선(Ultra violet ray)

자외선은 4,000Å 이하의 파장으로 2,800~3,200Å의 파장은 인체에 유익한 작용을 하기 때문에 생명선이라고도 하며, 스위스 Domo arla가 발견하여 Dorno-ray라고도 한다. 자외선은 대기권을 통과하는 동안 오존층에서 흡수되어 생물권을 보호하게 되는데 자외선 양은 하루 중 정오에 최대이며, 적도 부근, 고지대, 농어촌에 많고 대기오염이 적고 쾌청한 날 7~9월에 많다. 그리고 자외선의 장애작용으로서는 피부의 홍반 및 색소침착을 일으키며, 심할 때는 부종, 수포형성, 피부박리, 결막염, 설안염, 피부암 등을 유발할 수 있다.

(2) 가시광선(visible ray)

가시광선은 그 파장이 3,900~7,700Å의 범위로서 망막을 자극하여 명암과 색채를 구별하게 하는 작용을 한다. 광선양은 동공에 의해서 조절되며, 조명이 불충분할 때는 시력저하나 눈의 피로를 가져오며, 너무 강렬할 때는 시력장애나 어두운 곳에 적응하는 암순응 능력을 저하 시킨다. 눈은 0.5~10,000Lux사이에 순응하여 물체의 식별이 가능하나 적당한 조도는 100~1,000Lux이다. 조도가 낮거나 지나치게 강하면 시력저하, 작업능률저하, 안구진탕증을 일으킨다.

(3) 적외선(infrared ray)

적외선은 파장이 7,800Å 이상인 광선으로서 열작용을 하기 때문에 열선이라고도 하며, 30,000Å 이하인 근적외선, 중적외선(30,00~300,000Å), 300,000~1,000,000Å사이의 원적외선으로 구분하며, 근적외선은 물을 투과하고 중적외선은 유리를, 원적외선은 암염(岩鹽)을 투과한다. 적외선이 인체에 미치는 영향은 피부온도의 상승, 혈관확장, 피부홍반 등의 작용이 있으며, 과량 조사 시에는 두통, 현기증, 백내장, 일사병 등의 원인이 되기도 한다.

2) 온열요소의 종합작용

(1) 쾌감대(Comfort zone)

일반적으로 성인이 적당한 착의상태에서 쾌감을 느낄 수 있는 온도는 17~18℃이고, 습도는 60~65%이다. 그러나 기온, 기습, 기류의 종합적인 작용에 의하여 쾌감과 불쾌감을 느끼며 신체적 조건, 의복의 착용상태, 활동량 등 여러 가지 요인에 따라 달라진다. Hill과 Shephard는 온도와 습도와의 관계에서 가장 쾌감을 느낄 수 있는 점을 쾌감점이라고 하였으며, 이 점의 연결을 쾌감선이라 하였다. 온도가 18℃일 때 습도가 65%, 20℃일 때는 50%의 습도가 가장 쾌감점이 된다. 또한 쾌감대는 작업량, 개인차, 습구온도, 의복의 착용상태 등에 따라 차이가 있으며 동양인은 서양인에 비하여 쾌감대가 저온 쪽으로 분포되어 있는 것으로 알려져 있다.

(2) 감각온도(effective temperature)

감각온도란 실효온도 또는 체감온도라고도 하는데 기온, 기습, 기류의 요소를 종합한 체감온도를 의미하는 것으로 휴튼(Hougton), 야글로우(Yaglou)와 밀러(Miller)가 고안하였다. 감각온도는 포화습도(습도100%), 정지공기(기류 0m/sec : 무풍)상태에서 동일한 온감(등온감각)을 주는 기온(℉)을 말한다. 예로 환경기온이 65℉(18.3℃)이고 습도 100%, 무풍(기류 0m/sec)인 경우 감각온도는 65°F이다. 감각온도는 피복, 계절, 성별, 연령별 및 기타 조건에 따라 변화하며, 옷을 입은 정도에 따라 정상도표(normal chart : 옷을 입은 상태)와 기초도표(basic chart : 옷을 벗은상태)로 나타낼 수가 있는데 사람이 쾌적하게 느끼는 쾌감대는 보통 17~22℃에 해당된다. Yaglou & Drinker(1928)에 의하면 상대습도가 30~70%인 경우 성인에 대한 유효온도는 여름에는 19~23℃, 겨울에는 16~20℃이다. 최적 감각온도는 겨울철이 19℃, 여름철이 21.7℃로서 여름보다 겨울이 낮은데 이는 기후에 대한 순화현상의 결과이다.

(3) 불쾌지수(DI : discomfort index)

기후상태로 인간이 느끼는 불쾌감을 표시한 것으로 원래는 각종 기상조건에서 건물내의 전력소비량을 측정하기 위하여 Thom등에 의하여 만들어 졌으나, 1910년 미국 기상구에서 기후에 사용한 후 현재와 같이 이용되고 있다.

① 실내 : DI = (건구온도℃ + 습구온도℃) × 0.72 + 40.6

② 실외 : DI = 0.72(건구온도℃ + 습구온도℃) - 7.2 + 2.6j + 40.6

불쾌지수는 고온다습할수록 높으며, 민족에 따라 다를 수 있으며, 미국에서는 DI= 70이면 10% 정도의 주민이 불쾌감을 느끼고, 75이면 50% 정도의 사람이, 80%이면 거의 모든 사람이 불쾌감을 느끼며, 85 이상이면 견딜 수 없는 상태에 이른다고 보고되었으며, 동양인은 DI=75에서 9%, DI= 85에서 93%이었다는 보고가 있다.

표 8-5 불쾌지수와 불쾌감

불쾌지수	불쾌감 정도
70	10% 정도의 사람이 불쾌감을 느낌
75	50% 정도의 사람이 불쾌감을 느낌
80	거의 모든 사람이 느낌
85 이상	견딜 수 없는 상태에 이름

(4) 카타냉각력(kata thermometer cooling power) : 카타(Kata)온도계

기온, 기습이 낮고 기류가 클 때는 인체의 체열 방산량이 증대하는데, 이때 열을 뺏는 힘을 그 공기의 냉각력이라 한다. Leonard Hill은 인간이 더위와 추위를 느끼는 것은 체열 방산량에 의해 결정된다고 생각하고 인체를 모델로 하여 알코올 온도계의 기둥이 37.8℃(100°F)에서 35℃(95°F) 까지 하강하는 시간을 측정하여 방산열량을 단위시간에 단위면적에서 손실되는 열량(cal/㎠/sec)으로 냉각력을 표시하였다. 카타온도계는 불감기류와 같은 미풍을 정확히 측정할 수 있기 때문에 최근에는 기류를 측정하는 미풍계로도 사용된다.

(5) 등온지수(Equivalent warmth : 등가온도)

등가온도는 기온, 기습, 기류와 복사열까지 포함하여 고려된 것으로 복사량이 많은 산업장에서는 감각온도보다 합리적으로 이용 될 수 있다. 특히 기습이 100%이고 무풍이며 주위의 물체 표면온도가 기온과 동일한 t°F일 때를 기준으로 하여 이것과 등온감각을 주는 기온, 기습, 기류, 복사열의 종합상태를 등가온감 t°F라고 하였다. 기온, 기습, 기류에 복사열을 가했을 때 주변물체와 기온이 동일해졌을 때의 등온감각을 주는 상태로 지적 등온지수는 60.9°F이다.

4. 공기와 건강

1) 공기의 조성

공기란 지상으로부터 약 1,000km상공까지의 대기층(atmosphere)을 형성하고 있는 혼합가스들을 말한다. 지상에서 11~12km이내의 대기층이 대류권(troposphere)이고, 12km 이상의 대기층은 성층권(stratosphere)인 동시에 오존층이기도 하다. 그리고 20km 이내의 대기층 공기성분은 대체로 지구 표면의 화학성분과 흡사하다. 대기권 내의 주요화학성분은 질소와 산소로 전체의 90%를 차지하고 있으며, 나머지 성분의 거의 대부분은 아르곤과 이산화탄소로 이 네 가지 물질이 전체의 99.9%를 조성하고 있다.

(1) 공기의 자정작용

공기의 자정작용으로서는 다음과 같은 기전에 의하여 이루어진다.

① 공기 자체의 희석작용 ② 강우, 강설 등에 의한 분진이나 용해성 가스의 세정작용 ③ 산소, 오존, 과산화수소 등에 의한 산화작용 ④ 태양광선 중 자외선에 의한 살균작용 ⑤ 식물의 타소동화작용에 의한 CO_2와 O_2의 교환작용이 있으며, 공기는 우리에게 아주 필수적인 것으로 물, 음식물과 함께 절대적인 요소이다. 공기의 하루 필요량은 130kl로서 공기 없이는 인간이 살아갈 수 없다.

2) 공기와 건강

(1) 산소와 건강

공기 중에 21% 정도 함유되어 있는 산소는 인체의 호흡에 필수적인 것이다. 결핍되면 빈맥, 호흡수 증가, 호흡장애를 주증상으로 하는 저산소증(hypoxia)*에 걸리고, 과다하면 간질을 주증상으로 하는 산소중독증 oxygen poisoning)에 걸린다.

가) 저산소증 및 산소중독

성인이 안정상태에서 공기를 호흡할 때 소실되는 산소는 약 4~5%이므로 1일 산소소비량 13kl/100(또는 5/100)=0.52kl(또는 0.65kl)이다. 대기 중의 산소 변동범위는 15~27%이며, 일반적으로 21%인데 사람이 산소의 감소내지 증가에 대한 적응력이 커서 감당할 수 있는 허용범위는 15~50% 정도이다. 허용범위를 넘을 경우 저산소증이나 산소중독이 온다. 저산소증은(hypoxia)은 산소가 부족한 상태에서 일어나는 증상으로 산소량이 10% 정도가 되면 호흡곤란이 오고, 7% 이하가 되면 질식하게 된다. 일반적으로 4.5km 이상의 고도에서는 호흡곤란, 6~7km 이상에서는 의식상실이 오며, 7km 이상에서는 사망하게 된다. 그러므로 4.5km 이상에서는 인위적인 산소의 공급이 있어야 한다. 산소중독(oxygen Poisoning)은 대기 중의 산소농도(21%)나 산소분압(160mm Hg)보다 높은 산소를 장시간 호흡할 때 발생하는 것으로 일반적으로 100%의 산소를

* 공기 중의 산소농도가 14% 이하가 되면 저산소증에 걸린다.

8~12시간 이상 호흡할 때 산소중독의 위험이 있으며, 증상으로는 폐부종, 충혈, 흉통 등이 있고 심하면 사망하게 된다.

나) 일산화탄소 중독

일산화탄소(CO)는 무색, 무취, 자극성이 없는 기체로서 이산화탄소와는 달리 맹독성이 있고 비중이 0.976으로서 공기와 거의 같으므로 혼합되기 쉽고 주로 물체가 불완전 연소할 때 많이 발생한다. CO는 헤모글로빈(Hb)과의 친화성이 산소에 비해서 250~300배나 강하므로 혈액 중에서 Hbo_2형성을 방해하여, 산소운반 장애와 산소해리 장애 작용의 2중작용으로 생체조직의 산소결핍증(anoxia)을 일으킨다. 혈중의 COHb 포화도는 10% 미만이어야 하는데 50%가 되면 구토증이 생기고, 60%에서는 혼수상태에 빠지며, 70% 이상에서는 사망하게 된다. 결과적으로 CO는 헤모글로빈의 산소결합 능력을 빼앗아 혈중 O_2의 농도를 저하시키고 조직세포에 공급할 산소공급의 부족을 초래하여 산소결핍증을 일으키는데 이것을 일산화탄소 중독이라 한다.

(2) 이산화탄소와 건강

공기 중의 0.03%를 차지하는 이산화탄소**는 정상적인 농도에서는 인체에 영향을 주지 않으나, 과량일 때는 호흡곤란을 초래하고 3% 이상이 되면 비로소 불쾌감을 느끼고, 5% 이상일 때는 호흡중추의 자극으로 호흡이 촉진되고, 7%에서는 호흡곤란, 10% 이상에서는 의식을 상실, 사망할 수 있다. 일정한 공간에 다수의 사람이 장시간 밀폐상태 있을 때 나타나는 불쾌, 권태감, 두통, 구토, 현기증 등이 일어나는 것을 군집독(crowd poisoning)이라 하는데 그 원인은 불분명하며 공기의 화학적 조성의 변화 및 이학적 변화에 취기 등이 혼합하여 나타난다.

가) 군집독(Crowd poisoning)

군집독이란 실내에 많은 사람이 밀집해 있을 때 공기의 물리적. 화학적 조건이 문제가 되어 불쾌감, 두통, 권태, 현기증, 구토, 식욕저하 등의 생리적 현상을 일으키는 것을 말한다. 군집독을 일으키는 인자는 주로 취기, 온도, 습도, 연소가스, 분진 등이며 예방

** 이산화탄소는 무색, 무취, 약산성으로 소화제나 청량음료에 사용된다.

은 적절한 환기를 시키는 것이다.

나) 호흡(Respiration)

호흡 시에 일어나는 산소와 이산화탄소의 교환은 이들 가스가 가지는 분압의 차이에 기인하는데, 산소를 흡수하고 이산화탄소 및 수증기를 배출함으로써 흡기와 호기의 공기조성성분이 달라진다. 호흡을 통해서 취해진 산소 헤모글로빈과 결합하여 Hbo^2로서 각 세포조직에 운반되고 조직에서 발생한 CO_2는 폐포로 운반되어 호기로 배출된다.

(3) 질소와 건강

공기 중의 78%를 차지하는 질소는 불활성가스로 인체에 직접적인 영향을 주지 않으나, 다만 잠수와 같은 고기압 환경이나 감압시 영향을 준다. 즉 기압이 2~3기압 이상의 차가 있을 경우에 기압의 급격한 감소로 체내조직 속에 녹아 있던 공기 중의 질소가 유리하여 기포화하여 근육통 및 사지의 관절통, 피부가 가려워지는 외에 발진, 오심, 구토, 심장부 동통, 호흡곤란, 쇼크 등이 있고, 때로는 척수성 마비나 시력장애 등이 생긴다. 이러한 질병을 잠수부병 또는 잠함병(caisson disease), 감압병(decompression sickness)이라 하며 천천히 단계적으로 감압하고 끝날 무렵에 산소흡입을 하면 예방할 수 있다.

가) 잠함병, 감압병(Caisson disease, decompression sickness)

질소는 공기중에 78%를 차지하고 있으며, 호흡할 때 단순히 기도를 출입할 뿐이며 생리적인 작용을 하지 않는 불활성 기체이다. 그러나 고기압이나 급격한 기압 상승시에는 인체에 영향을 주게 된다. 잠함병은 고압상태에서 중추신경계에 마취작용을 하게 되며, 정상기압으로 갑자기 복귀할 때, 체액 및 지방조직에 발생되는 질소가스가 주원인이 되어 기포를 형성하여 모세혈관에 혈전현상을 일으키게 되는 것을 말하며, 증상으로는 동통성 관절장애를 수반한다. 잠수작업, 잠함작업 등을 하는 사람은 신체검사, 적성검사 등을 받아 위험요소가 있는 사람은 작업을 금하여야 한다. 기압은 해수면을 기준으로 하는데 해수면이 1기압이며 10.36m에 대하여 1기압씩 상승한다. 수중작업을 할 경우에는 1.6기압 이상에서의 작업은 발증(發症)할 위험성이 있다

(4) 포름알데이드

자극성 냄새가 있는 무색의 기체로 인화점이 낮아 폭발물 위험이 있으며, 물에 잘 녹는다. 의약품, 화장품, 화장실용품, 음식의 보존제, 건축자재, 가구, 여러 형태의 단열재로 사용되며, 그 밖에 옷감이나 종이의 염료로도 사용된다. 연소에 의하여 발생되기도 하는데 특히 디젤 엔진에서 많이 나오며, 가솔린, 가스스토브, 담배 등의 연소에 의해서 발생한다.

3) 환기(Ventilation)

환기란 실내의 오염된 공기를 내보내고 실외의 신선한 공기를 들어오게 하는 것으로 환기방법에는 자연환기와 인공환기가 있다.

(1) 자연환기

자연적으로 환기가 되는 것으로 자연환기의 원동력은 실내외의 온도차이, 기체의 확산력 및 실외의 풍력에 의하여 이루어진다.

가) 중력환기

실내외의 온도 차이에 의하여 이루어지는 환기로 실내외의 온도차는 공기의 밀도차를 형성하게 되어 압력차를 만들므로 환기가 이루어진다. 따라서 실내기온이 실외기온보다 높을 때 압력의 차이에 의해서 실내로 들어오는 공기는 하부로 나가는 공기는 상부로 이동하며, 그 중간에 압력 0의 지대가 형성되는데 이것을 중성대(neutral zone)라 한다.

나) 풍력환기

풍향 측의 압력 증대로 생기는 양압과 풍향 배측의 압력감소에 기인하는 음압에 의한 압력차에 의하여 형성되는 환기로서, 풍압은 풍속의 제곱에 비례한다.

(2) 인공환기(artificial ventilation)

거실 등 가옥 내의 환기는 자연환기로 가능하지만, 다수인이 밀집하는 강당, 극장, 밀폐된 실험실, 선박 및 탄광 등은 동력을 이용한 인공환기가 필요하다. 인공환기는 실내의 온도, 습도 및 공기 조성 등이 인체의 생리작용에 적합하도록 신속하고 안전하게 되어야 한다.

(3) 환기량

환기량이란 1시간 내에 실내에서 교환되어야 하는 공기량을 말하는데, 환기량의 측정은 CO_2나 CO 및 유해가스의 농도를 지표로 하고 있으며, 일반적으로 CO_2의 서한도를 지표로 하여 산출한다.

▮ 표 8-6 실내의 종류에 따른 표준 환기량

실내의 종류	환기량	실내의 종류	환기량
거실	50	극장	40~50
초등학교 교실	12~15	공장	60
중학교 교실	25~30	병실	60 70

4) 채광 및 조명

주택의 채광량은 신체적 건강과 생리작용에 중요하며, 부적당한 조명은 시각기관에 아주 나쁜 영향을 미칠 뿐만 아니라 정신건강에도 유해한 영향을 미친다. 조명은 태양광선을 이용한 자연조명과 인공조명으로 구분한다.

(1) 자연조명

자연조명은 주간조명이라고도 하는데 주간의 태양광선과 대기 중의 수증기, 먼지 등의 입자에 직사광선이 확산, 반사 또는 투과하여 생기는 천공광(sky light)에 의한 조명을 말한다.

(2) 인공조명

인공조명이란 고체, 액체 또는 가스 등의 연소산물을 이용하거나 전기를 이용하여 조명하는 방법으로 현재는 대부분이 전기에너지를 이용한 조명방법을 쓰고 있는데, 보건위생상으로도 가장 바람직한 방법이다. 인고조명의 방법에는 직접조명, 간접조명 및 반간접조명이 있다. 직접조명은 조명효율이 크고 경제적이나 눈부심을 일으키고 강한 음영으로 불쾌감을 준다. 간접조명은 반사에 의한 산광상태로 온화하며, 음영이나 눈부심도 생기지 않으나 조명 효율이 낮고 설비유지비가 다소 비싸게 든다. 반간접조명은 간접조명의 절충식으로 반투명의 역반사각에 의해 작업면사에 오는 광선의 1/2 이상을 간접광, 나머지를 직접광에 의하는 방법으로 가장 위생적인 방법이다.

5) 실내온도 조절

의복에 의해서 체온조절이 가능한 범위가 대체로 10~26℃이므로 10℃ 이하에서는 난방을, 26℃ 이상에서는 냉방을 필요로 한다. 적절한 실내온도는 거실의 목적, 작업의 종류 및 강도, 개인의 체질 및 습관 등에 차이가 있다.

(1) 적정실내온도

실내의 최적온도는 18℃±2℃의 범위이다. 실내온도의 또 다른 조건은 하부와 상부의 온도가 일정하여야 한다는 것이다. 두부와 발의 온도차이가 2~3℃ 이상이어서는 보건학적으로 문제가 있으며, 실내의 습도는 40~70% 범위를 벗어나지 말아야 한다.

(2) 난방방법

난방은 기온, 기습, 기류, 보가열 등의 온열조건이 고려되어야 하나 일반적으로 기온을 기준으로 하며, 열에너지에 의한 인공적인 난방을 말한다. 방법에 따라 국소난방, 중앙난방 및 지역난방 등으로 구분한다.

(3) 냉방

주택의 냉방은 국소냉방과 중앙냉방이 있으며, 국소냉방장치는 선풍기, Air Conditioner 등이 있고, 중앙냉방장치는 Carrier System이 있다.

5. 물과 건강

물에 병원성 미생물이나 방사성 물질 등이 함유되어 있는 경우를 오염이라고 하고, 노약, 살충제, 각종 산업폐수 등 유해 이화학물질이 함유되어 있는 경우는 오탁이라 한다. 물의 오염은 보건학적으로 많은 문제를 초래하여 우리의 건강에 나쁜 영향을 미친다. 물은 생활용수, 고업용수 농업용수 등으로 이용되고 특히 우리인간의 생명을 유지하는데 있어서 공기다음으로 중요한 요소이다.

1) 물과 질병

(1) 물의 중요성

물은 우리 몸의 70%를 차지하는 영양분의 운반, 노폐물 운반, 체온유지 등 생명유지에 필수적인 요소로 성인 1인당 필요한 물은 2.7L이다. 체내의 물은 1~2%만 잃어도 심한 갈증과 괴로움을 느끼고, 5%를 잃으면 혼수상태에 빠지며, 12%를 잃으면 사망하게 된다. 물을 마시지 않으면 신진대사가 원활히 이루어지지 않아 체내의 독소를 배출시키지 못하여 자가 중독을 일으켜 사망하게 된다. 또한 물은 생활용수, 공업용수, 농업용수 등으로 사용되는 필수자원으로 그 필요량이 증가하고 있다. Wipple은 하천의 하수유입으로 인한 하천의 오염 사이클과 자정작용의 변화상태를 4지대로 구분하였다(분해지대 → 활발한 분해지대 → 회복지대 → 정수지대).

(2) 물과 보건

오염된 물은 수인성 감염병, 기생충질환을 전파시키고, 유해물질이 생농축되어 여러가지 건강상의 위해를 가져온다. 먹는 물이란 자연상태의 물과 자연상태의 물을 먹는데 적합하게 처리한 수돗물, 먹는 샘물 등을 말한다. 먹는 샘물이란 암반대수층의 지하수 또는 용천수 등 수질의 안정성을 계속 유지할 수 있는 자연상태의 깨끗한 물을 먹는데 적합하도록 물리적처리 등의 방법으로 제조한 물을 말한다.

(3) 물의 생리작용

물은 음식물의 소화, 운반, 영양분의 흡수, 노폐물의 배설, 호흡, 순환, 체온조절 등의 생리적 작용을 하는데 성인의 경우 하루에 2~2.5L가 필요하다. 인체의 수분은 세포내의 40%, 조직간에 20%, 혈액 내에 50%, 등 체중의 60~70%가 물로 구성되어 있는데 그 10%를 상실하게 되면 생리적 이상이 오고, 20% 이상을 상실하면 생명이 위험하다.

그림 8-2 깨끗한 물 만들기 캠페인

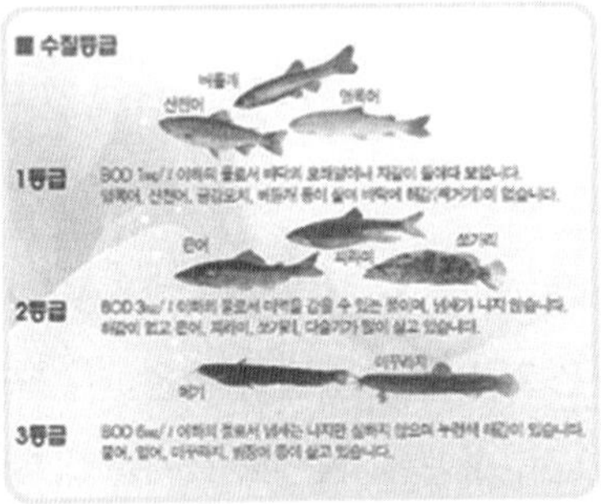

깨끗한 물 만들기

- 1회용 생활용품을 사용하지 않는다.
- 수도꼭지는 꼭 잠근 뒤 사용한다.
- 목욕물은 버리지 말고 세탁, 청소, 화분용으로 재사용한다.
- 세탁은 모아서 함께 세탁하여 절약한다.
- 세제는 가급적 천연세제를 사용한다.
- 세제를 과다하게 사용하지 않는다.
- 음식물 찌꺼기와 남은 식용유는 따로 모아 버린다.
- 세차는 하수처리 시설이 되어 있는 세차장을 이용한다.
- 야외에서 쓰레기 되가져오기를 생활화 한다.
- 자연을 훼손하지 않는다.

(4) Mills-Reincke 현상

1893년 5월 독일의 Reinckes는 엘베강의 물을 여과하여 함부르크시로 여과 급수하였고, 1893년 9월 미국의 Mills는 매사추세츠 주에서 같은 실험을 하였을 때 장티푸스 등 소화기계 감염병 발생이 감소하고 이로 인한 일반사망률도 감소됨을 보고하였으며 이 같은 현상을 Mills-Reincke현상이라 한다.

(5) 수인성 질병의 감염원

수인성 감염병은 병원성 미생물이 오염된 물에 의해서 전달되는 질병으로 사람이 병원성 미생물에 오염된 물을 섭취하여 발병하는 감염병을 말한다. 수인성 감염병을 일으키는 병원성 미생물들은 오염된 물을 통해 우리 몸에 들어와 위장관에서 증식하면서 감염증을 일으키고 분변을 통해 우리 몸 밖으로 나간다. 이는 주변의 물을 오염시켜 다시 다른 사람들을 감염시킨다. 이러한 전파경로를 분변-경구 전파경로라 하는데 수인성 감염병이 대표적인 분변-경구 경로를 통해 전파되는 감염병이다. 수인성 감염병은 동일한 물을 많은 사람들이 함께 사용함으로써 같은 시기에 다수의 환자가 발생하여 폭발적으로 유행할 수 있어 공중보건학 측면에서 중요한 질환이다.

수인성 감염병의 특징
① 유행지역과 급수지역이 일치한다. ② 환자가 집단적 폭발적으로 발생한다. ③ 먹는물 중에서 동일한 병원체를 검출할 수 있다. ④ 성별, 연령, 직업별 구분 없이 발생한다. ⑤ 잠복기가 길고 치명율이 낮고 2차감염이 있다. ⑥ 먹는물 사용을 중지하거나 개선하면 환자발생이 감소한다. ⑦ 계절에 관계없이 발생하나 주로 여름철에 많이 발생한다.

(6) 기생충질병의 감염원

간흡충, 폐흡충, 광절열두조충, 주혈흡충 등이나 회충, 편충 등은 수질오염으로 감염될 수 있는데 대표적인 수인성 기생충 질병이다.

(7) 중금속물질의 오염원

산업장에서 유출되는 유해물질로는 수은, 질산은, 카드뮴, 유기인, 페놀, 6가크롬, 비소, 아연질산 등이 있으며, 산업장의 화학물질의 사용 증가로 배출량이나 종류에서 계속 증가되는 경향이 있으며, 이들 유해물질은 각종 중독성질환을 유발한다.

(8) 수중 불소의 함유량

불소의 함유량이 다량인 경우(1ppm 이상)이를 장기 음용하면 반상치의 우려가 있고, 반면에 불소의 함량이 극소량인 경우(0.7ppm 이하) 우식치 또는 충치가 우려된다. 정상적인 불소의 범위는 0.6ppm~0.7ppm으로 이러한 현상은 8~9세의 어린이에게 많이 발생한다.

(9) 유해물질

환경 호르몬 등의 유해물질은 먹이 연쇄에 의해 생체에 농축되어 인체 내에 흡수되면 발암, 변이원성, 내분비계 장애 등을 일으킨다. 염소소독에 의해 발생되는 트리할로메탄(THM : trihalomethane)은 발암성이 있고, 수돗물에 첨가하는 불소는 충치예방 효과가 있으나, 과용하면 반상치의 위험이 있다.

2) 먹는 물의 생산과정

물과 자정작용은 자연계의 물은 그 스스로가 유입된 오염물질을 물리화학적 및 생물학적 작용에 의해 정화할 수 있는 능력을 가지고 있으며 이러한 현상을 자정작용(self-purification)이라고 한다. 물의 자정작용 중 물리화학적인 작용에는 침전, 여과, 희석 등이 있고, 화학적인 작용에는 산화, 환원과정이 있다. 생물학적인 작용에는 미생물에 의한 분해 및 수생식물에 의한 광합성 등이 있다.

(1) 수원

상수도의 수원은 천수, 지하수, 지표수, 복류수, 해수, 해양심층수 등이 있다.

가) 천수(天水)

비나 눈으로 내리는 물을 의미하는데 대기가 오염되면 매연, 분진, 세균의 오염이 많다. 천수는 집수의 불편으로 지표수나 지하수를 얻지 못하는 경우에 한하여 이용되는데 실제로 이용되는 예는 거의 없다.

나) 지표수(Surface water)

지표면 위에 고여 있는 하천, 호수 등의 물을 말하는데 수질은 비교적 안정적이지만, 오염의 기회가 많다. 그러므로 철저한 위생관리가 요구된다. 우리나라의 상수도는 대부분 지표수를 사용하고 있다.

다) 지하수(ground water)

지하로 침투한 물은 지하수를 이루는데 지각의 윗부분인 토양층과 암석층에 보관된다. 유기물이나 미생물에 오염은 적고 탁도가 낮으나 경도가 높다.

라) 복류수(river bed water)

복류수는 지하수면이 하천수와 밀착되어 있는 것을 말하는데, 복류수는 지하수와 달리 확실한 흐름이 있는데다 지표수와의 교환이 이루어져 수질적으로 지표수와 거의 비슷하며, 탁도가 지표수보다는 낮다.

마) 해수(sea water)

해수는 3%의 식염을 포함하고 있어 해수 담수화 과정을 거쳐 음용수로 사용할 수 있으나 비용이 많이 들어 장기간 항해를 위한 함상에서 이용하는 정도이다.

바) 해양심층수(海洋深層水)

"해양심층수"란 해양수산부령으로 정하는 수심 이하의 바다에 존재하면서 수질의 안전성을 계속 유지할 수 있는 바닷물로서 수질기준에 적합한 것을 말한다. 표층에 있는 바닷물과는 다른 성질을 가지고 있으며 심층수라고도하며, 최근 개발이 이루어져 먹는 물로도 사용되고 있다.

(2) 수원의 선정(구비조건)

수원으로서 적합한 물은 미생물, 중금속, 살충제 등의 독성물질이 함유되지 않아야 하고 수리권 확보가 가능해야 한다. 또한 수도시설의 건설 및 유지와 관리가 쉽고 경제적으로 관리할 수 있어야 한다. 수원의 구비조건으로는 ① 수량이 풍부해야 하고 ② 수질이 좋아야 하며 ③ 상수원은 가능한 고지대에 위치하며 도수, 송수 및 배수가 큰 동력의 소모없이 자연유하로 원활하게 이루어지도록 해야 하고 ④ 경제적으로 수도시설을 건설하고 운영할 수 있어야 한다.

(3) 배수 및 급수 시설

수원으로부터 물을 정수장까지 도수로에 의해 끌어오는 것을 도수라 하고, 정수장에서는 침전, 여과, 소독과정을 통하여 물을 깨끗이 하며, 정수장에서 송수로를 통해 배수까지 끌어가고, 배수지에서 각 가정이나 용수장까지 배수 또는 급수를 하게 된다. 따라서 각 가정으로 물을 보내는 것을 급수라 한다.

배수 및 급수시설과정
① 수원 → 취수 ② 취수시설 → 도수 ③ 정수장 → 송수 ④ 배수지 → 배수 ⑤ 배수관 → 급수 ⑥ 소비자

3) 물의 자정작용과 정수방법

물의 정수는 자정작용, 즉 희석, 침전, 자외선에 의한 살균, 산화, 생물에 의한 식균 등의 작용에 의해서도 일어나지만 정수법은 ① 침전 → ② 여과 → ③ 소독의 순서로 실시된다. 침전법에는 보통침전법과 약물침전법이 있으며, 여과법에는 완속여과법과 급속여과법이 있다. 일반적으로 완속여과법에는 보통침전법이 사용되고 급속여과법에는 약품침전법이 사용되고 있다.

그림 8-3 수돗물의 정수과정

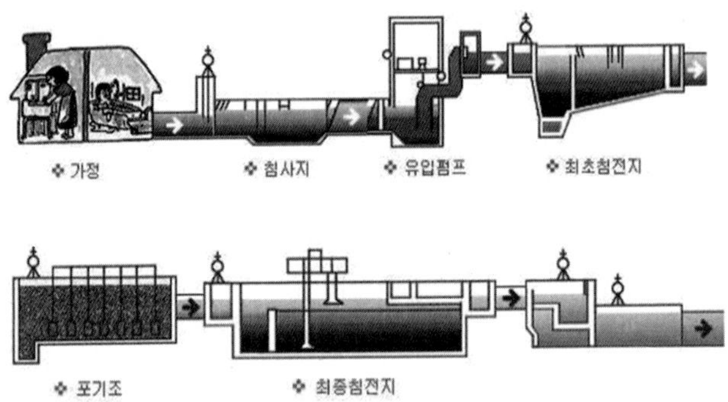

(1) 정수법

가) 침전(sedimentation)

부유물 중에서 중력에 의해서 제거될 수 있는 침전성 고형물을 제거하는 것으로 응집제를 하지 않고, 수중 미생물의 플록(Floc)현상을 이용한 보통침전법과 화학적 응집제를 이용하는 약품침전법이 있다.

(가) 보통침전법

응집제를 가하지 않고 유속을 느리게 하여 부유물질을 분리 · 제거하는 방법으로 자연상태 그대로 중력에 의해 침강하여 색도, 탁도, 세균 등을 감소시키는 방법이다.

(나) 약품침전법

콜로이드 입자 등 미세입자나 용존물질 등을 제거하기 위하여 응집제를 주입하여 불용성 응집물인 flock을 형성하게 하여 침전효과를 높이는 방법으로 급속사 여과지를 가진 정수장에서 사용하며, 침전시간이 짧으므로 대도시에서는 주로 약품침전이 이용된다.

나) 여과(filteration)

물에 있는 부유물질과 불순물, 특히 세균을 제거하는 과정으로 보통 침전 후에 사용하는 완속여과법과 약품침전 후에 사용하는 급속여과법 두 가지가 있다.

(가) 완속사여과법(Slow sand filtration)

1829년 영국의 테임즈 강물을 최초로 완속여과로 처리하였기 때문에 영국식 여과법이라고 하며, 물의 자연 정화력을 이용한 방법이다. 완속사 여과지의 구조는 여과지 최상층에 모래를 깔고 굵은 모래, 작은 자갈, 큰 자갈을 각각 10~15cm 두께로 깔며, 최하층에는 둥근 돌을 20~30cm빈틈없이 깔아서 만든다. 완수를 여과하면 부유물이 세사층 상부에 남게 되어 콜로이드상의 막이 되는데 이막은 주로 생물이기 때문에 생물막이라고 하며, 세균, 조류, 부유물 등의 여과작용을 하기 때문에 여과막이라고도 한다.

▮ 표 8-7 완속 여과법과 급속사 여과법의 비교

항목	완속 여과법	급속 여과법
여과 속도	5~10m/day	100~200m/day
원리	물이나 모래판 내를 천천히 흘러감에 따라 불순물은 모래알 사이의 작은 틈에 침전되어 제거되는 원리	완속 여과의 유속에 비해 빠른 속도로 여과되기 때문에 약품 침전을 이용
약품 처리	–	필수 조건이다.
세균제거	좋다.	나쁘다.
손실 수두	작다.	크다.
건설비	크다.	작다.
유지 · 관리비	적다.	많다(약품 사용).
수질과의 관계	저탁도에 적합	고탁도, 고색도, 조류가 많을 때
여재 세척	시간과 인력이 소요	자동시스템으로 적게 든다.
장점	세균 제거율이 높다.	탁도, 색도가 높은 물에 좋다. 수면 동결이 쉬운 곳에 좋다.

(나) 급속사여과법(rapid sand filtration)

1872년 미국에서 처음으로 시작된 것이 때문에 미국식 여과법이라고 하며, 약품의 작용에 의해서 기계적으로 여과하는 방법이다. 여과지의 구조는 완속여과지보다 큰 유효경 0.45~0.7mm의 모래를 사용하며 모래층의 두께는 60~70cm가 적당하다.

6. 분뇨 및 쓰레기 처리

1) 분뇨

(1) 분뇨처리

분료(excretions)란 화장실(변소)에서 수거되는 액체성 또는 고체성의 오염물질(정화조 청소시 발생하는 오니포함)을 말한다. 우리나라는 예전부터 분뇨(糞尿)를 사용해 온 관습으로 인하여 분뇨로 인한 많은 보건문제를 발생시켜 왔었다. 현재는 수세식 변소의 보급과 화학비료의 발달로 분뇨를 비료로 사용하는 경우가 거의 없다. 만일 분뇨를 비료로 사용할 경우에는 겨울철에는 약 3개월 이상 여름철에는 1개월 이상의 기간이 지난 완전 부숙(腐熟)된 상태의 분뇨를 사용하여야 한다. 또한 분변으로 인한 질병의 발생은 장티푸스, 세균성이질, 콜레라 등의 세균성 질병과 구충, 회충, 편충, 요충, 아메바성 이질 등 기생충 질환이 있으며, 특히 구충의 감염과 관계가 있다. 분뇨처리시 유의사항은 첫째, 수원이 되는 원수나 지하수 및 지표수에 영향이 없어야 하며, 둘째, 방서 및 위생해충의 서식의 단절장치를 하여야 하고, 셋째, 불쾌한 냄새가 없어야 하며, 넷째, 비료화를 할 경우 완전 부숙 후에 사용하도록 하여야 한다.

(2) 화장실의 유형

화장실의 종류는 상당히 다양하며 농촌에서는 주로 콘크리트 화장실, 부패조, 대소변 분리화장실, 메탄가스 발생식 화장실, 물통식 화장실 등이 많으며, 도시에서는 수조화장실, 수세식 화장실, 흡취식 화장실 등이 있다.

가) 수조 화장실

분뇨정화조를 갖춘 수세식 화장실을 말하며 우리나라의 도시는 수조화장실을 가장 많이 이용하고 있는데 정화조의 일반식 구조는 부패조, 예비여과조, 산화조, 소독조로 구분되어 만들어 진다.

① 부패조 : 부유물은 공기를 차단하는 부사가 되며, 고형물은 침전되어 오니가 된다. 부사는 혐기성 세균의 작용을 촉진하여 유기물을 부패 발효시키며, 액상물질은 예비여과조에 흘러 들어가도록 되어있다.

② 예비여과조 : 예비여과조에는 돌을 쌓아 올려 밑으로부터 흘러 들어온 오수가 돌 틈을 통과하는 동안 여과되어 산화조로 흘러 들어가도록 되어 있다.

③ 산화조 : 산화조에는 거친 돌을 쌓아서 여기에 공기를 유통시켜 호기성균의 증식으로 산화작용이 이루어지도록 안정화 시킨다.

④ 소독조 : 소독조에서는 남아 있는 세균을 염소 또는 표백분 등으로 소독하여 방류한다.

나) 수세식 화장실

수세식 화장실이란 하수처리시설이 잘 되어 있는 도시에서 이용되는 화장실로서 하수도를 거쳐 분뇨를 하수처리장에서 안전하게 처리하여 방류하는 것으로, 수세식 화장실은 가장 위생적이며 안전하고 청결한 처리방법이라 할 수 있다.

(3) 분뇨의 종말처리

분뇨의 종말처리는 화장실의 종류, 도시와 농촌에 따라서 차이가 있으며, 처리방법에는 비료화하는 방법, 매립법, 해양투기법, 소화처리법, 화학적 처리법, 정화조 이용법, 수세식 처리법, 습식 산화법 등이 있다.

가) 소화처리법

급취변소의 2단계 정화조에서 소화시켜 버리는 방법으로 긴 소화일수를 필요로 한다. 분뇨는 투입조건에서 일정량이 될 때까지 저류시키고, 투입조에서 전치를 한 후 건조시켜서 소각하는 방법으로, 발생하는 가스는 수조를 가온하여 연료로 사용할 수 있다.

나) 화학적 처리법

분뇨의 소화처리법은 넓은 장소가 필요하며, 소화에 많은 기간이 소요되고 고가의 처리시설이 필요하므로 화학적 처리법이 고안되었다. 화학적 처리과정은 전처리는 소화처리와 같이 고형물, screening, 분쇄 등을 하며, 본처리는 응집 및 침전효과가 큰 황산제1철, 염화제2철, 석회, 철염 등에 이용하여 침전시키고 상징액은 종말처리장에 투입한다.

다) 습식산화법

습식산화법이란 고압(70~80기압)하에서 고온(200~250℃)을 가하고 충분한 산소를 공급하여 소각하는 방법으로 병원균이 완전히 사멸되므로 위생적이고 진개의 발생도 없으나 고압에 의한 처리이므로 주의가 요구되는 방법이다.

라) 퇴비법

농비를 만들 때 위에 분뇨를 뿌리는 일종의 가온처리법으로 퇴비 내 온도가 부패열로 60~70℃ 전후로 수일간 지속적으로 병균과 기생충란이 완전 사멸한다.

마) 하수처리법

정화변소와 수세식 변소의 부패조를 통해 배출되는 오수를 배수관을 통해서 하수도에 버리는 방법이다.

바) 소각법

병원 등에서 처분하는 특수한 처리법으로 모든 미생물 사멸의 최선책이다. 특수처리법에는 습식연소법이 이용되는데 분뇨나 하수 중의 유기물질은 자연조건 하에서는 연소시킬 수 없으나 100기압하의 270~280℃에서는 연소가 된다.

사) 기타 처리법

기타 처리법에는 온열처리법과 투기법, 매립법 등이 있다.

2) 폐기물 처리

(1) 폐기물(쓰레기)의 개념

쓰레기는 생활쓰레기와 산업폐기물로 대별할 수 있으며, 산업폐기물은 일반폐기물과 지정폐기물로 구분한다. 산업폐기물은 산업장에서 배출되는 모든 폐기물을 총칭하며, 생활쓰레기는 산업장이외의 장소에서 발생되는 모든 쓰레기를 총칭한다.

우리나라에서는 폐기물관리법을 제정하여 운영하고 있으며 폐기물의 발생을 최대한 억제하고 발생한 폐기물을 친환경적으로 처리함으로써 환경보전과 국민생활의 질적 향상에 이바지하는 것을 목적으로 하고 있다.

(2) 폐기물의 분류

폐기물관리법(제2조)에 의한 폐기물의 분류 및 용어의 정리는 아래와 같다.

① "폐기물"이란 쓰레기, 연소재(燃燒滓), 오니(汚泥), 폐유(廢油), 폐산(廢酸), 폐알칼리 및 동물의 사체(死體) 등으로서 사람의 생활이나 사업활동에 필요하지 아니하게 된 물질을 말한다.

② "생활폐기물"이란 사업장폐기물 외의 폐기물을 말한다.

③ "사업장폐기물"이란 「대기환경보전법」, 「수질 및 수생태계 보전에 관한 법률」 또는 「소음 · 진동관리법」에 따라 배출시설을 설치 · 운영하는 사업장이나 그 밖에 대통령령으로 정하는 사업장에서 발생하는 폐기물을 말한다.

④ "지정폐기물"이란 사업장폐기물 중 폐유 · 폐산 등 주변 환경을 오염시킬 수 있거나 의료폐기물(醫療廢棄物) 등 인체에 위해(危害)를 줄 수 있는 해로운 물질로서 대통령령으로 정하는 폐기물을 말한다.

⑤ "의료폐기물"이란 보건 · 의료기관, 동물병원, 시험 · 검사기관 등에서 배출되는 폐기물 중 인체에 감염 등 위해를 줄 우려가 있는 폐기물과 인체 조직 등 적출물(摘出物), 실험동물의 사체 등 보건 · 환경보호 상 특별한 관리가 필요하다고 인정되는 폐기물로서 대통령령으로 정하는 폐기물을 말한다.

⑥ "폐기물처리시설"이란 폐기물의 중간처분시설, 최종처분시설 및 재활용시설로서 대통령령으로 정하는 시설을 말한다.

(3) 의료폐기물의 종류

가) 격리의료폐기물

「감염병의 예방 및 관리에 관한 법률」 제2조제1호의 감염병으로부터 타인을 보호하기 위하여 격리된 사람에 대한 의료행위에서 발생한 일체의 폐기물을 말한다.

나) 위해의료폐기물

① 조직물류 폐기물 : 인체 또는 동물의 조직 · 장기 · 기관 · 신체의 일부, 동물의 사체, 혈액 · 고름 및 혈액생성물(혈청, 혈장, 혈액제제)
② 병리계 폐기물 : 시험 · 검사 등에 사용된 배양액, 배양용기, 보관균주, 폐시험관, 슬라이드, 커버글라스, 폐배지, 폐장갑
③ 손상성 폐기물 : 주사바늘, 봉합바늘, 수술용 칼날, 한방침, 치과용침, 파손 된 유리재질의 시험기구
④ 생물 · 화학폐기물 : 폐백신, 폐항암제, 폐화학치료제
⑤ 혈액오염폐기물 : 폐혈액백, 혈액투석 시 사용된 폐기물, 그 밖에 혈액이 유출될 정도로 포함되어 있어 특별한 관리가 필요한 폐기물

다) 일반의료 폐기물

혈액 · 체액 · 분비물 · 배설물이 함유되어 있는 탈지면, 붕대, 거즈, 일회용 기저귀, 생리대, 일회용 주사기, 수액세트

(4) 폐기물 관리의 기본원칙

폐기물 관리법에 의한 폐기물 관리의 기본원칙은 아래와 같다.

① 사업자는 제품의 생산방식 등을 개선하여 폐기물의 발생을 최대한 억제하고, 발생한 폐기물을 스스로 재활용함으로써 폐기물의 배출을 최소화하여야 한다.
② 누구든지 폐기물을 배출하는 경우에는 주변 환경이나 주민의 건강에 위해를 끼치지 아니하도록 사전에 적절한 조치를 하여야 한다.
③ 폐기물은 그 처리과정에서 양과 유해성(有害性)을 줄이도록 하는 등 환경보전과

국민건강보호에 적합하게 처리되어야 한다.

④ 폐기물로 인하여 환경오염을 일으킨 자는 오염된 환경을 복원할 책임을 지며, 오염으로 인한 피해의 구제에 드는 비용을 부담하여야 한다.

⑤ 국내에서 발생한 폐기물은 가능하면 국내에서 처리되어야 하고, 폐기물의 수입은 되도록 억제되어야 한다.

⑥ 폐기물은 소각, 매립 등의 처분을 하기보다는 우선적으로 재활용함으로써 자원생산성의 향상에 이바지하도록 하여야 한다

(5) 폐기물 처리방법

폐기물 처리에는 일반폐기물처리와 특정폐기물처리가 있으며, 폐기물의 처리방법에는 매립법, 소각법, 퇴비법, 재활용법 등이 있다.

가) 일반폐기물처리법

(가) 매립법(landfill)

우리나라에서는 대부분 이 방법에 의해서 처리하고 있다, 저지대에 폐기물을 버린 후 복토를 하는 방법으로 면매립법(저지매립법), 구매립법(도랑매립), 경사매립법이 있다. 어떠한 경우라도 매립경사가 30도의 경사가 좋으며, 반드시 복토를 실시하여야 한다. 매립하는 진개의 두께는 1~2m 이상이 되면 통기가 불량해지고 혐기성 부패가 장기간 계속된다. 매립 후는 20cm 이상의 두께로 복토를 하는 것이 좋으며, 매립 진개가 발효 소화되어 1/2로 줄어들었을 때 다시 진개를 매립하고 복토를 한다.

(나) 소각법(incineration)

소각법은 폐기물을 처리하는 방법으로 가장 위생적인 방법으로 현지 소각법과 소각로에 의한 방법이 있다.

① 현지 소각법

폐기물 처리현장에서 소각하는 방법으로 가정, 공장, 아파트, 상가, 병원 등에서 소형간이 소각로를 만들어 소각하거나 소각장을 만들어 소각하는 방법이다.

② 소각로에 의한 소각방법

영국에서 1847년에 처음으로 시작한 후 각 국에서 개량된 소각로가 많이 사용되고 있다. 소각로에 의한 소각은 가장 이상적인 방법이다. 그러나 경제적비용이 많이 소요된다.

- 장점 : ① 매립법에 비해 처리장소가 좁아도 된다(설치면적이 적음). ② 소각으로 생긴 재는 유기물이 없으므로 매립에 적당하다. ③ 처리에 기후 및 기상의 영향을 받지 않는다. ④ 처리방법이 불쾌하지 않고 위생적이다. ⑤ 소각열(폐열)을 이용할 수 있다. ⑥ 시 중심지에 설치하여 운송시간 및 운송비를 절약할 수 있다.

- 단점 : ① 건설비가 많이 소요 된다. ② 대기오염의 우려가 있다. ③ 발암성 물질로 다이옥신(dioxin)이 발생할 수 있다. ⑤ 소각시설 건설부지의 확보에 어려움이 있다. ④ 처리에 숙련공이 필요하다.

(다) 퇴비법(Compositing : 비료화법)

폐기물 중 플라스틱, 고무 등을 제외한 유기물질을 호기성 또는 혐기성균을 이용 처리하여 퇴비로 만드는 방법이다. 농촌이나 농촌주변의 도시에서는 4~5개월간의 발효를 시켜서 퇴비로 이용하고 있는데 최근 고속퇴비화 시설이 설치되어 2~3일이면 좋은 비료를 생산할 수 있다. 특히 발효과정에서는 60~70℃의 발열이 생겨서 병원미생물이나 기생충을 사멸시킬 수도 있다.

(라) 재활용법

폐기물의 재활용은 폐기물의 양을 감소시킴으로써 처리비용을 절감시키고, 한정된 천연자원을 절약하여 환경악화를 방지하는 등 장점이 많기 때문에 이를 확대 발전시켜야 한다.

(마) 동물사료이용법(animal feeding)

부엌 쓰레기를 동물사료로 이용 시 10℃에서 30분 동안 삶아 선무충을 사멸시켜야 한다. 동물사료로 쓰레기를 활용할 경우에 인수공통감염병이 우려된다.

나) 특정폐기물처리

특정폐기물은 특정폐기물처리시설에서 안전하게 처리되어야하며 특정폐기물배출자는 그 의 사업장에서 특정폐기물을 스스로 처리하거나 특정폐기물처리업자, 재활용을 목적으로 특정폐기물을 처리하는자 또는 특정폐기물처리시설을 설치 운영하는 자에게 위탁하여 처리하여야 한다. 또한 중간처리시설은 소각시설, 파쇄. 절단시설, 용융시설, 증발, 농축시설, 정제시설, 반응시설, 유수분리시설, 응집, 침전시설, 탈수시설, 건조시설, 고형화시설, 안정화시설을 갖추어야 한다. 특정폐기물처리시설에는 ① 차단형 매립시설 ② 관리형 매립시설 ③ 침전형 매립시설 ④ 안전형 매립시설 등이 있다.

7. 주택 및 의복보건

1) 주택의 구비조건

(1) 주택의 기본적 조건

주택이 갖추어야 할 조건은 풍습이나 지역적 특성에 따라 다르지만 기본적으로 갖추어야할 기본조건은 ① 건강성 ② 안정성 ③ 기능성 ④ 쾌적성 등 4대요소라 할 수 있다. 또한 주택은 다음의 조건을 갖추어야 한다.

첫째, 외부의 환경으로부터 보호되어야 한다. 즉 여름은 더위로부터 보호되고 겨울은 추위로부터 보호되며, 각종 소음이나 환경오염의 영향애서 보호되어야 한다는 것이다.

둘째, 질병발생의 위험이나 각종사고의 위험이 없어야 한다.

셋째, 일상생활에 보다 편리해야 하고 가족 간에 접촉이 적당할 수 있게 가족 수에 따라 알맞은 공간의 확보가 필요하다.

넷째, 안전과 보안 및 외부와의 구분이 될 수 있어야 한다.

다섯째, 경제성과 능률성이 있어야 한다.

여섯째, 생리적으로 적합하고 심리적으로 안정감이 있어야 한다.

(2) 주택의 보건학적 조건

가) 대지(大地)

대지의 조건은 아래와 같다.

첫째, 환경조건은 한적하고 교통이 편리해야 하고 환경오염원이 없는 곳이어야 한다.

둘째, 지형은 언덕의 중복에 위치하고 넓으며, 방향은 남향이나 동남향, 동서향 10도 이내이어야 한다.

셋째, 지질은 건조하고 침투성이 물의 침투성이 크며, 유기물에 오염되지 않은 사토(沙土)가 적합하고 지반이 견고하여야 한다.

넷째, 지하수위는 최소 1.5m 이상이어야 하며, 3m 정도인 곳이 좋다.

다섯째, 하수처리가 잘 되어야 한다.

나) 구조(構造)

주택의 구조는 그 지방의 기후, 생활습관 등에 따라 달라질 수 있으나 기후에 적응하고 편리하며, 경제적이고 위생적이면서 환기나 조명 등이 고려되어야 한다.

(3) 실내의 공기 오염관리

주택, 아파트, 지하의 상가나 역사, 공연장이나 장례식장 등의 실내공간의 공기오염물질은 건축자재나 내장재, 가구 등에서 발생하는 휘발성 유기화합물, 불완전 연소물질, 살충제, 휘발성 유독물질, 석면, 미세먼지, 부유세균 등 다양하며 이들 실내오염물질로 발생될 수 있는 질병은 새집증후근, 군집독, 일산화탄소 중독 등이 있다.

가) 새집증후군(Sick house syndrome)

1970년대 미국에서는 신축빌딩 근무자와 학교의 어린학생들의 두통이나 가려움증 등의 불명확한 불평이 있었는데 이를 "빌딩증후군"이라 하였으며, 그 원인이 유해유기용제 및 살충제 등으로 밝혀진 바 있다. 최근에 문제가 되고 있는 새집증후근은 일시적 또는 만성적으로 두통, 구토, 눈, 목 등의 이상증세를 호소하는 질병으로 그 원인은 신축주택이나 주택개보수에 사용되는 건축자재, 내장재 및 새가구 등에서 발생하는 휘발성 유해화학물질이 원인으로 알려졌다. 또한 여기에는 벤젠, 톨루엔, 클로로폼, 아세톤, 스타이렌, 포름알레이드 등의 발암물질이 포함되어 있다.

2) 의복보건

(1) 의복보건의 정의

의복이란 체표면과 의복 내외표면에 한정된 공간 전체를 말하는 것으로 의복위생은 복장을 구성하는 각 피복 재료가 함유한 공기는 물론 피복과 피복 간에 개재된 공기층까지도 포함하는 개념이다.

(2) 의복의 위생적 조건

의복의 목적은 인체의 체온조절, 신체의 청결, 신체를 보호하고, 사회생활에서의 예의 · 품격 · 개인의 취향 등을 나타낸다. 그리고 의복의 위생학적 조건은 온도 · 습도 · 기류 등의 기후 조절력이 좋고, 피부에 피해를 주지 않으면서 피부 보호력이 커야 하며, 체온 조절력이 커야 한다.

(3) 의복기후

사람이 의복을 착용하지 않은 상태에서 체온조절의 범위가 25~26℃가 유지되어야 하며, 그 이하일 경우에는 체온을 조절하기 위하여 의복이 필요하다. 의복에 의해서 체온을 조절할 수 있는 외기온도는 10~26℃(18℃)로 10℃ 이하에서는 난방을, 26℃ 이상에서는 냉방을 인위적으로 하여야 한다.

(4) 의복과 보건

의복의 중량은 의복을 착용하였을 때 혈액순환이나 호흡에 방해가 되어서는 안 되며, 신체적활동이 자유스러워야 한다. 가능하면 가벼워야 하며, 총 중량이 5kg을 초과하면 활동이 부자유스럽다.

8. 위생해충

1) 위생해충의 개념

(1) 위생해충의 정의

위생곤충학(Medical Entomology)은 의곤충학이라고도 하며, 직접 또는 간접으로 인간의 건강을 해치는 곤충에 관한 지식을 추구하는 학문이다. 그러나 실제로는 의학상 문제가 되는 절족동물을 취급하며, 더 나아가 절족동물이 설치동물에 기생하는 등 관계가 있으므로 설치동물 주 일부를 다루고 있다. 위생해충은 인간에게 질병을 매개하는 것과 질병과는 직접관계가 없으나 혐오감 곤충을 말하며, 실제적으로는 절족동물이나 설치류의 일부를 다루고 있다. 뉴슨즈(nuisance)란 질병매개와는 달리 단순히 사람에게 불쾌감, 불결감이나 혐오감을 주거나 일상생활에 불편을 주는 동물을 말하며, 이는 주관적 개념으로 문명의 정도와 지역사회의 인식에 따라 다르다.

(2) 위생해충의 종류

지구상에는 약 70여만 종의 곤충이 있으며, 이들 곤충 중에는 인축에 직접피해를 입히거나 질병을 매개함으로써 피해를 주는 해충들이 많으며 위생해충 중 인간에게 직접 · 간접적으로 피해를 주는 모든 곤충을 총칭하는 것으로 절지동물(arthropoda)에 속한다. 위생해충의 피해 중 파리, 모기, 바퀴벌레, 진드기는 다음과 같다.

▮그림 8-4 위생해충

파리, 모기, 바퀴벌레, 진드기

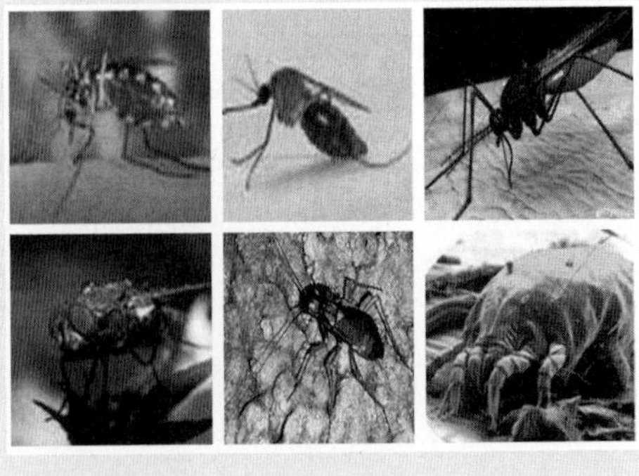

2) 구충구서의 원칙

① 구제대상 동물의 발생원 및 서식처를 제거하는 것이 가장 근본적이고 중요한 대책이다.
② 구충 · 구서는 발생초기에 실시하여야 한다. 해충의 증식은 기하급수적이므로 발생초기에 구제하는 것은 성충을 구제하는 것의 수십 배의 효과를 기대할 수 있다.
③ 대상동물의 생태습관에 따라서 구제를 실시하여야 한다.
④ 구충 · 구서는 광범위하게 동시에 실시하여야 한다.

3) 위생해충의 피해와 구제방법

(1) 위생해충의 피해

위생해충의 피해에는 직접적인 피해와 간접적인 피해가 있다. 직접적인 피해에는 다음과 같은 것이 있다.

① 기계적 이상 : 곤충에 물렸을 때 피부조직의 파괴현상
② 이차적 감염 : 물림에 의한 기계적 외상이나 파리나 지네 등이 문 부위에 병원성 박테리아 감염에 의한 피부염
③ 체내기생 : 인체조직에 침입하여 기생하는 경우
④ 독성물질의 주입 : 지네, 독거미 등에 물렸을 때에 독성물질의 주입으로 인한 피해
⑤ 자교(물림)시 주입된 이물질에 대한 감수성 : 곤충에 물렸을 때 침 등 이물질에 대한 감수성으로 붓거나 발작이 일어나는 경우가 있다. 또한 간접적인 피해로는 질병의 기계적 전파, 질병의 생물학적인 전파, 정신적 · 경제적 피해 등이 있다.

(2) 위생해충의 구제방법

위생해충의 구제방법에는 환경적 방법. 화학적 방법. 생물학적 방법으로 구분된다.

① 물리적 방법 : 환경적 방법(발생원 및 서식처 제거) 및 트랩이용, 유문등(light trap), 방사선 사용 등이 있다.
② 화학적 방법 : 천적을 이용하거나 살충제, 발육억제제, 불임제, 기피제 등 화학물

질을 이용하는 해충구제방법이다.

③ 환경적 방법 : 해충이 발생할 만한 곳의 청결유지 및 쓰레기 처리와 스크린 설치로 환경을 개선하고 발생원의 서식처를 제거한다.

4) 위생해충의 생태

(1) 파리(housefly)

우리나라의 인가에서 활동하는 파리의 종류는 집파리가 가장 흔하며, 큰집파리, 공주집파리, 금파리, 쉬파리, 쇠파리 등이 있으며, 이외에도 작은 집파리, 돌집파리, 검정공주파리 등이 있다.

가) 생활사 및 습성

파리류는 모두 완전변태를 하는 곤충으로 알 → 유충(구더기) → 번데기 → 성충으로 발육한다. 파리는 주간 활동성으로 오전 10시에서 오후 2시 사이에 주로 활동하며 5월부터 10월까지는 산란해서 성충까지 2~3주가 소요된다.

파리의 생활사
① 알→(0.1~1일) ② 유충→(7~10일) ③ 번데기→(5~10일) ④ 성충→(0.1~1개월) ⑤ 산란

나) 파리에 의한 피해

파리에 의한 피해로는 감염병 및 기생충 질환의 기계적 전파가 가장 중요하며, 그 외 생물학적 전파 및 흡혈, 승저증(myiasis), 불쾌감, 수면장애, 안정방해 등이 있다.

다) 파리의 매개 질병

파리는 형태학적으로 접착성이 있고 병원체를 묻혀서 운반하기에 적합한 형태를 갖고 있으므로 전파를 잘 한다.

① 소화기계 감염병 : 장티푸스, 파라티푸스, 이질, 콜레라, 식중독 균 등

② 호흡기계 감염병 : 결핵균, 디프테리아 등

③ 기생충 질환 : 회충, 요충, 촌충 등

라) 파리의 구제방법

① 환경적 방법 : 환경적인 개선으로 발생장소(서식처)를 제거하여 근본적으로 번식력을 억제하는 것이 가장 중요한 방법이며, 쓰레기 처리 및 화장실의 위생적 관리, 퇴비장의 개선, 하수구의 청결 등이 있다.

② 유충구제 방법 : 모든 해충은 발생초기에 구제하는 것이 성충구제의 효과를 높일 수 있으며, 살충구제에 의한 화학적 구제방법과 화장실의 경우 생석회의 이용 등의 방법이 있다.

③ 기계적 방법(이학적 방법) : 파리통, 파리채 등에 의한 포살방법이 있으며, 파리잡이 끈끈이 테이프 등이 쓰인다.

④ 화학적 방법(성충구제법) : 해충을 살충제에 의해 멸살한다는 것은 질병치료에 있어서 대중 법과 같은 효과가 있을 뿐이고 근본적인 방법은 아니지만 실제로 많이 사용되고 있는 방법인데 속효성 살충제 분무법이 있다.

⑤ 천적이용법 : 파리의 천적은 약 50여 종이 있는데 가장 널리 이용되는 것은 기생벌이다.

(2) 모기(mosquitos)

우리나라에 서식하는 모기의 종류는 최근 통계에 의하면 약 9속 54종 정도로 알려져 있다. 그 중에서 질병매개 작용을 하는 종류는 중국얼룩날개모기, 작은 빨간집모기, 토고숲모기 등과 빨간집모기, 한국얼룩날개모기, 얼룩날개집모기 등 많은 종이 보고되고 있다.

가) 생활사 및 습성

모기는 완전변태를 하는 곤충으로 난 → 유충 → 번데기 → 성충의 네 시기를 거치는데 미성숙 시기에는 수서생활을 하고 성충이 되면 육지생활을 한다.

모기의 생활사
① 알→(2~3일) ② 유충→(약7일) ③ 번데기→(약3일) ④ 성충→(1~2개월) ⑤ 산란(50~150개)

나) 모기에 의한 피해

① 질병전파 : 모기가 매개하는 감염병은 중국얼룩날개모기는 말라리아를 매개하고, 작은빨간집모기는 일본뇌염을 매개하며, 토고숲모기는 말레사상충증을, 열대숲모기는 황열과 뎅기열을 매개한다.

그림 8-5 작은빨간집모기 및 중국얼룩날개모기

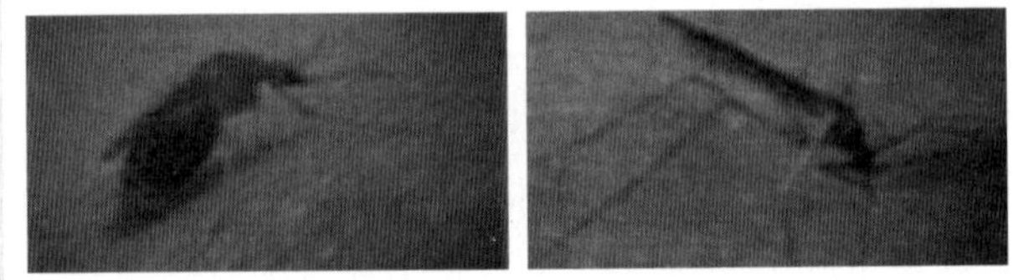

② 기타 피해 : 피부자교(물림)에 의한 직접자극 및 흡혈 등으로 오는 통증 및 고통이 심하고 수면방해, 작업방해 및 가축의 질병 전파 등이 있으며, 흡혈 부위의 2차적인 감염과 예민한 피부의 경우 흉터자국 등이 올 수 있다.

다) 모기의 구제방법

① 환경적 구제방법 : 발생지의 제거가 가장 중요하며 방화수통, 하수구, 고인물 등이 장시간 정체되지 않도록 한다.
② 유충구제방법 : 모기를 치사시키는 약제를 사용하는 방법으로 살충제, 발육억제제, 기피제 등이 있다.
③ 천적이용법 : 수중에 서식하는 어류에 의한 천적만으로는 모기의 유충을 구제할 수가 없지만 어류가 모기의 유충을 포식함으로써 생물학적인 구제방법이 될 수도 있다.
④ 기타는 기피제로 몸에 바른 것이나 모기향 등이 사용된다.

(3) 바퀴(cockroach)

바퀴는 열대, 아열대 및 온대지방 등 전 세계적으로 널리 분포되어 있는 위생해충으로 약 4천 여종이 알려져 있다. 대부분 실외 서식성으로 주간활동성이며, 30여종만이 가

주성으로 야간활동성이고 인간생활과 관계를 갖고 있어 위생상 문제가 된다. 우리나라에서는 9종이 보고되고 있으며, 바퀴의 종류로는 독일바퀴, 이질바퀴, 먹박퀴, 일본바퀴 등이 있지만 그 중 가장 많은 것은 독일바퀴이다.

가) 생활사 및 습성

바퀴는 불완전변태를 하는 곤충으로 알 → 자충 → 성충으로 발육한다. 알은 난협의 속에 보호되고 산란되며, 부화된 자충은 종류에 따라 다르나 보통 5~8회 탈피하면서 성충이 되고 성충이 되면 교미활동을 통해 암놈은 죽을 때까지 산란을 계속하며 군거생활을 한다. 가주성이므로 건물 내에서 먹이를 구할 수 있고 온도나 습도가 어느 정도 보호되는 으슥한 곳이면 음식점, 주점, 식품점, 병원, 아파트 등 어디서나 서식할 수 있다.

바퀴의 생활사
① 난협→(30~40일) ② 유충→(2~3일일) ③ 성충→(약100일) ④ 산란

나) 바퀴의 피해

① 직접피해 : 불쾌감을 유발하거나 공포감을 유발하고 어린이에게 교상을 일으킨다. 또한 분비물로 인해 피부병을 일으키거나 알러지원으로 작용해 기관지천식을 유발한다.

② 간접피해 : 세균, 바이러스 및 각종 기생충질환을 기계적으로 전파한다. 바퀴는 잡식성으로 음식물뿐만 아니라 인축의 배설물, 피, 객담 등을 섭취하여 반 소화상태로 토해내는 습성을 통해 질병을 매개하기 쉽다. 바퀴가 주로 매개하는 질환은 소화기계감염병, 결핵, 디프테리아. 폐렴 등 호흡기 감염병 및 각종 기생충질환 및 원충류이다.

다) 바퀴의 구제방법

바퀴는 번식력이 강하고 야간활동성이므로 일시적 구제로는 효과가 없으며, 지속적인 구제로써 바퀴를 없앨 수 있으며, 제거방법으로는 ① 서식처제거 ② 유인물에 의한 접착제을 이용하거나 트랩을 설치 ③ 독제에 의한 독이법(붕산, 아비산 석회, 석회소다 등) ④ 살충제 사용 등을 분무하여 구제한다.

(4) 쥐(Rat, Mouse)

쥐는 지구역사상 인간에게 가장 큰 피해를 주고 있는 대표적 서족동물로서 감염병의 전파에 의한 보건위생사의 유해뿐만 아니라 곡식과 음식물, 상품, 건축물에 손상을 입히는 등 재산상의 손실도 가져오며 곡식을 먹어치우는 것보다 10배 이상 피해를 주고 있다. 우리나라에 서식하는 쥐의 종류에는 약 15종이 기록되어 있고 곰쥐(지붕쥐), 시궁쥐와 생쥐 3종은 가주성으로 사람과 밀접한 관계가 있으며, 가주성을 제외한 모든 쥐는 들쥐(field rodents)라고 하는데 우리나라에서는 등줄뒤 1종이 전국에 걸쳐 우점종이다.

가) 생활사 및 습성과 가주성 쥐

쥐의 번식력은 대단히 높은데 임신기간이 4주로 1년에 4~8회 정도 출산하며 한번에 6~9마리를 낳는다. 쥐의 수명은 보통 2년 반이라고 할 때 번식률은 가히 기하급수적이라 할 수 있다. 가주성 쥐의 종류에는 아래와 같다.

① 시궁쥐 : 잡쥐라고도 하며, 체중이 400~500g이고 몸통보다 꼬리가 짧은 것이 지붕쥐와 구별되는 특징이다. 서식장소는 주로 가옥 내 창고나 부엌이며, 야외의 쓰레기장, 하수구, 동네 주변의 논둑이나 밭둑 등인데 주로 굴을 판다.

② 곰쥐 : 지붕쥐라고도 하며, 몸체가 날씬하고 몸체보다 꼬리가 긴 것이 시궁쥐와 구별된다. 서식처는 주로 항구 주변에 높은 밀도를 보이고 있으며, 특히 고층건물이나 대형건물에 많다. 수직등반을 잘 해서 파이프나 벽을 타고 잘 올라간다.

③ 생쥐 : 무게가 20g 정도로 극히 소형 쥐로 머리에 비해 귀가 크며 몸통과 꼬리 길이가 비슷하다. 생쥐는 머리에 비해 귀는 크고 발이 작으며 꼬리가 날씬한데 비하여, 시궁쥐와 지붕쥐 새끼는 귀가 작고 머리와 다리가 몸체에 비하여 불균형하게 크고 꼬리가 굵다. 주로 인가나 들, 농경지에 많이 서식한다.

나) 쥐에 의한 피해

쥐는 사람과 같이 생활하면서 많은 양의 곡물을 섭취하며 포장이나 목재 등을 손상시키고, 전선을 갉아 화재의 원인을 일으키기도 한다. 쥐가 매개하는 질병은 아래와 같다.

① 세균성 질병 : 페스트, 서교열, 렙토스피라증, 살모넬라증 등

② 바이러스성 질병 : 신증후군 출혈열(유행성 출혈열)

③ 리케치아성 질병 : 쯔쯔가무시병, 발진열
④ 기생충질환 : 선모충증, 아메바성 이질, 리슈마니아증

기타피해는 집쥐는 의류, 가구, 각종 가재도구 및 전선에 피해를 주고 화재의 원인을 유발하기도 한다.

다) 쥐의 구제방법

구서작업은 쥐의 개체군 밀도가 낮을 때 수행하는 것이 효과적이므로 겨울이 가장 적당하고 다음이 여름이다.

① 환경적 방법 : 서식처의 제거방법이나 방서장치를 하는 것이 최선의 방법으로 식당, 식량창고, 쓰레기장 등이 환경개선으로 쥐가 서식할 수 없도록 하는 것이 선행되어야 한다.
② 포서기 이용법 : 암살법, 포서방법 등 쥐덫을 이용하여 구제한다.
③ 천적이용법 : 고양이, 족제비, 오소리 등이 천적으로 알려져 있다.
④ 살서제 사용 : 살서제를 먹이에 섞어 섭취한 후 중독사 시키는 방법으로 현재 가장 널리 효과적으로 사용되고 있다. 곡물, 생선 등 미끼먹이에 기름, 설탕 등을 첨가하고 살서제인 황인 8%, 비소화합물, ANT, 불화질산소다, Warfrin 등을 첨가하여 미끼로 사용한다.

(5) 진드기(ticks)

참진드기는 진드기 뇌염, Q열, 록키산홍반열, 재귀열 등을 전파한다. 좀진드기는 양충병(쯔쯔가무시병), 유행성출혈열 등을 전파한다.

(6) 빈대(Bed bug)

빈대는 사람, 가축, 가금류 등에 흡혈 기생하며 야간활동성과 군서의 특징이 있다. 빈대에 의해 발적, 소양감, 2차적 염증, 수포형성, 수면방해, 불쾌감 초래 등의 피해가 발생한다. 구제방법은 DDT, Lindance, Malathion의 사용과 훈증법이 있다.

(7) 벼룩(fleas)

벼룩은 저온 고습한곳에 서식하며 암수 모두 주 · 야간에 흡혈한다. 벼룩에는 사람벼룩과 인도쥐벼룩이 있는데 사람벼룩은 온대지방에 많고 인축, 야생동물에도 기생하며 주로 야간에 암수모두 흡혈한다. 인도쥐벼룩은 인축에 흡혈하며 쥐로부터 페스트와 발진열을 매개 전파한다.

9. 소독

1) 염소소독

소독(Disinfection)이란 침전이나 여과과정을 거친 후에 병원균과 같은 세균은 잔재하므로 화학적 처리방법에 의한 소독 등으로 살균을 시켜야 한다. 소독방법은 열처리법, 자외선 소독법, 오존소독법 등이 사용 될 수 있으나 상수의 소독은 주로 화학적 방법 중에서도 할로겐류 소독 중 염소 소독방법을 이용한다. 소독약의 구비요건은 ① 살균력이 강해야 하고 ② 물품의 부식성, 표백성이 없어야 하며 ③ 용해성이 높고, 안정성이 있어야 하고 ④ 경제적이고 사용이 간편해야 한다.

(1) 염소소독의 기준

우리나라의 공중위생법에 의해서 음용수의 소독제는 염소제인 액화염소, 표백분, 이산화염소를 살균소독제로 사용하도록 규정하고 있으며, 음용수의 수질기준 등에 관한 규칙에서는 수도 또는 공동우물이나 간이급수시설에 의해서 공급되는 음용수는 수도전이나 음용직전의 유리잔류염소농도를 0.2mg/l 이상 유지하도록 규정하고 있다.

(2) 염소소독의 장 · 단점

염소 소독약으로는 액화염소 또는 이산화염소를 주로 사용하는데 염소소독의 장점은 ① 강한 소독력 ② 강한 잔류효과 ③ 조작이 간편하며 ④ 경제적이라는 장점이 있지만, 단점으로는 냄새가 강하고 트리할로메탄(T- halomethane : THM) 생성에 의한 독성이 있다.

(3) 염소소독의 원리

염소는 수중에서 가스가 분해하여 염산과 치아염소산이 되고 이때 생성된 HOCL과 OCL-를 유리유효염소라고 하는데 살균력을 지배하는 치아염소산은 pH3~6에서 많고, pH7 이상에서는 OCL-가 많다. HOCL이나 OCL- 모두 살균력은 있으나 HOCL이 살균력이 큰데, pH10의 상태에서는 pH5일 때 보다 150배의 염소량을 주입하여야만 같은 살균효과를 볼 수 있다.

(4) 불연속점 염소처리(break point chlorination)

물에 염소주입량을 점차로 증가시키면서 잔류염소량을 측정하면 수질에 따라 세가지 형태로 나타난다.

(5) 오존(O_3)처리법

오존은 산소원자 3개로 되어 있으며 제3원자가 결합력이 약해 발생기 산소를 내고, 이것에 의해 소독을 하며, pH변화에 상관없이 강력한 살균력을 발휘한다. 또한 화학 물질을 남기지 않으며, THM을 형성하지 않으며, 소독의 잔류 효과가 없어 살균 후 미생물 증식에 의한 2차 오염의 위험이 있다.

(6) 클로라민(Chloramine)법

물에 페놀이 존재하는 경우 암모니아를 염소의 전후에 가해 소독하는 방법으로 클로라민법 또는 암모니아 염소법이라 한다. 클로라민법은 반드시 암모니아를 먼저 가해야 하며, pH가 7.2 이상에서의 급속 살균에는 효과가 없다.

(7) 자외선 소독법

석영 유리로 된 수은 등에 직류 220V, 3.5A의 전류를 통해 얻은 짧은 파장의 광선으로 살균하는 방법이다. 수심 120mm 이내에서 살균 효과를 가지나, 물의 탁도와 색도가 높으면 투과성이 나쁘므로 효율이 떨어진다.

2) 특수 정수법

보통의 침전, 여과, 소독법만으로 좋은 음용수를 얻을 수 없을 경우, 특수한 처리법이 필요하다.

(1) 경수연화법(물의 연화법 : Softening)

연화수란 물속의 경도성분인 Ca^{2+}, Mg^{2+} 등을 제거하여 경수를 연수로 바꾸는 것을 말한다. 경수는 보일러나 수관에 scale을 형성시켜 나쁜 영향을 미친다.

가) 석회소다법

탄산가스 (CO^2)와 탄산 경도는 소석회를 사용하고, 비탄산 경도는 소다회와 소석회를 사용한다. Ca^{2+}는 $CaCO_3$로 Mg^{2+}는 $Mg(OH)_2$로 침전되어 제거된다.

나) 이온 교환법

이온 교환 수지 충진탑에 경수를 통과시켜 Ca^{2+}나 Mg^{2+} 등이 수지 내 Na+과 교환되어 통과수는 경도 성분이 제거된 상태로 나옴으로써 처리된다.

다) 지올라이트(zeolite)법

반응 원리는 이온교환법과 같으며, 지올라이트(zeolite)의 성분 조성은 $Na_2O \cdot Al_2O_3 \cdot Na_2O \cdot 6H_2O$로 나타낸다. 이온 교환법과 지올라이트(zeolite)법은 비용이 많이 드는 것이 흠이다.

(2) 철, 망간의 제거법

수중에 철이나 망간이 0.3mmg/L이 넘으면 세탁, 음료, 직물염색 등에 부적당하므로 제거 후에 사용하여야한다.

가) 폭기법

철, 망간이 중탄산제1염으로 되어 있는 경우에 유효한 방법이다. 노즐에서 물을 분출시켜 공기 중의 산소로 철, 망간을 산화시킨 후 급속 여과로 수산화철을 제거한다.

나) 알칼리 제거법

소석회, 소다회 등의 알칼리제와 황산 반토를 동시에 가하여 응집 침전시켜 제거한다.

다) 과망간산칼륨법

$KMnO_4$의 산화력을 이용하는 방법으로 망간 제거에 유효하다.

(3) 불소주입(fluoridation)

불소가 없는 물은 장기 음용하면 치아우식증(충치)이 될 수 있는데,치아형성기의 어린이에게 불화물을 함유한 상수를 공급하여 60~65%나 감소시켰다는 연구결과가 있다. 반면에 과잉의 불소가 함유된 물을 음용하면 반상치의 원인이 될 수 있는데, 반상치란 치아에 백반이 생기고 차츰 커지면서 추한 다갈색 또는 흑색 반점이 생기며, 범랑질이 침식되는 치아질환이다.

(4) 조류제거법

조류(algea)는 흔히 플랑크톤이라고 불리며 탄소 동화 작용을 하고, 무기물을 섭취한다. 조류가 번성하면 물에 갖가지 맛과 냄새를 나타내고 또 색도를 유발하며, 부영양화 및 적조 현상 같은 심각한 문제를 일으킨다. 따라서 조류방지법은 조류의 영양분이 되는 유기물이 저수지에 유입되지 않도록 하고, 일광의 차단을 위한 조치를 취하며, 황산동($CuSO_4$)이나 활성탄을 뿌려 조류를 제거한다.

(5) 정화수(우물물)의 소독

정화수의 소독에는 표백분을 사용하는데 물 1m²에 대하여 70% 유효염소를 함유한 표백분 70g을 사용한다. 우물은 최소 지하 3m 이상이어야 하고 오염원보다 지반이 높은 곳에 위치하여야 한다.

제9장

산업보건

[학습목표]

1 / 산업재해지표의 종류를 분류하고 산업재해의 예방대책을 수립할 수 있다.
2 / 직업병의 종류와 발생 원인을 알 수 있으며, 예방대책을 수립할 수 있다.
3 / 근로자의 보건관리와 산업보건과 관련된 기본법규를 알 수 있다.

1. 산업보건의 개념

1) 산업보건의 정의

산업보건(industry health)이란 근로자들이 건강한 심신으로 높은 작업능률을 유지하면서 지속적으로 근로에 임할 수 있도록 근로환경과 근로방법 및 근로조건을 어떻게 관리해 나갈 것인가를 연구하는 과학이자 기술이며, 이를 실현하는 것에 산업보건의 목적이 있다. 또한 산업보건에 대해 국제노동기구(ILO)와 세계보건기구(WHO)의 공동위원회에서는 산업보건이란 '모든 직업의 근로자들이 신체적, 정신적, 사회적으로 최상의 안녕상태를 유지 · 증진하기 위하여 작업조건으로 인한 질병을 예방하고, 건강에 유해한 작업조건으로부터 근로자를 보호하며, 그들을 정서적으로나 생리적으로 알맞은 작업조건에서 일하도록 배치하는 것'으로 정의하고 있다(The industrial health is the promotion and maintenance of the highest degree of physical, mental and social well-being of workers in all occup ation). 따라서 산업보건의 최종적인 목표는 근로자에게 쾌적한 작업환경을 제공하여 모든 산업장의 직업인들이 육체적 · 정신적 건강을 유지 · 증진시킴으로써 근로자의 행복을 추구하고 나아가 노동생산성을 향상시키는 것이다.

2) 산업보건의 중요성

산업보건의 중요성은 첫째, 산업사회가 노동집약적 산업사회에서 기술집약적 산업사회로 변천되어감에 따라 시설장비에만 의존하였던 관심이 인간자원 관리에 대한 관심으로 커지게 되었기 때문이다. 둘째, 최소의 근로시간과 최소의 노력으로 최대의 생산을 올릴 수 있도록 하는데는 인간관리를 통한 기업의 합리화가 최선임을 인식하였기 때문이다. 따라서 산업보건은 노동력을 보존하여 기업의 손실을 방지하고 근로자의 건강과 안전을 관리하는 인도적차원에서 산업보건의 중요성이 인정되어진 것이다. 또한 산업보건은 근로자 본인의 건강과 생산성, 나아가 사회와 국가전체의 복지까지 영향을 미친다. 산업보건은 산업인구, 즉 생산인구(15~64세)가 전체인구의 70% 가까이를 차지하고 있기 때문에 국민들 대부분은 산업보건의 대상이라 할 수 있으며 건강한 산업인력의 확보는 국력과 직접적인 연관이 있으며 개인적인 측면에서는 생산성 향상으로 경제적 이익까지 연결된다. 현대 사회에서 노동이 갖는 사회성 또한 산업보건의 중요성을 알게 한다.

3) 산업보건의 관련분야

산업보건의 관련분야에는 산업위생학(작업환경위생, 정신위생), 보험학(산재보험과 의료보험 등), 산업의학(공업중독, 직업병, 안전관리, 산업심리, 재활), 인간공학(인간과 직업, 기계, 노동의 관계 연구), 산업간호학 등 많은 전문분야의 학문과 관련이 있고, 앞으로도 특수한 노동환경(핵, 레이저 광선, 우주환경 등)에서 작업하는 근로자의 보건을 연구하는 산업보건의 새로운 관련 전문분야가 등장할 것이다.

4) 산업보건의 역사

(1) 산업혁명 이전

이탈리아의 의사 라마찌니(Ramazini)는 "일하는 사람들의 질병"을 발간(1713)하여 직업과 직업병의 관계를 명확히 함으로써 직업병에 관한 과학적인 체계 확립하였으며,

산업보건학의 시조가 되었다.

(2) 산업혁명 이후

산업보건의 중요성이 강조되기 시작한 것은 채드윅(Chadwick)이 영국 노동인구의 위생 상태에 관한 보고서를 작성한 이후이다. 채드윅은 노동인구의 작업 및 생활환경을 조사하여 비참했던 상황을 보고함으로써, 1848년 영국의 공중보건법제정에 기여하였다. 또한 비스마르크(Bismark)는 1883년에 근로자질병보호법과 1884년에 산업재해보험법을 제정하여 사회보장제도의 기틀을 마련하였고, 1919년에는 ILO(국제노동기구)가 설립되었다.

2. 산업재해

1) 산업재해(industrial accident)

(1) 산업재해의 정의

산업재해(industrial accident)란 산업에 있어서 여러 위험요소에 의해 예기치 않은 돌발적인 인명피해와 재산상의 손실을 순간적으로 초래하는 것을 의미한다. 즉 산업재해라 함은 근로자가 업무에 관계되는 건설물, 설비, 원재료, 가스, 증기, 분진 등에 의하거나 작업 기타 업무에 기인하여 사망 또는 부상하거나 질병에 이환되는 것을 말한다.

(2) 산업재해의 발생요인

가) 환경적요인(Environmental factors)

가장 중요한 것은 기계적 요인으로 그 자체의 문제와 온도, 환기, 소음 등에 따라 더욱 조장되고 재해원인 분석이나 재해 예방대책 수립 시에 가장 크게 역점을 두는 사항이며, 1차 원인이라 부르기도 한다. 이외의 요인은 시설물 불량 공구불량, 재료 및 취급품의 부족, 작업장 환경불량 및 정돈 불량, 복장의 불량, 노동시간의 과대, 휴식시간 부족 등으로 발생한다.

나) 인적요인(Human factors)

인적요인에는 관리상 요인과 생리적요인, 심리적 요인이 있다.

표 9-1 인적요인 및 내용

구분	내용
관리상요인	작업지식부족, 작업미숙, 인원부족, 작업진행의 혼란, 작업방법 불량, 작업속도의 부적절, 기타 돌발사고 대처 불능 등
생리적요인	건강이상, 체력부족, 신체적 결함, 피로, 수면부족, 여성생리 및 임신, 음주, 약물복용, 질병 등
심리적요인	정신력부족, 정신상의 결함, 규칙 및 명령 불이행, 부주의, 행동의 무리 및 불안전, 착오, 경솔, 불만, 갈등 등

(3) 재해지표

재해의 정도를 분석하여 재해의 실상을 파악하고 그 방지대책의 중요자료로써 활용가치가 있는 지표는 아래와 같다.

① 건수율(incidence rate) : 조사기간 동안 산업체 근로자 1,000명당 재해발생건수를 표시한 것이다.

건수율 = 재해건수/평균 실 근로자수×1,000

② 도수율(frequency rate) : 빈도율이라고 하며, 연 근로시간 100만 시간당 몇 건의 재해가 발생하였는가를 나타내는 지표이다.

도수율 = 재해건수/연근로 시간수×1,000,000

③ 강도율(severity rate) : 산업재해의 경중강도를 나타내는 것으로써 근로시간 1,000시간당 발생한 근로손실일수를 나타낸다.

강도율 = 근로손실일수/연근로 시간수×1,000

④ 평균손실일수

평균손실일수 = 휴업일수/사고건수

국제노동기구는 산업재해의 발생빈도를 국제간 또는 국내산업간에 상호 비교하기 위하여 도수율을 채택하고 있다.

(4) 예방대책

산업재해의 예방대책에는 ① 교육적 대책(안전교육, 보건교육) ② 기술적 대책(적재적소, 감독과 지도, 기계설비개선) ③ 규제적 대책(안전관리조직 정비, 의료구급제도, 근로조건 개선, 보호구착용) ④ 환경적 대책(근로환경개선, 표어, 포스터) 등이 있을 수 있다. 그러나 실제로 산업재해를 예방하는 안전관리는 안전관리자의 충실한 직무수행뿐만 아니라 보건관리, 노무관리, 기술관리, 생산관리 등과 유기적으로 수행되어야만 목적을 원활히 달성할 수 있다.

▮그림 9-1 산업재해예방 캠페인

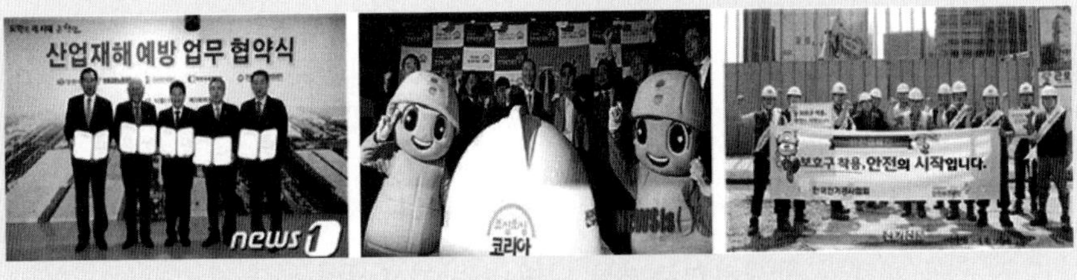

(5) 산업재해의 분류

가) 재해정도의 분류

① 사망 ② 중상(휴업 14일 이상) ③ 중경상(휴업 8~14일) ④ 경상(휴업 3~7일) ⑤ 미상(휴업 1~2일) ⑥ 불휴재해(휴업일 없음)로 구분한다.

나) 상해명별 분류

① 절단상 ② 화상 ③ 열상 ④ 탈상 ⑤ 동상 ⑥ 열상 ⑦ 자상 ⑧ 찰과상 ⑨ 골절 ⑩ 탈구 ⑪ 염좌 ⑫ 좌상 ⑬ 파쇄상 등으로 구분한다.

다) 상해부위별 분류

① 두부 ② 경부 ③ 흉부 ④ 요부 ⑤ 팔 ⑥ 손 ⑦ 대퇴부 ⑧ 발 등으로 구분한다.

(6) 재해예방대책

산업재해의 예방대책은 안전관리나 안전훈련의 영향을 크게 받는다. 미국의 전국안전회의에서는 산업재해의 발생이 적은 사업장의 특징으로는 첫째, 경영자의 주도 둘째, 책임의 할당, 셋째, 안전한 작업조건, 넷째, 안전훈련, 다섯째, 재해기록제도, 여섯째, 의료구급제도, 일곱째, 근로자의 책임을 들고 있으며, 특히 경영자의 주도력이 가장 중요하고 재해기록제도는 모든 재해예방대책의 기본이 되는 것이라고 지적하였다.

3. 산업피로(industrial fatigue)

1) 산업피로

산업피로(industrial fatigue)란 수면이나 휴식을 잘 취하지 못하고 과로 등이 누적되어서 정신기능 및 작업수행 능력이 저하되는 것을 말한다. 그리고 산업피로의 과정으로는 심폐기능의 저하로 산소공급이 부족하거나, 피로물질의 축적으로 혈당의 농도가 저하되는 것으로, 근육 안에 글리코겐 양의 감소 등이 있다. 그리고 전신피로와 근육의 반복사용으로 근육 내 노폐물을 축적하고, 결합조직의 이완, 신장 또는 압박, 동기 결여 등으로 신체 국한된 부위에 생기는 주관적 국소피로가 있다. 이와 같은 산업피로의 예방대책에는 충분한 수면과 휴식과 합리적인 작업 방법과 자세, 적절한 작업강도와 작업시간 조절 그리고 음주 및 약물의 오·남용 억제, 노동 시에는 근로시간 외에 휴식시간의 삽입 등이 있다.

2) 산업피로의 발생요인

산업피로의 발생요인은 접근관점에 따라 근로시간 · 휴식시간 · 작업강도 및 작업환경 등에 관련된 작업적 인자, 신체적 인자 및 작업의욕의 상실 · 흥미상실 · 가정불화 등에 관련된 심리적인자로 구분할 수 있다. 그리고 작업발생요인을 작업부하, 작업환경조건, 작업편성과 작업시간, 생활조건 및 개인조건으로 구분할 수 있다.

3) 산업피로의 증상

피로의 증상으로는 머리가 무겁고, 전신이 나약해지고, 어깨, 가슴이 결리고, 숨쉬기가 어렵고, 팔, 다리가 쑤시고 입이 마르고, 하품이 나며, 식은땀이 나는 등의 신체적 증상과 머리가 띵하고 생각이 정리되지 않으며, 졸음이 오고 주의력이 산만해지고 집중력이 떨어지며 관절의 강직과 이완이 오게 되며, 상태가 더 악화되면 얼굴에 부종, 근육통, 호흡곤란, 이상발한, 소화기장애, 두통과 현기증 허탈감 등의 증세가 나타난다.

4) 산업피로의 예방대책

산업피로의 예방대책은 피로를 일으키는 원인을 규명하여 제거하는 것이 가장 근본적인 방법이라고 하겠으나 생활의 안정, 영양개선, 정신보건 향상 및 건강증진도 피로예방과 관계가 있다. 따라서 산업보건의 관리측면에서 피로의 예방대책은 아래와 같다.

① 작업과정에 따라 적절한 휴식시간을 부여하는 것이 합리적인 방법이다.
② 불필요한 동작을 피하고 에너지 소모를 줄인다. 그러므로 작업에 숙련되어야하며 훈련이필요하다.
③ 작업에 사용되는 공구 · 기계 및 작업자세는 인간공학적으로 고안되어야 하고 작업환경을 정비 · 정돈하는 것도 피로예방에 도움이 된다.
④ 힘든 노동은 가능한 한 기계화하여 육체적 부담을 줄이도록 하며, 너무 정적인 작업은 피로를 더하게 되므로 될수록 동적인 작업으로 전환하도록 한다.
⑤ 작업능력에는 개인차가 있으므로 각 개인마다 알맞은 작업량을 배분한다.
⑥ 작업시간 중 또는 작업 전, 후에 간단한 체조나 오락을 갖도록 한다.
⑦ 충분한 수면과 영양을 섭취하도록 하고, 작업 후에는 목욕 또는 마사지 등을 하여

혈액순환을 좋게 하는 것도 피로예방에 도움이 될 수 있다.

⑧ 산업이 과학화됨에 따라 정신적 작업이 증가되고 있으므로 정신건강에 있어서도 작업적성과 피로의 문제가 다각도로 연구되어야 한다.

4. 직업병 및 공업중독

1) 직업병의 개념

(1) 직업병의 정의

직업병이란 그 직종이 가지고 있는 특정한 요인으로 그 직종에 종사하는 사람에게만 발생하는 특정의 질환을 직업병(Occupational disease)이라 한다. ILO 및 WHO의 전문가회의와 국제심포지움에서 논의된 냉용을 정리하면 "직업병은 직업에 의하여 발생된 질병으로서 직업적 노출과 특정 질병간의 명확하거나 강한 인간관계가 있어야 하며 일반적으로 단일 원인요인에 의해서 발병된다"고 하였다.

(2) 직업병의 발생원인과 요인

직업병의 발생원인에는 ① 작업장의 불량한 환경조건과 ② 부적당한 근로조건이 있다. 작업장의 환경 불량요인에는 부적당한 기온, 기압, 습도와 방사선, 소음, 진동, 분진, 유해가스, 중금속 등의 노출이 있고, 부적당한 근로조건에는 과중한 작업, 운동부족, 불량 작업자세, 불규칙한 작업시간 등이 있다. 직업병의 3대요인은 연, 벤젠, 규폐증 중독이 있다.

(3) 직업병(직업성 질환)과 업무상 질병 관련 질환

직업병은 직업에 기인한 질환으로 어느 직업에 종사하였기 때문에 발병한 특정의 질환이다. 즉 직업병은 근로의 종류와 작업 조건의 이상으로 각각의 직업 활동이 원인이 되어 발생하는 질환으로 정의되고, 근로요인과의 사이에서 인과관계가 강한 특유의 질환을 말한다.

또한 업무상의 질병이란 근로기준법 상의 법률용어이고 노동자가 작업 때문에 받은 외상 및 이환된 질병으로 산업재해보상보험법에 의하여 보상의 대상이 되는 것을 말한다. 그러나 1980년대에 노동에 기인한 질병으로 직업병이란 용어뿐만 아니고, 작업관련 질환 및 노동관련 질환이란 개념이 WHO 및 ILO에 의하여 사용되고 있다. 작업관련 질환은 직업병도 포함한 넓은 질병개념이고, 노동조건의 개선 및 지역에서 건강관리로 증상이 경감되고, 발증률이 저하되는 질환이란 의미로 사용되고 있다. 작업관련 질환의 예로 정신장애, 알코올 의존증, stress, 고혈압 및 허혈성심장질환 등이 있다.

(4) 직업성 질환의 발생조건

직업성 질환의 발생 원인에는 일반적으로 노동조건, 작업방법, 작업환경이 있다.

가) 노동조건과 직업성 질환

노동조건 중에는 1일 근무시간, 낮일, 밤일, 교대제, 휴식시간, 잔업시간, 휴일 및 휴가 등 노동시간에 관한 것이 영향이 크다. 생활시간 중에서 차지하는 노동시간과 근무시간의 비율, 사람의 생체리듬과 근로시간의 일치성, 육체적 정신적 피로와 그 회복 등이 구체적으로 검토될 필요가 있다.

나) 작업방법과 직업성 질환

작업방법은 작업강도, 작업속도, 작업밀도, 작업자세, 작업내용 등으로 분류되고, 작업강도의 측정에는 에너지 대사율(RMR, relative metabolic rate)이 이용된다. 에너지 대사율이란 인간이 기본적인 생명을 유지하는데 필요한 기초대사량, 즉 가장 기본적인 에너지 소비량과 특정 작업 시 소비된 에너지의 비율을 에너지 대사율이라 한다. 에너지 대사율은 다음의 식으로 표시할 수 있다. 또한 에너지 대사율은 특정한 작업을 수행하는데 있어서 작업자의 생리적 부하를 계측하기 위한 지표로서 주로 동적 근력작업이나 정적근력작업의 강도를 측정하여 적정한 연속작업 가능시간을 예측하기 위한 대표적 방식으로 활용되고 있다. 최근에는 특정근육에 부담을 주는 정적 근피로가 특히 문제되고(keyboard 취급자), 또한 자동화에 의한 근육노동의 감소에 따른 작업내용의 단조로움과 정신적부담의 증대, 지속되는 정적작업 자세에 의한 요통 등이 증가하고 있다.

표 9-2 에너지대사율

에너지대사율(RMR) = 작업시 산소소비량 - 안정시 산소소비량 ÷ 기초대사시 산소소비량
분류 : 0~1 경노동, 1~2 중등노동, 2~4 강노동, 4~7 중노동, 7 이상 격노동
작업방법은 작업강도, 작업속도, 작업밀도, 작업자세, 작업내용 등으로 분류되고 작업강도의 측정에는 에너지대사율(RMR)이 이용된다.

2) 분진에 의한 질병

(1) 진폐증(pneumoconiosis)

진폐증은 분진흡입에 의하여 폐에 조직반응을 일으킨 상태를 말한다. 진폐증에서 유념할 사항은 진폐증은 분진이 폐조직에 단순히 침착된 상태가 아니고 폐에 침착된 분진이 조직반응, 즉 병리적인 반응을 일으킨 상태를 말한다. 조직반응의 대표적인 것은 폐포에 섬유증식증을 일으키는 것으로 규소, 석면, 베릴륨, 활석 등은 섬유증식증의 원인물질이다. 진폐증을 일으키는 먼지는 일반적으로 7㎛ 이하이면 흡입이 가능한데 이중에서 0.5~5㎛ 정도의 먼지는 폐포에 축적되므로 가장 문제가 된다. 분진의 종류에 따라 규폐, 석면폐, 탄폐, 석회진폐 등으로 구분할 수 있다. 진폐 발생에 관여하는 인자로는 분진에 폭로된 기간, 분진의 화학적 조성, 입자의 크기, 분진의 농도, 개인의 감수성 등이 있다.

(2) 규폐증(silicosis)

규폐증은 유리규산의 분진에 의해 폐에 만성섬유증식을 일으키는 질환으로 유리규산 분진은 결정형(규석), 미세결정형 및 무정형(규조토)의 3종이 있으며, 결정형이 가장 문제가 된다. 장기 흡입 시 폐조직의 섬유화 유발 금속광산, 제련소, 탄광, 토석 채취업, 주물업, 암석분쇄, 채광, 선광, 연마, 요업 및 내화물질 제조공장에서 볼 수 있다. 규폐증은 서서히 장애의식 없이 진행되어 폐의 기능장애를 가져오는 것으로 납중독, 벤젠중독과 함께 3대 직업병 중의 하나이다.

(3) 석면폐증(asbestosis)

석면섬유가 세소기관지에 부착하여 그 부위의 섬유증식이 생기는 것으로 기계적인 자극으로 생긴다고 보고 있으며, 석면폐는 흉부가 야위는 것이 규폐증과 다르며 객담에 석면소체가 배출된다. 증상으로는 심하면 호흡곤란, 기침, 흉통을 호소하며, 체중감소가 초기에 나타나지만 일반적으로 규폐증과 비슷하다. 석면은 소화용제, 절연제, 내화물질 등에 쓰이는데 이들을 다루는 작업자에게 발생하며 직력이 4~5년이 되면 폐포의 간질에서 섬유증식이 발생할 수 있다.

폐포의 간질에 섬유증식, 2~5㎛ 석면섬유가 가장 유해발생원은 절연체, 내화제 취급, 자동차(브레이크라이닝) 등 폐암을 유발할 수 있다.

3) 공업중독

인체에 유해한 인자(독물)는 ① 호흡기계 ② 소화기계 ③ 경피(피부 · 점막) 등으로 인체 내에 침입하는데 같은 독물이라도 침입경로에 따라 장애의 부위 및 증상이 다를 수 있다. 즉 독물이 호흡기계로 침입하면 폐포의 모세혈관으로 신속하게 흡수되어서 전신에 퍼지므로 전신장애를 가장 빠르고 심하게 나타낸다. 그리고 소화기계로 침입한 독물은 일부가 간을 통해 담즙과 함께 소장으로 되돌아오고, 일부는 림프와 혈액으로 운반되어서 전신에 퍼지며, 지용성 물질인 유기용제, DDT, PCB, 유기인제 등이 경피에 침입한 경우에는 전신장애를 일으키지만 피부장애만 일으키는 종류도 많다. 독극물의 경피침입 증상에는 ① 발적(As, 분진) ② 수포나 궤양(Cr, 분진) ③ 만성습진 등이 있다.

(1) 공업중독의 종류

공업중독의 종류에는 납중독, 수은중독, 크롬중독, 카드뮴중독, 벤젠중독 등이 있다.

(2) 공업중독을 일으키는 유해물질

가) 유기용제

유기용제란 어떤 물질을 녹일 수 있는 액체상태의 유기화합물로 기름, 지방 등을 잘 녹이고 휘발성이 강하다. 유기용제의 분류에는 산업안전보건법 시행규칙(산업보건기준)에 따라 제1종, 제2종, 제3종이 있고, 화학구조에 따라 방향족 탄화수소, 지방족 탄화수소, 염소계열 탄화수소, 알코올류, 에테르류, 케톤류, 알데히드류, 에스테르류, 글리콜 유도체 등이 있으며, 비점에 따라 저비점용제(100℃ 이하, 클로로포름, 4염화탄소), 중비점용제(100-150℃, 톨루엔, 크실렌), 고비점용제(150℃ 이상, 디클로로벤젠) 등이 있다. 유기용제의 독성은 신경장애(에칠에테르 ; 마취), 소화장해(벤젠, 4염화탄소 ; 구토, 변비, 소화불량, 식욕부진), 호흡기장애(코 점막 염증 ; 식초산, 개미산, 크실렌), 간장장애(4염화에탄, 4염화탄소, 클로로포름 ; 간 손상), 신장장애(글리콜의 유도체 ; 신장염), 조혈장애(벤젠 ; 빈혈, 혈소판감소, 백혈병) 그리고 피부 및 점막 장애(피부, 점막 자극, 결막염, 각막염) 등을 일으킨다.

나) 유기인제

1945년에 강력한 살충력을 가진 파라티온(parathion)이 개발되었으나 인축에 대한 독성 또한 강하므로 1971년부터 사용 금지되었고, 이것의 1/3 정도의 독성을 가진 methyl parathion을 개발하였다. 이것은 알칼리에서 잘 분해된다. 그리고 해충에 광범위하게 효과가 있고 잔유성도 좋은 EPN(o-ethyl o-p-nitrophenyl)이 개발되어 사용되고 있다. 이와 같은 유기인제는 결국 급성 신경마비나 운동실조를 수반하고, 수질에 부영양화를 초래한다.

다) 중금속

생체 내 미량금속에는 장시간 생체의 진화를 유도하면서 유익하게 작용한 필수금속(essential metal ; C, H, K, N, O, P, S, Ca, Mg, Mn)과 단시간 내에 다량 노출로 생체가 적응할 수 없어서 장해를 일으키는 오염금속(contaminated metal)이 있다. 오염금속 중에서 철보다 무거운(비중 4 이상) 금속을 중금속이라 하고, 중금속이 세포막의 투과성을 변화시키고, 효소의 활성을 억제하는 것을 중금속 중독이라 한다. 그리고 중금속 중독에는 납중독, 수은중독, 카드뮴중독, 크롬중독, 벤젠중독 등이 있다.

4) 물리적 인자에 기인한 직업병

(1) 이상 기온환경

사람의 최적온도는 18℃ 정도이다. 그러나 고온(30℃ 이상) · 고습 환경, 강한 복사열 환경, 열방산 억제 환경, 폭염 환경 등에서 격심한 근육노동을 하는 근로자들은 체온조절과 순환기능, 그리고 수분 및 혈중 염분 등의 조절기능 손실로 열경련(heat cramps), 열실신(heat syncope), 열탈진증(heat exhaustion), 열사병(울열증, heat stroke)등의 열중증(heat disorders)을 일으킬 수 있으며 열중증의 종류와 특성은 다음과 같다.

▮표 9-3 열중증의 종류와 특성

열중증	원인	증상	예방
열경련 (cramps)	강한, 오랜 운동으로부터의 Na^+ 평형	혈청의 낮은 Na^+, 근육경련, 발작	염분 보충, 휴식. 생리식염수 주사
열실신 (syncope)	말초혈관 확장과 정맥혈의 울혈, 고혈압, 탈수	휴식, 운동 시 직립에서 대개 현기증, 실신, 창백, 높은 직장온도	순응과 체액보충, 시원한곳에 안정
열탈진 (exhaustion)	누적된 부의 수분평형	탈진, 탈수, 홍조피부, 극도의 탈수 실신으로 발한 감소, 높은 직장온도	운동 전 적당한 수화작용과 운동 시 보충, 순응.
열사병 (stroke)	체온조절 실패로 고온증, 탈수로 악화됨	구급적 광적 활동 (직장 온도>41℃), 발한량 감소, 신경성 결함(혼수, 발작, 근 연축)	기후에 순응, 부적합한 사람을 배제. 수분 정맥주사, 체온 급속 냉각
열쇠약증	폐암의 원인	권태, 식욕부진, 위장장애, 불면 및 빈혈 등	비타민B1공급, 충분한 영양섭취, 휴식

또한 냉온(-10℃ 이하), 고습환경, 냉동물체(액화기체, dry ice, 얼음) 및 냉강풍환경(1m/sec 이상)에서 작업하는 근로자들은 피부, 조직, 혈관 등에 냉해를 입어 국소발적, 빈혈, 전신 세포의 기능저하, 참호족, 동상 등을 일으킬 수 있고, 특히 고습환경에서는 류마티즘, 신경염, 말초신경마비, 월경이상 등을 일으킬 수 있다.

가) 참호족(trenth foot), 침수족(immersion)

한랭에 계속해서 장기간 폭로되고 동시에 지속적으로 습기나 물에 잠기게 되면 참호족이 발생하고 지속적인 국소의 산소결핍과 한랭이 계속되면 모세혈관이 손상되고 부종, 작열통, 소양감, 심한동통, 표층피부의 괴사 및 괴양이 생긴다.

나) 동상

동상은 실제로 조직이 동결되어 세포구조에 기계적 파탄이 일어나 발생, 가장 흔히 발생되는 동상은 혈관분포가 적은 사지부분에 잘 발생되는데 그 진행정도에 따라 1도, 2도, 3도, 4도 동상으로 구분한다. 또한 저온환경에서 발생하는 질병대책은 고지방식 섭취 및 방한복 착용과 혈액순환을 위해 지속적인 움직임도 도움이 된다.

표 9-4 동상의 분류 및 진행정도와 신체반응

진행정도	신체반응 및 현상
1도 동상	발적, 부종
2도 동상	수포형성에 의한 삼출성 염증
3도 동상	피부와 피하조직 등 국소조직의 괴사상태
4도 동상	괴사 및 조직의 손상으로 가장 심각한 상태

(2) 이상압력 환경

사람은 대기압(약 1기압) 환경에 적응하며 살아왔는데 작업장의 환경이 대기압보다 아주 높거나 낮은 환경에서 오랜 기간 작업하면 고산병, 잠함병, 항공병 등이 발생할 수 있다.

(3) 조명불량 환경

조명에는 인공조명과 자연조명이 있다. 작업장의 조명은 허용기준(보통작업 150 Lux, 정밀작업 300Lux)에 따라 6개월에 1회 이상 정기적으로 조절되어야 한다. 만일 작업장의 조명이 장기간 허용기준에 미달하면 안정피로(asthenopia), 근시(myopia), 안구진탕증(nysta gmus) 등을 일으킬 수 있다.

(4) 직업성 요통

직업성 요통은 척추근의 심한 경련과 함께 요부에서 발생하는 편측성, 양측성 통증을 말한다.

(5) 컴퓨터 단말기 증후군(VDT증후군)

컴퓨터 사용의 생활화로 단말기장치(Visual Display Terminal)를 이용하여 근로자들이 호소하는 일 증상과 소견을 통칭하여 컴퓨터단말기증후군이라고 한다. 과다한 업무량, 부적합한 작업장 설계와 그로 인한 부자연스러운 작업자세, 그리고 열악한 작업환경에서 기인한다. 증상으로는 근골격계 장애(목, 어깨, 팔, 손, 손목, 허리)와 시각적 피로 및 질환(눈의 충혈, 복시, 시력감퇴) 및 정신적 스트레스와 기타 환경요인에 의한 스트레스(소음, 전자파) 등이다. 예방대책으로는 작업환경의 개선, VDT기기 조건 개선, 작업시간 조정, 작업공간 조절 등을 들 수 있다.

(6) 기타

X-선 및 방사선 물질 취급자의 생식능력 장애, 소음환경 작업자의 직업성 난청, 진동환경 작업자의 레이노(Raynaud) 현상, 오염공기환경 작업자의 진폐증, 중량물 운반자의 탈장, 타자수 등의 손 경련, 야간 근무자의 불면증 등도 직업과 관련이 있다.

5. 근로자의 보건관리

1) 작업환경 관리

(1) 작업환경관리

작업환경 관리는 작업환경 중 유해한 물질 및 요인을 배제, 감소시키는 것으로 건강장애의 발생을 예방할 수밖에 없고 보다 적극적으로 쾌적한 근로환경을 확보하는 것을 목적으로 하고 있다. 구체적으로는 노동자의 작업환경을 측정, 평가하여 그 결과로부터 얻은 필요성에 따라 배기장치 및 폐쇄시스템 등을 설치하고, 유해인자에 폭로되지 않는

장치 등이 설치된다. 유해물질에는 유해성의 정도에 따라 사용 · 제조 제한이 있고, 사용금지 및 제조허가, 표시 의무 등이 있다. 또한 신규 화학물질은 제조 · 수입에 앞서 인체에 미치는 영향, 특히 발암성 및 돌연변이성에 관해 사전평가를 필요로 하고 있다.

(2) 작업관리

동일한 환경조건에서도 작업자의 신체적 · 정신적 상황, 작업강도, 작업방법, 작업시간 등에 따라 건강에 미치는 영향은 크게 다를 수 있다. 그래서 작업의 부하 및 자세의 개선, 그리고 쉬운 방법으로 작업 방법을 개선하여서 근로자에게 미치는 악영향을 제거하거나 경감시켜주는 것을 작업관리라 한다.

(3) 위생보호구

위생보호구는 가능한 공학적인 근본대책을 활용해도 충분하지 않을 때에 마지막으로 사용하는 수단이므로 사용자는 보호구의 사용이나 보관 등에 지식을 갖고 있어야 한다. 보호구의 종류에는 호흡용보호구, 차음보호구, 피부보호구 및 눈보호구가 있다.

가) 호흡용보호구

유해물질의 농도범위에 따라 다른 종류의 마스크를 말하며, 우리나라는 마스크의 규격이 공업규격으로 정해져 있다.

① 방진마스크 : 방진마스크는 공기 중에 부유하고 있는 입자, 즉 고체입자나 액체입자의 흡입을 방지하기위하여 사용되는 것이다. 형태별로는 반면마스크(half mask)와 전면마스크(full face mask)가 있다.

② 방독마스크 : 가스상의 물질을 정화하기 위하여 사용되는 것으로 유해물질을 흡착하거나 유해물질과 반응하는 물질이 들어있는 흡수통(canister)이 이용된다.

③ 공기공급식마스크 : 산소가 결핍된 환경이나 유해물의 농도가 높거나 또는 독성이 강해서 유해물제거에 특히 주의를 요하는 환경에서 호흡에 필요한 산소용기를 휴대한다든지 호스를 통해 외부에서 공급하는 방식이다.

나) 차음보호구

산업장에서 발생하는 소음을 없애기 위한 장치로 귀마개와 귀덮개가 있으며, 소음이 120dB보다 클 때에는 귀마개와 귀덮개를 함께 사용하는 것이 좋다.

① 귀마개(ear plug) : 외이도에 삽입하여 소음을 차단하는 것으로 고무나 플라스틱으로 만든다. 귀마개는 40dB 이상의 차음효과가 있어야한다.

② 귀덮개(ear muff) : 통신용 이어폰과 비슷하게 생긴 것으로 일반적으로 저음역의 차음효과는 20dB, 고음역의 차음효과는 45dB 이상이어야 한다.

다) 피부보호구

보통 보호의라고 부르며, 형태별로는 신체일부를 보호하는 것과 전체를 보호하는 것이 있는데, 작업장의 유해물질종류에 따라 보호구의 재질이 달라져야 한다. 그리고 피부에 유해물질이 닿지 않게 하기 위하여 피부보호용 크림을 사용하는데 작업을 마친 후에는 반드시 완전하게 제거하여야 한다.

(라) 눈보호구(goggle)

눈을 보호하는 보호구(안경)로서 유해광선을 차광하는 것과 먼지나 이물을 막아주는 것의 두 종류가 있다. 유해광선을 막아주는 것으로 자외선과 적외선 또는 가시광선을 막아주는 것이 있으며 이 차광도 번호별로 광선의 차광률이 규격화되어 있다.

2) 근로자의 건강관리

근로자들에 대한 건강관리는 근로자들의 건강을 보호 · 유지 · 증진시키기 위해 필요한 것으로 근로자의 채용시부터 퇴직시까지 계속되어야 한다. 따라서 근로자 건강관리, 작업환경관리, 보건교육의 실시, 재해관리 및 의무실 운영 등은 근로자 보건관리의 목표를 실현하는 중요한 수단이다. 이러한 목표를 실현하기 위해 산업안전보건법은 300인 이상의 사업장은 전담 보건관리자를 두도록 하고 300인 미만의 사업장은 다른 업무도 겸직할 수 있도록 규정하고 있다.

(1) 건강진단의 목적

① 생산능률에 좋지 못한 영향을 끼치는 근로자들의 질병과 건강장애를 일으킬 수 있는 소인을 가진 근로자들을 발견한다.

② 업무상 불가피하게 발생할 수 있는 직업성 질환자 및 건강장애를 조기 발견한다.

(2) 건강진단의 종류 및 목적

건강진단의 종류 및 목적은 아래와 같다.

■ 표 9-5 건강진단의 종류 및 목적

종류	목적
채용시건강진단	신규 채용한 근로자의 기초건강자료 확보 및 배치적합성 평가
일반건강진단	사용 중인 근로자의 정기적인 질병의 조기발견 및 업무적합성 평가
배치건강진단	근로자의 직업성질환에 대한 기초건강자료 확보 및 업무적합성 평가
특수건강진단	유해부서에 종사하는 근로자의 정기적인 직업성 질환의 조기발견 및 업무적합성 평가
수시건강진단	직업성 천식, 피부질환을 의심케 하는 증상 또는 소견을 호소하는 근로자의 신속한 건강상태 및 업무적합성 평가
임시건강진단	직업병 집단발생 예방 및 동료근로자의 보호를 위하여 지방관서장의 명령으로 실시

3) 산업보건에 관련 주요한 법규

산업보건에 관계되는 주요한 법규에는 근로기준법, 산업안전보건법, 산업재해보상보험법, 근로기준법 등이 있다.

(1) 산업안전보건법

산업안전보건법은 산업안전보건에 관한 기준을 확립하고 그 책임의 소재를 명확하게 하여 산업재해를 예방하고 쾌적한 작업환경을 조성함으로써 근로자의 안전과 보건을 유지 · 증진함을 목적으로 하고 있다.

(2) 산업재해보상보험법

산업재해보상보험법은 산업재해보상보험사업(보험사업)을 행하여 근로자의 업무상의 재해를 신속하고 공정하게 보상하고, 재해근로자의 재활 및 사회복귀를 촉진하기 위하여 이에 필요한 보험시설을 설치, 운영하며 재해예방 기타 근로자의 복지증진을 위한 사업을 행함으로서 근로자 보호에 이바지함을 목적으로 한다. 이 법에 의한 보험급여의 종류(38조)에는 ① 요양급여 ② 휴업급여 ③ 장해급여 ④ 간병급여 ⑤ 유족급여 ⑥ 상병보상연금급여 ⑦ 장의비 ⑧ 직업재활급여 등이 있다.

(3) 근로기준법

근로기준법은 근로조건의 기준을 정함으로써 근로자의 기본적 생활을 보장, 향상시키며 균형 있는 국민경제의 발전을 도모함을 목적으로 법률이다. 근로 및 산업보건과 관계되는 주요사항은 아래와 같다.

가) 근로시간

① 1주간의 근로시간은 휴게시간을 제하고 40시간을 초과할 수 없고, 1일의 근로시간은 휴게시간을 제하고 8시간을 초과할 수 없다. 단, 당사자 간의 합의가 있는 경우에는 1주간에 12시간을 한도로 근로시간을 연장할 수 있다(69조).

② 15세 이상 18세 미만인 자의 근로시간은 1일에 7시간, 1주일에 40시간을 초과하지 못한다. 다만 당사자 간의 합의에 의하여 1일에 1시간, 1주일에 6시간을 한도로 연장할 수 있다.

③ 사용자는 근로시간이 4시간인 경우에는 30분 이상, 8시간인 경우에는 1시간 이상의 휴게시간을 근로시간 도중에 주어야 한다. 휴게시간은 근로자가 자유로 이용할 수 있다(54조).

④ 휴일(55조) : 사용자는 근로자에 대하여 1주일에 평균 1회 이상의 유급휴일을 주어야 한다.

나) 여성과 소년(64조 및 65조)

① 15세 미만인 자(초 · 중등교육법에 따른 중학교에 재학 중인 18세 미만자 포함)는 근로자로 사용하지 못한다. 다만, 대통령이 정하는 기준에 따라 고용노동부장관이 발급한 취직인허증을 지닌 자는 그러하지 아니하다.

② 사용자는 임신 중이거나 산후 1년이 경과되지 아니한 여성(임신부)과 18세 미만

자를 도덕상 또는 보건상 유해 · 위험한 사업에 사용하지 못한다.

③ 사용자는 임산부가 아닌 18세 이상의 여성을 전항의 규정에 의한 보건상 유해 · 위험한 사업 중 임신 또는 출산에 관한 기능에 유해 · 위험한 사업에 사용하지 못한다.

다) 야간근로와 휴일근로의 제한(70조)

사용자는 만 18세 이상의 여자를 오후 10시부터 오전 6시까지의 사이 및 휴일에 근로시키고자 하는 경우에는 당해 근로자의 동의를 얻어야 한다. 사용자는 임산부와 18세 미만자를 오후 10시부터 오전 6시까지의 사이 및 휴일에 근로시키지 못한다. 다만, 다음 각 호의 1의 경우로서 고용노동부장관의 인가를 얻은 경우에는 그러하지 아니하다.

① 18세 미만자의 동의가 있는 경우
② 산후 1년이 경과되지 아니한 여성의 동의가 있는 경우
③ 임신 중의 여성이 명시적으로 청구하는 경우

사용자는 전항의 경우 고용노동부장관의 인가를 얻기 이전에 근로자의 건강 및 모성보호를 위하여 그 시행여부와 방법 등에 관하여 당해 사업 또는 사업장의 근로자 대표와 성실하게 협의하여야 한다.

라) 시간외 근로(71조)

사용자는 산후 1년이 경과되지 아니한 여성에 대하여는 단체협약이 있는 경우라도 1일에 2시간, 1주일에 6시간, 1년에 150시간을 초과하는 시간외의 근로를 시키지 못한다.

마) 연장 · 야간 및 휴일 근로(56조)

사용자는 연장근로(제53조 · 제59조 및 제69조 단서에 따라 연장된 시간의 근로)와 야간근로(오후 10시부터 오전 6시까지 사이의 근로) 또는 휴일근로에 대하여는 통상임금의 100분의 50 이상을 가산하여 지급하여야 한다. 근로시간을 산정함에 있어 작업을 위하여 근로자가 사용자의 지휘 · 감독 아래에 있는 대기시간 등은 근로시간으로 본다.

바) 탄력적 근로시간제(제51조)

① 사용자는 취업규칙(취업규칙에 준하는 것을 포함)에서 정하는 바에 따라 2주 이내의 일정한 단위기간을 평균하여 1주간의 근로시간이 제50조제1항의 근로시간을 초과하지 아니하는 범위에서 특정한 주에 제50조제1항의 근로시간을, 특정한 날에 제50조제2항의 근로시간을 초과하여 근로하게 할 수 있다. 다만, 특정한 주의 근로시간은 48시간을 초과할 수 없다.

② 사용자는 근로자대표와의 서면 합의에 따라 다음 각 호의 사항을 정하면 3개월 이내의 단위기간을 평균하여 1주간의 근로시간이 제50조제1항의 근로시간을 초과하지 아니하는 범위에서 특정한 주에 제50조제1항의 근로시간을, 특정한 날에 제50조제2항의 근로시간을 초과하여 근로하게 할 수 있다. 다만, 특정한 주의 근로시간은 52시간을, 특정한 날의 근로시간은 12시간을 초과할 수 없다.

1. 대상 근로자의 범위
2. 단위기간(3개월 이내의 일정한 기간으로 정하여야 한다)
3. 단위기간의 근로일과 그 근로일별 근로시간
4. 그 밖에 대통령령으로 정하는 사항

③ 제1항과 제2항은 15세 이상 18세 미만의 근로자와 임신 중인 여성 근로자에 대하여는 적용하지 아니한다.

④ 사용자는 제1항 및 제2항에 따라 근로자를 근로시킬 경우에는 기존의 임금 수준이 낮아지지 아니하도록 임금보전방안(賃金補塡方案)을 강구하여야 한다.

사) 선택적 근로시간제(52조)

사용자는 취업규칙(취업규칙에 준하는 것을 포함)에 따라 업무의 시작 및 종료 시각을 근로자의 결정에 맡기기로 한 근로자에 대하여 근로자대표와의 서면 합의에 따라 다음 각 호의 사항을 정하면 1개월 이내의 정산기간을 평균하여 1주간의 근로시간이 제50조제1항의 근로시간을 초과하지 아니하는 범위에서 1주간에 제50조제1항의 근로시간을, 1일에 제50조제2항의 근로시간을 초과하여 근로하게 할 수 있다.

① 대상 근로자의 범위(15세 이상 18세 미만의 근로자는 제외한다)

② 정산기간(1개월 이내의 일정한 기간으로 정하여야 한다)

③ 정산기간의 총 근로시간
④ 반드시 근로하여야 할 시간대를 정하는 경우에는 그 시작 및 종료 시각
⑤ 근로자가 그의 결정에 따라 근로할 수 있는 시간대를 정하는 경우에는 그 시작 및 종료 시각
⑥ 그 밖에 대통령령으로 정하는 사항

아) 연차 유급휴가(60조)

① 사용자는 1년간 80퍼센트 이상 출근한 근로자에게 15일의 유급휴가를 주어야 한다.
② 사용자는 계속하여 근로한 기간이 1년 미만인 근로자 또는 1년간 80퍼센트 미만 출근한 근로자에게 1개월 개근시 1일의 유급휴가를 주어야 한다.
③ 사용자는 근로자의 최초 1년간의 근로에 대하여 유급휴가를 주는 경우에는 제2항에 따른 휴가를 포함하여 15일로 하고, 근로자가 제2항에 따른 휴가를 이미 사용한 경우에는 그 사용한 휴가 일수를 15일에서 뺀다.
④ 사용자는 3년 이상 계속하여 근로한 근로자에게는 제1항에 따른 휴가에 최초 1년을 초과하는 계속 근로 연수 매 2년에 대하여 1일을 가산한 유급휴가를 주어야 한다. 이 경우 가산휴가를 포함한 총 휴가 일수는 25일을 한도로 한다.
⑤ 사용자는 제1항부터 제4항까지의 규정에 따른 휴가를 근로자가 청구한 시기에 주어야 하고, 그 기간에 대하여는 취업규칙 등에서 정하는 통상임금 또는 평균임금을 지급하여야 한다. 다만, 근로자가 청구한 시기에 휴가를 주는 것이 사업 운영에 막대한 지장이 있는 경우에는 그 시기를 변경할 수 있다.
⑥ 제1항부터 제3항까지의 규정을 적용하는 경우 다음 각 호의 어느 하나에 해당하는 기간은 출근한 것으로 본다.
1. 근로자가 업무상의 부상 또는 질병으로 휴업한 기간
2. 임신 중의 여성이 제74조제1항부터 제3항까지의 규정에 따른 휴가로 휴업한 기간
⑦ 제1항부터 제4항까지의 규정에 따른 휴가는 1년간 행사하지 아니하면 소멸된다. 다만, 사용자의 귀책사유로 사용하지 못한 경우에는 그러하지 아니하다.

자) 연차 유급휴가의 사용 촉진(61조)

사용자가 제60조제1항 · 제3항 및 제4항에 따른 유급휴가의 사용을 촉진하기 위하여

다음 각 호의 조치를 하였음에도 불구하고 근로자가 휴가를 사용하지 아니하여 제60조제7항 본문에 따라 소멸된 경우에는 사용자는 그 사용하지 아니한 휴가에 대하여 보상할 의무가 없고, 제60조제7항 단서에 따른 사용자의 귀책사유에 해당하지 아니하는 것으로 본다.

1. 제60조제7항 본문에 따른 기간이 끝나기 6개월 전을 기준으로 10일 이내에 사용자가 근로자별로 사용하지 아니한 휴가 일수를 알려주고, 근로자가 그 사용 시기를 정하여 사용자에게 통보하도록 서면으로 촉구할 것
2. 제1호에 따른 촉구에도 불구하고 근로자가 촉구를 받은 때부터 10일 이내에 사용하지 아니한 휴가의 전부 또는 일부의 사용 시기를 정하여 사용자에게 통보하지 아니하면 제60조제7항 본문에 따른 기간이 끝나기 2개월 전까지 사용자가 사용하지 아니한 휴가의 사용 시기를 정하여 근로자에게 서면으로 통보할 것

차) 생리휴가(73조)

사용자는 여성인 근로자에 대하여 월 1일의 유급 생리휴가를 주어야 한다.

카) 임산부의 보호(제74조)

① 사용자는 임신 중의 여성에게 출산 전과 출산 후를 통하여 90일(한 번에 둘 이상 자녀를 임신한 경우에는 120일)의 출산전후휴가를 주어야 한다. 이 경우 휴가 기간의 배정은 출산 후에 45일(한 번에 둘 이상 자녀를 임신한 경우에는 60일) 이상이 되어야 한다.

② 사용자는 임신 중인 여성 근로자가 유산의 경험 등 대통령령으로 정하는 사유로 제1항의 휴가를 청구하는 경우 출산 전 어느 때 라도 휴가를 나누어 사용할 수 있도록 하여야 한다. 이 경우 출산 후의 휴가 기간은 연속하여 45일(한 번에 둘 이상 자녀를 임신한 경우에는 60일) 이상이 되어야 한다.

③ 사용자는 임신 중인 여성이 유산 또는 사산한 경우로서 그 근로자가 청구하면 대통령령으로 정하는 바에 따라 유산 · 사산 휴가를 주어야 한다. 다만, 인공 임신중절 수술(「모자보건법」제14조제1항에 따른 경우는 제외한다)에 따른 유산의 경우는 그러하지 아니하다.

④ 제1항부터 제3항까지의 규정에 따른 휴가 중 최초 60일(한 번에 둘 이상 자녀를

임신한 경우에는 75일)은 유급으로 한다. 다만, 「남녀고용평등과 일 · 가정 양립 지원에 관한 법률」 제18조에 따라 출산전후휴가급여 등이 지급된 경우에는 그 금액의 한도에서 지급의 책임을 면한다.

⑤ 사용자는 임신 중의 여성 근로자에게 시간외근로를 하게 하여서는 아니 되며, 그 근로자의 요구가 있는 경우에는 쉬운 종류의 근로로 전환하여야 한다.

⑥ 사업주는 제1항에 따른 출산전후휴가 종료 후에는 휴가 전과 동일한 업무 또는 동등한 수준의 임금을 지급하는 직무에 복귀시켜야 한다.

타) 육아시간 (75조)

생후 1년 미만의 유아(乳兒)를 가진 여성근로자의 청구가 있는 경우에는 1일 2회 각각 30분 이상의 유급 수유시간을 주어야 한다.

파) 근로자의 재해보상

① 요양보상(78조) : 근로자가 업무상 부상 또는 질병에 걸리면 사용자는 그 비용으로 필요한 요양을 행하거나 필요한 요양비를 부담하여야 한다.

② 휴업보상(79조) : 사용자는 제78조에 따라 요양 중에 있는 근로자에게 그 근로자의 요양 중 평균임금의 100분의 60의 휴업보상을 하여야 한다. 휴업보상을 받을 기간에 그 보상을 받을 자가 임금의 일부를 지급받은 경우에는 사용자는 평균임금에서 그 지급받은 금액을 뺀 금액의 100분의 60의 휴업보상을 하여야 한다.

③ 장해보상(80조) : 근로자가 업무상 부상 또는 질병에 걸려 완치 후 신체에 장해가 있는 경우에는 사용자는 그 장해정도에 따라 평균임금에 정한 일수를 곱하여 얻은 금액의 장해보상을 행하여야 한다.

제10장

안전과 건강

[학습목표]

1 / 안전과 건강의 개념에 대하여 알 수 있다.
2 / 사고와 손상의 개념을 구분할 수 있다.
3 / 응급처치의 개념에 대해서 알 수 있다.
4 / 인공호흡과 심폐소생술에 대하여 설명할 수 있다.

1. 안전의 개념

Florio & Alles는 "개인에게 손상을 끼치는 수용 불가능한 위험(unacceptable risk)이 없는 상태", 그리고 Marland 등은 "인간이 행동을 수정하여 야기된 조건 또는 상태이거나, 혹은 위험가능성를 낮출 수 있도록 물리적인 환경을 고안하여 사고를 감소시키는 것"을 안전(safety)이라고 정의 하였다.

안전(safety)한 상태란 위험 원인이 없는 상태 또는 위험 원인이 있더라도 인간이 위해를 받는 일이 없도록 대책이 세워져 있고, 그런 사실이 확인된 상태를 뜻한다. 단지, 재해나 사고가 발생하지 않고 있는 상태를 안전이라고는 할 수 없으며, 잠재 위험의 예측을 기초로 한 대책이 수립되어 있어야만 안전이라고 할 수 있다.

그런 의미에서 안전이란 만들어지는 상태를 뜻한다. 공장에서는 작업 환경에 대응하여 안전 칸막이, 안전 통로, 안전장치 등을 설치함으로써 안전 대책을 수립하고 있다. 또, 넓은 의미에서는 지구 환경을 파괴하지 않도록 대책을 세우는 것도 안전 대책의 한 가지로 볼 수 있다.

2. 사고와 손상의 개념

1) 사고

통상 일상생활에서의 여러 가지 불상사들을 모두 사고라고도 한다. 그리고 '뜻밖에 일어난 사건이나 탈'을 사고(accident)의 사전적 정의라고 한다.

산업안전분야에서의 사고의 정의는 이러한 것과는 약간 취지를 달리하고 있다. 그 예를 들면 H. W. Herinrich는 재해발생의 기본적인 원리로 하여 (1) 사회적 환경, (2) 개인적 결함, (3) 불안전상태 · 불안전행동, (4) 사고, (5) 상해의 관계를 5개 골패에 의해 설명하고 있다. 즉, 상해는 사고에서 일어나며, 그 사고는 불안전상태나 불안전행동을 방지함으로써 사고를 없애는 것이 상해를 방지하기 위해 선결(先決)해야 할 것이라고 설명하고 있다. 여기서는 사고를 상해의 배경에 있는 변형된 사상(事象 : strained event)으로 받아 들이고 있다.

사고에는 인적사고와 물적사고 등이 있다. 인적사고란 사고의 발생이 직접 사람에 상해를 입히는 것이며, 이것을 사람의 동작에 의한 사고, 물건의 운동에 의한 사고, 접촉 흡수에 의한 사고의 3종류로 분류한다.

(1) 인적사고

사람의 동작에 의한 사고로 전도(顚倒-넘어짐, 미끄러짐 등), 추락(墜落-떨어짐), 충돌(衝突-맞부디침), 협착(狹窄-틈새에 끼임, 말려들음), 창자(創刺-갠다, 찔린다, 베인다), 염전(捻轉-엇갈림) 등이 있다.

물건의 운동에 의한 사고로는 격돌(激突-비래물, 회전체), 이물(異物-눈, 귀, 코), 압중(押重-낙하물, 중량물), 역차(轢車-차에 깔림), 진동(振動-진동체) 등이 있다.

그리고, 접촉 흡수에 의한 사고로 감전(感電), 독극물 접촉, 질식, 익수, 고온 및 저온 접촉, 이상기압, 복사선, 방사선 흡수, 음향 흡수 등이 있다.

(2) 물적사고

물적사고란, 간접적으로 사람의 상해에 관련되는 것이 많지만, 가령 상해가 일어나지 않아도 사고로 취급해야 하는 것도 있다. 물적사고는 결과로서 생산설비시설 등의 파괴, 소괴(燒壞), 오손(汚損) 등의 손실을 초래하여 생산정지라는 큰 경제적 손실을 초래한다. 물적사고의 분류는 (1) 폭발, (2) 화재, (3) 파괴, (4) 분출(噴出), (5) 누설, (6) 절단, (7) 비산, (8) 낙하, (9) 붕괴, (10) 도괴(倒壞), (11) 부식, (12) 탈선, (13) 누전, (14) 정전, (15) 기타 등이 있다(산업안전대사전, 최상복, 2004).

2) 손상

흔히 사고라고 하는 것은 비의도적인 손상의 범위로 인식되고 있었다. 하지만, 자살, 폭력 등과 같이 최근 그 심각성이 부각되고 있는 의도적인 손상에 대한 범주를 고려할 때 사고와 손상은 구분되어서 접근되어야 할 것이다.

손상은 그 정도에 따라서 비의도적인 손상과 의도적인 손상으로 크게 구분된다. 비의도적 손상으로 낙상, 교통사고, 충돌, 재난재해, 화상 등이 있으며, 의도적 손상으로 학대, 폭력, 자살, 테러 등이 포함된다(CDC, 1989).

3. 교통안전

2015년 인구 10만 명당 교통사고 사망자수는 노르웨이가 2.3명으로 가장 적었으며 다음으로 스웨덴 2.7명, 영국 2.8명, 멕시코 2.9명 순으로 나타났다.

우리나라는 9.1명으로 35개국 중 칠레(11.9명), 미국(10.9명), 터키(10.0명), 라트비아(9.2명)에 이어 다섯 번째로 높았으며, OECD 회원국 평균인 5.6명에 비해서는 약 1.6배 많았다. (도로교통공단, 2017)

▮표 10-1 법규위반별 교통사고 통계

(단위 : 건, %)

구분	계	중앙선 침범	신호 위반	과속	안전운행 불이행	교차로 통행 방법 위반	안전거리 미확보	기타
2017	216,335	10,184	24,358	839	121,322	14,229	20,053	25,350
구성비	100	4.7	11.3	0.4	56.1	6.6	9.3	11.7

출처 : 경찰청, 경찰통계자료, 2017.

1) 교통사고 인적 요인

교통사고의 인적요인으로 보행자의 불안전한 행동을 우선으로 들 수 있을 것이다. 신호등 미준수, 부주의한 보행, 무단횡단 등이 그 예이다. 그리고 운전자의 안전운전 불이행이 또한 교통사고 원인의 대부분을 차지하고 있다.

이러한 인적 요인을 예방하기 위해서는 보행자 관리, 운전자 관리, 교통안전 교육제도, 교통안전 홍보제도 등이 갖추어져야 한다.

2) 교통사고 물적 요인

교통사고 시 물적요인으로 차량과 관련된 요인도 중요한 부분이다. 이러한 교통사고의 물적요인을 예방하기 위해서 자동차 안전기준의 강화와 대형자동차의 단속강화, 그리고 경정비 업소에 대한 지도와 감독 강화 등이 필요하다.

3) 교통사고 환경적 요인

환경요인으로 노면상태, 신호표지판, 날씨, 도로구조 등 여러 가지 다양한 요인이 있다. 이러한 교통사고 환경요인을 예방하기 위해서 교통안전시설의 관리에 관한 법률제정, 속도감시카메라 설치와 기능보완, 사고다발지역 집중관리, 불법주차규제 강화 등을 필요로 한다. 그리고 중장기 개선 계획을 수립하여 사고다발지역에 관한 집중관리가 있어야 하며, 정기적으로 교통안전시설 등에 대한 점검과 보수가 반드시 있어야 한다.

4. 안전교육

안전교육은 유아기, 학령기, 성인기, 노인기 등 평생교육 차원에서 이루어져야 진정한 의미에서의 안전을 기대할 수 있다.

유아기에 있어서 안전교육의 중심은 부모나 형제, 자매 등의 도움과 모방이나 강제 등에 의한 가정교육에 있으며, 학령기는 학교 등의 집단 속에서 기술과 이론적 습득을 통해 안전의식과 행동을 배우게 된다. 성인기의 안전교육은 직장과 행정 및 유관기관에서의 지도가 확대되고 있다. 반면, 노인기의 안전교육은 아직 전무한 상태이며 이 또한 보건학적인 과제로 부상해야 할 것이다.

안전교육의 원리로는 1회성의 원리, 지역적 특수성의 원리, 인성교육의 원리, 실천교육의 원리가 있다(보건학, 한미의학, 2009).

5. 응급처치

1) 응급처치

응급환자는 질병, 분만, 각종 사고 및 재해로 인한 부상이나 기타 위급상태에서 즉시 필요한 응급처치를 받지 아니하면 생명을 보존할 수 없거나 심신상의 중대한 위해가 초래될 것으로 판단되는 환자이며, 응급환자에게 행하여지는 기도의 확보, 심박의 회복 기타 생명의 위험이나 증상의 현저한 악화를 방지하기 위하여 긴급히 필요로 하는 처치를 응급처치라고 한다(응급의료에 관한 법률).

사망원인을 분석한 결과에서 고혈압성 질환, 뇌혈관질환, 심장질환과 같은 순환기계 질환과 각종 사고에 의한 사망이 전체의 2/3를 차지하고 있다. 여러 원인에 의해 호흡 또는 심박동 정지가 나타나는 심정지에서는 혈액순환이 정지되고 특히 뇌조직 내에 산소가 10초 이내에 고갈되며 4분이 경과하면 신경 손상이 급속히 일어나게 된다. 따라서 4분 이내 현장에서 즉시 심폐소생술을 시행하면서 구급차로 병원에 후송하여 8분 이내 전문적 처치를 받게 되면 전체 환자의 30~40%가 일상생활을 하는데 불편감이 없을 정도로 회복이 가능하게 된다. 심폐소생술 및 응급처치가 늦어질수록 환자의 소생 가능은 적어지고 1분 늦어질 때마다 환자가 살아날 확률이 약 12%씩 감소하는데 10분 이상 경과하면 소생 가능성이 거의 없어진다.

현재 병원에서의 진료 질은 좋아졌으나 신속하고 효과적인 응급처치가 병원 도착 전에 체계적으로 이루어지고 있지 않아 상태가 악화되거나 사망에 이르고 있는 실정이다.

2) 성인의 인공호흡과 심폐소생술 절차

심폐소생술이란 심박동이 정지된 사람에게 특별한 기구나 약물의 도움 없이 흉부압박 및 인공호흡만으로 인간 생명에 중추적 역할을 하는 뇌와 심장, 폐 등에 최소한의 혈액이 공급되게 하는 것이다. 심정지가 발생했을 때 무엇보다도 중요한 것은 빠른 시간

내에 심폐소생술을 시행하여야 하므로 의료인 뿐만 아니라 일반인이 기본적으로 익혀야 하는 기본 응급처치 중의 하나이다. 응급상황 발생 시 행동요령에 따른 기본 인명구조술이 시행하여 생명을 구하는데 도움을 줘야 한다.

▮ 표 10-2 성인의 인공호흡과 심폐소생술

	성인의 인공호흡과 심폐소생술(의식이 없는 환자라면)
1	부상자의 반응을 살핀다. - 척추부상이 의심되면 필요한 경우에만 부상자를 움직인다. - 환자의 어깨를 가볍게 치며 귀에 가까이 대고 "괜찮아요?" 라고 소리친다.(그림 10-1) - 필요하다면 환자의 머리, 몸, 다리를 동시에 부드럽게 돌려서 똑바로 눕힌다.
2	119 연락 및 자동제세동기(AED) 요청 - 주변 사람에게 119에 전화해 달라고 부탁하고 자동제세동기를 요청하며, 주변에 아무도 없으면 도와달라고 소리친다.
3	호흡확인(의료종사자만 해당) - 호흡이 있는지 없는지, 임종직전의 헐떡거리는 호흡(Gasping)이 있는 지를 5~10초 이내에 확인한다. - 일반인은 호흡확인을 생략한다.
4	맥박확인(의료종사자만 해당) - 한 손으로 머리 젖히기를 하고 다른 한 손으로 목동맥을 촉지 하여 맥박이 있는지를 5초 10초 이내에 확인한다(그림 10-2). - 일반인은 맥박확인을 생략한다.
5	가슴압박 - 환자의 가슴 측면에 무릎을 꿇고 어깨 넓이만큼 무릎을 벌린다. - 환자의 가슴중앙에 있는 복장뼈(흉골)의 아래쪽 절반에 손꿈치(손바닥)를 대고 다른 한 손으로 깍지를 낀다(그림 10-3). - 손가락이 가슴에 닿지 않도록 하고 팔꿈치를 펴고 팔이 바닥에서 수직을 이룬 상태에서 체중을 이용하여 압박한다(그림 10-4). - 30회 연속으로 압박한다. - 분당 100회에서 120회 정도로 압박을 시작한다. - 30회 압박 후 2회 인공호흡을 한다. - 인공호흡 시 기도개방은 머리 젖히고 턱 들기 방법을 이용한다(그림 10-5). - 2회 인공호흡을 한다. - 1초 동안 1회를 불어넣는 방법으로 2회를 인공호흡 한다(그림 10-6). - 30:2로 5주기 반복하여 실시한다. - 환자가 회복되거나 의료종사자에게 인계될 때까지 반복한다. - 만약 가슴압박 중간에 자동제세동기가 도착하면 즉시 환자의 가슴에 패치를 부착하고 자동제세동기의 지시에 따른다.
6	머리 젖히고 턱 들기 - 한 손은 환자의 이마를 젖히고, 다른 한 손의 두 손가락을 이용하여 턱뼈 중앙을 들어 올린다. 인공호흡 - 머리 젖히고 턱 들기 방법을 한 후 엄지와 검지로 환자의 코를 막고 평소 호흡으로 들이 마신 후 입을 크게 벌려 환자의 입에 밀착시킨다.

	- 1회 호흡량을 500~600mL(6-7 mL/kg) 유지한다. - 불어넣기를 할 때 환자의 가슴이 올라오는지를 확인하고, 불어넣기가 끝난 후에는 막았던 코를 놓고 다시 평소 호흡량으로 불어넣기를 한다(그림 10-6).
7	자동제세동기 사용 - AED가 도착하면 먼저 AED를 켠다. - 패치를 환자의 가슴에 부착한다. - 오른쪽 빗장뼈 바로 아래에 하나를 부착하고, 다른 하나는 왼쪽 겨드랑이 중앙과 젖꼭지 옆이 만나는 곳에 부착한다(그림 10-7). - 케이블을 연결한다. - 분석 중이라는 음성 지시가 나오면 심폐소생술을 멈추고 손을 뗀다. - 제세동이 필요한 경우라면 "제세동이 필요합니다."라는 말과 함께 기기가 에너지를 자동으로 선택한다. - 에너지 충전이 수 초 이상 소요되기 때문에 충전 버턴이 깜박이기 전까지 심폐소생술을 시작한다. - 충전 버턴이 깜박이면 충전 버턴을 누른다. - 1회 전기 충격을 실시한 후에는 즉시 가슴압박을 30:2로 5주기 반복 실시한다. - 5주기 반복 후 다시 자동제세동기의 지시에 따른다.
8	잘못된 가슴 압박(그림 10-8, 10-9) - 손가락이 흉부에 닿을 경우 - 압박 중 팔꿈치를 굽힐 경우 - 압박 위치가 가슴 중앙이 아닌 좌우상하를 벗어난 경우 - 상체가 상하가 아닌 앞뒤로 움직일 경우 - 매 압박시 위치의 이동 - 환자의 가슴 측면에 구조자의 신체중앙이 위치하지 않을 경우
9	합병증 - 적절한 심폐소생술시에도 늑골골절, 복장뼈골절, 심장좌상, 폐좌상을 유발시킬 수 있다. - 부적절한 심폐소생술은 지라(비장) 파열, 간 손상, 상하부 갈비뼈골절을 유발시키고 많은 양의 호흡을 불어주거나 갑자기 빠르게 호흡을 불어주면 위 팽만을 유발시킬 수 있다.
10	기도폐쇄 - "목에 뭐가 걸렸나요?"라는 질문에 환자가 답변을 한다면 기침을 강하게 하도록 격려한다. - 질문에 말을 할 수 없거나 기침을 할 수 없으며, 청색증이 있을 경우에는 즉시 환자의 등 뒤로 가서 복부밀쳐올리기(하임리히법)를 한다(그림 10-10). - 복부밀쳐올리기 중 환자가 의식이 없어지면 바닥에 눕히고 가슴압박을 시작한다. - 30회 가슴압박과 2회의 인공호흡을 시작한다. - 매 회 인공호흡 전 수지교차방법으로 입 안을 벌려 이물질이 보이는지 확인한다(그림 10-11). - 이물질이 보인다면 손가락을 넣어 훑어낸다(그림 10-12). - 이물질이 나오거나 전문가에게 인계할 때까지 가슴압박과 이물질확인, 인공호흡을 반복한다.

▮ 그림 10-1

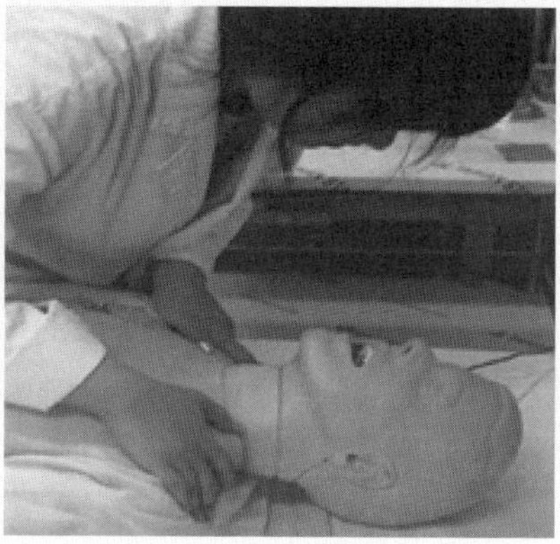

▮ 그림 10-2

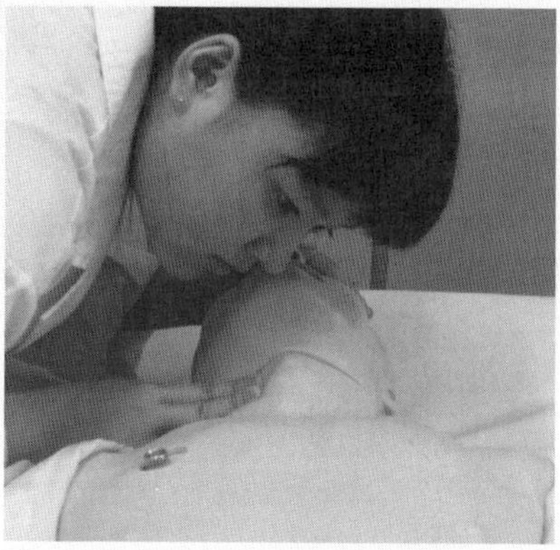

▮ 그림 10-3

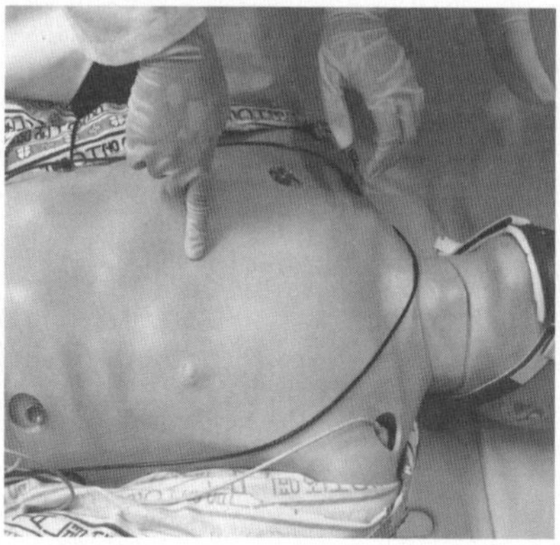

▮ 그림 10-4

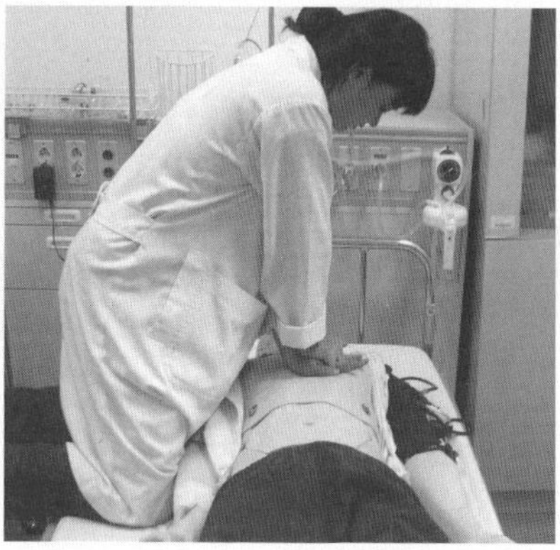

▮ 그림 10-5

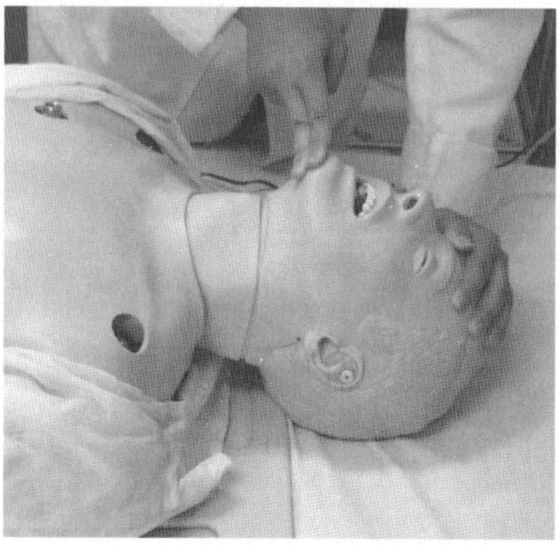

▮ 그림 10-6

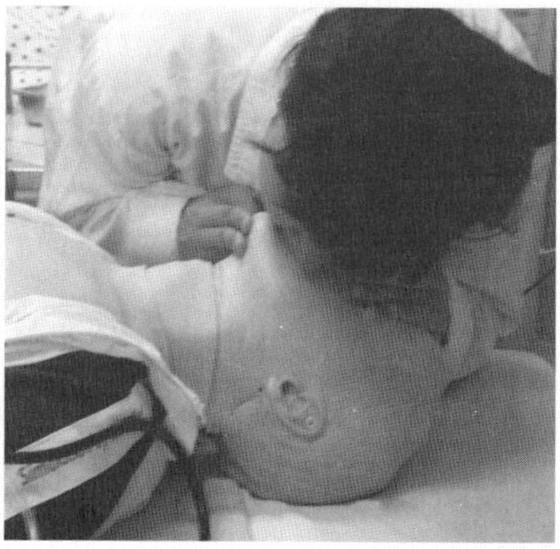

▮ 그림 10-7

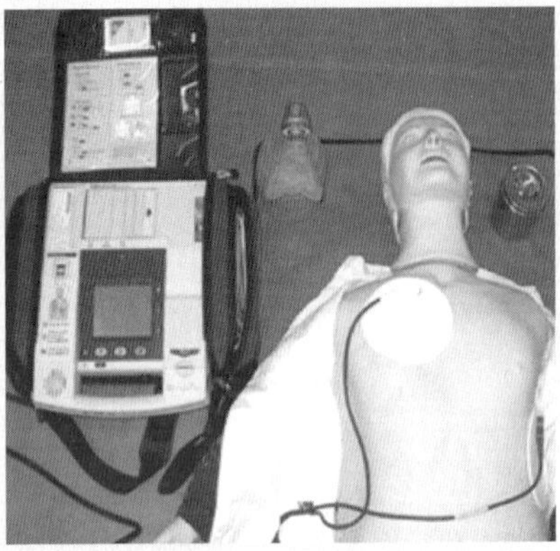

▮ 그림 10-8

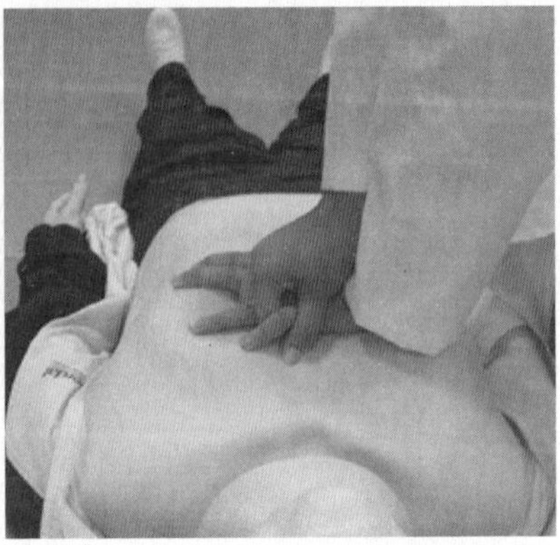

▮ 그림 10-9

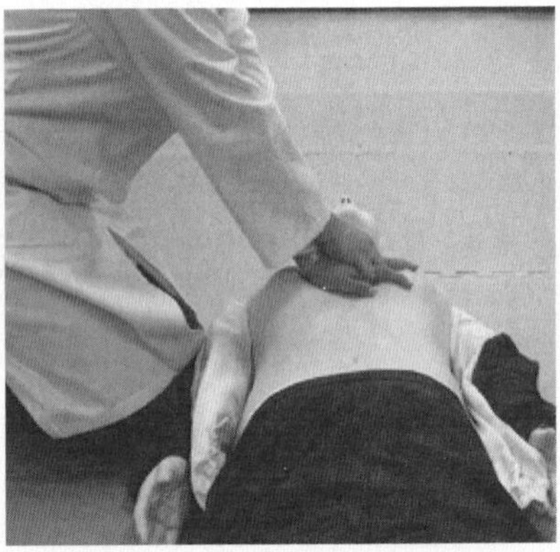

▮ 그림 10-10

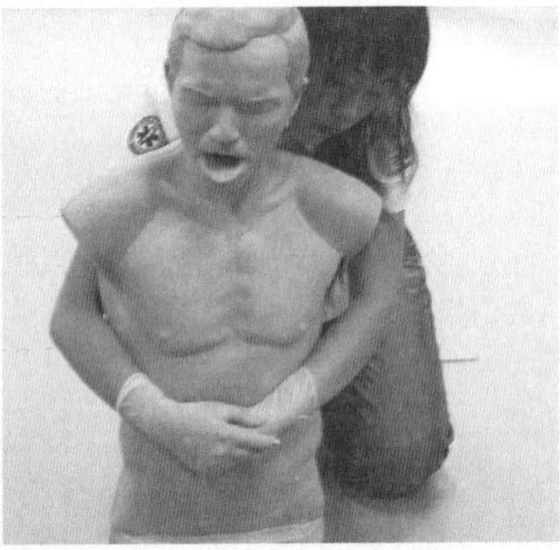

▮ 그림 10-11

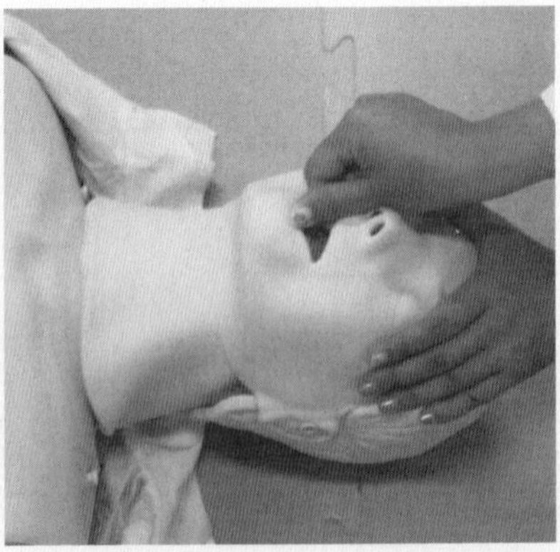

▮ 그림 10-12

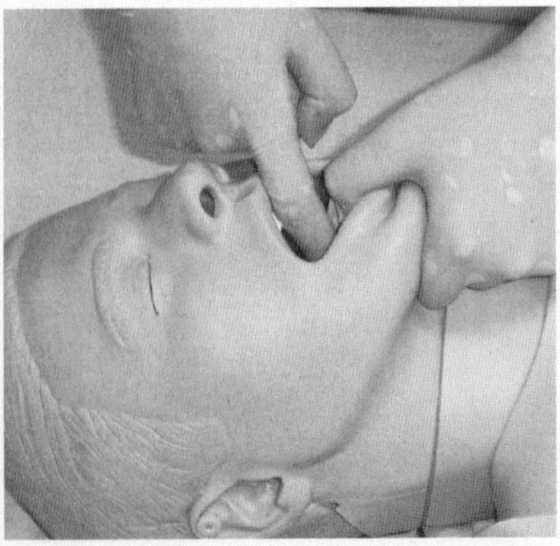

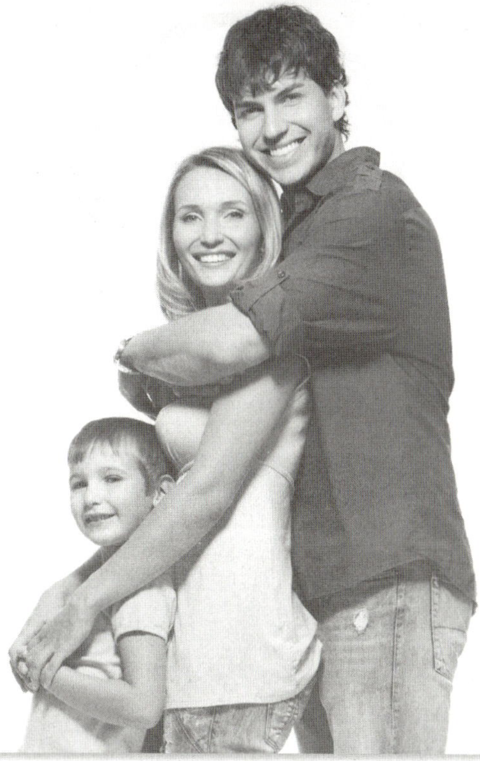

PART 5

식생활과 건강

제11장 식품위생

1. 식품위생의 개념
2. 식중독
3. 식품의 변질과 보존
4. 식품첨가물
5. 식품과 질병

제12장 보건영양

1. 보건영양의 개념
2. 영양소의 종류 및 작용
3. 조절소의 작용
4. 열량(energy)대사
5. 영양상태의 판정
6. 영양장애와 국민영양 개선

제11장 식품위생

[학습목표]

1 / 식품위생의 정의와 위해요소의 중점관리기준(HACCP)에 대하여 알 수 있다.
2 / 식중독의 분류와 특징에 대하여 설명할 수 있다.
3 / 식품의 변질과 보존 및 식품첨가물에 대하여 알 수 있다.
4 / 식품위생에 대한 관리방안과 대책을 수립할 수 있다.

1. 식품위생의 개념

1) 식품위생의 정의

세계보건기구와 환경위생전문위원회에 의하면 "식품위생(food hygiene : food sanitation) 이란 식품의 성장, 생산, 제조로부터 최종적으로 사람에 섭취되기까지 모든 단계에 걸친 식품의 안전성, 건전성 및 완전무결성을 확보하기위한 모든 필요한 수단을 말한다."라고 정의하고 있다(Food hygiene means all measures necessary for enduring the safety, wholesomeness, and soundness of food at all stages from its growth, production or manufacture untill final consumption).

즉, 식품위생이란 식품첨가물, 식기구 및 포장을 대상으로 하는 음식물에 관한 위생이라고 할 수 있다. 우리나라에서는 1962년 1월 20일 식품위생법이 처음으로 제정 공포되었으며, 이 법에 의하면 식품위생이란 식품(의약품제외), 첨가물, 기구 또는 용기, 포장을 대상으로 하는 음식에 관한 위생을 말한다고 정의하고 있다. 따라서 우리가 흔히 보건분야의 3대악으로 ① 부정식품 ② 부정의약품 ③ 부정의료(무면허의료행위)를 말하는데 정부에서는 이 3대 악에 대하여 보건범죄 단속에 관한 가중처벌을 행하므로써 이의 근절을 위해 노력하고 있다. 특히 유해식품, 유해첨가물, 부정식품, 불량가공식품, 불량식기구, 포장, 용기 등과 부정식품의 유통이 없도록 관리하는 문제는 식품의 안전성 및 건강성 확보를 위해 가장 중요한 식품위생의 과제이다. 우리나라의 식품위생법 48조 1항에 의하면 식품의약품안전처장은 식품의 원료관리 및 제조 · 가공 · 조리 · 소분 · 유통의 모든 과정에서 위해한 물질이 식품에 섞이거나 식품이 오염되는 것을 방지하기 위하여 각 과정의 위해요소를 확인 · 평가하여 중점적으로 관리하는 기준을 식품별로 정하여 고시할 수 있다고 되어 있다.

2) 우리나라의 식품위생 제도의 변천

「식품위생법」이 1962년 1월 20일 법률 제1007호로 제정 · 공포됨에 따라 비로소 명실상부한식품위생행정의 법체계가 마련되는 동시에 식품위생행정이 발전하는 시발점이 되었다. 그 후 「식품위생법」은 1차 개정(법률 제1921호, '67.3.30)에서부터 22차 개정(법률 제9847호, '09.12.29)을 거쳐, 현재 총 13장 102개 조문으로 법체계가 완비되어 식품위생행정의 근간이 되고 있으며, 2008년에는 「식품안전기본법」이 제정되어 국무총리 산하에 '식품안전 정책위원회'를 설치하여 국가의 식품안전에 관한 주요 정책을 심의하는 기구를 둘 수 있게 되었으며, 보건복지부, 농림수산식품부 등의 관련부처들이 「기본법」의 취지에 따라 개별 법령과 제도를 정비해 나가게 되었다. 그동안 식품에 대한 관리는 일원화되지 못하고 시대와 상황에 따라 여러 형태로 관리되어 오다가 식품의 다원화적 관리로 인한 정부기능의 중복 등의 문제점이 대두되어 1985년부터 식품안전관리 업무가 보건복지부로 일원화되어 총괄 관리되게 되었다. 그러나 1998년 6월에는 식품 중에서 축산가공식품이 농림부로 이관됨에 따라 식품의 안전관리 체계가 다시 다원화되었다. 2004년부터 식품안전관리체계 일원화를 위한 행정체계 개편이 논의되다가 중단되었으며, 2008년 「정부조직법」 개정으로 식품산업진흥업무가 농림수산식품부로 이관되어 추진하게 되었다. 보건복지부의 식품정책은 2013년 「정부조직법」 개정으로 식품안전 관리업무가 식품의약품안전청에서부터 승격된 식품의약품안전처로 이관되면서 보건복지부에서 제 · 개정을 담당하던 식품위생법령 역시 식품의약품안전처 담당으로 변경되었다.

■ 표 11-1 식품별 관리 소관 부처

식품종류	소관부처	소관법률
식품(축산물위생포함) 및 건강기능식품	식품의약품안전처	「식품위생법」 「건강기능식품에 관한 법률」 「식품안전기본법」 「어린이 식생활안전관리 특별법」 「축산물위생관리법」
농축수산물 등	농림축산식품부	「농수산물 품질관리법」 「식품산업진흥법」 「농수산물 원산지표시에 관한 법률」
먹는물	환경부	「먹는물 관리법」

3) 식품위생 관련 용어

식품위생법(제2조)에 명시된 식품위생관련 용어의 정의는 다음과 같다.

① "식품"이란 모든 음식물(의약으로 섭취하는 것은 제외)을 말한다.

② "식품첨가물"이란 식품을 제조 · 가공 또는 보존하는 과정에서 식품에 넣거나 섞는 물질 또는 식품을 적시는 등에 사용되는 물질을 말한다. 이 경우 기구(器具) · 용기 · 포장을 살균 · 소독하는 데에 사용되어 간접적으로 식품으로 옮아갈 수 있는 물질을 포함한다.

③ "화학적 합성품"이란 화학적 수단으로 원소(元素) 또는 화합물에 분해 반응 외의 화학 반응을 일으켜서 얻은 물질을 말한다.

④ "기구"란 다음 각 목의 어느 하나에 해당하는 것으로서 식품 또는 식품첨가물에 직접 닿는 기계 · 기구나 그 밖의 물건(농업과 수산업에서 식품을 채취하는 데에 쓰는 기계 · 기구나 그 밖의 물건은 제외)을 말한다.

가. 음식을 먹을 때 사용하거나 담는 것

나. 식품 또는 식품첨가물을 채취 · 제조 · 가공 · 조리 · 저장 · 소분[(小分) : 완제품을 나누어 유통을 목적으로 재포장하는 것을 말한다. 이하 같다] · 운반 · 진열할 때 사용하는 것

⑤ "용기 · 포장"이란 식품 또는 식품첨가물을 넣거나 싸는 것으로서 식품 또는 식품첨가물을 주고받을 때 함께 건네는 물품을 말한다.

⑥ "위해"란 식품, 식품첨가물, 기구 또는 용기 · 포장에 존재하는 위험요소로서 인체

의 건강을 해치거나 해칠 우려가 있는 것을 말한다.

⑦ "식품위생"이란 식품, 식품첨가물, 기구 또는 용기 · 포장을 대상으로 하는 음식에 관한 위생을 말한다.

4) 식품위생법의 목적

식품으로 인하여 생기는 위생상의 위해(危害)를 방지하고 식품영양의 질적 향상을 도모하며 식품에 관한 올바른 정보를 제공하여 국민보건의 증진에 이바지함을 목적으로 하고 있다.

5) 식품위생관리

(1) 식품위생의 3대요소

식생활이란 생명이나 건강과 직접 연결되는 것으로 식품위생관리의 3대 접근요소는 ① 식품의 안전성(Safety) ② 완전무결성(Wholesomeness) ③ 건전성(Soundness)의 확보에 있는 것이지만 그 중에서도 식품의 안전성이 가장 중요하다.

(2) 식품위생의 목표

복잡한 식품의 가공수급 과정에서는 실수로 인한 식품의 변질이나 오염, 고의에 의한 위조, 유해첨가물 등으로 인한 건강피해가 빈번히 발생하고 있으며, 그로 인해 식품으로 인한 질병이 발생되는데 그 원인은 다음과 같다.

① 식품변질로 인한 영양소 분해

② 식품 미생물 오염으로 인한 감염

③ 유독 동 · 식물의 잘못된 섭취로 인한 중독

④ 병원성 미생물 오염으로 인한 감염

⑤ 생산과정에서 유독물 흡입 및 흡수

▮그림 11-1 식품재료 및 신선한 과일

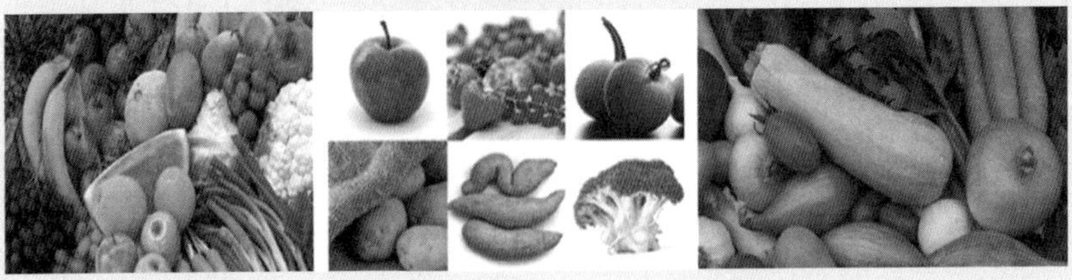

(3) 식품관리의 영역

식품을 통한 병원미생물의 감염, 식중독, 식품을 통한 기생충 질병의 감염, 식품의 오염에서 오는 피해 식품보존방법의 부적합, 식품위생 행정활동, 부정식품의 단속 및 유통관리, 식품검역 등의 문제 등이 식품관리 영역이라고 할 수 있다.

6) 위해요소 중점관리기준(HACCP)

(1) 정의

위해요소 중점관리기준(Hazard Analysis and Critical control Point)이라 함은 식품의 원료에서부터 제조, 가공, 조리 및 유통의 모든 과정에서 위해한 물질이 식품에 혼입되거나 식품이 오염되는 것을 방지하기 위하여 각 과정을 중점적으로 관리하는 기준을 말한다.

(2) 역사

HACCP제도의 개발은 1959년 미국우주계획에 참여한 한 식품제조회사가 우주식품의 100% 안전성을 확보하기 위하여 시작되었으며, 국제식품규격은 각국에 이를 적용할 것을 권고하였다. 즉 최종의 식품의 검사로 완전한 안전성을 확보하는 것은 너무 많은 검체가 필요하다는 것을 알게 됨으로써 도입된 것이다. 우리나라는 1995년 식품위생법에 HACCP제도를 도입하여 식품의 안전성확보, 식품업체의 자율적이고 과학적 위생관리의 정착과 국제기준 및 규격과의 조화를 도모하고자 식품위생법에 위해요소중점관리기준에 대한 조항을 신설하고 있다.

(3) HACCP 관리방식 및 위해요소 중점관리기준 대상식품

HACCP은 위해요소분석(HA)과 중점관리점(CCP)의 두 가지 부분으로 구성되며, HA는 위해가능성이 있는 요소를 찾아 분석 · 평가하는 것이고, CCP는 그 위해성을 제거하고 안전성을 확보하기 위하여 중점적으로 다루어야할 관리점을 설정하여 사전에 예방하는 수단과 절차를 의미한다. 우리나라의 식품위생법 시행규칙 제 62조에 의한 위해요소 중점관리기준 대상식품은 ① 어육가공품 중 어묵류 ② 냉동수산식품 중 어류, 연체류, 조미가공품 ③ 냉동식품 중 피자류, 만두류, 면류 ④ 빙과류 ⑤ 비가열음료 ⑥ 레토르트 식품 ⑦ 김치류 중 배추김치 등이다.

그림 11-2 HACCP 및 건강식품

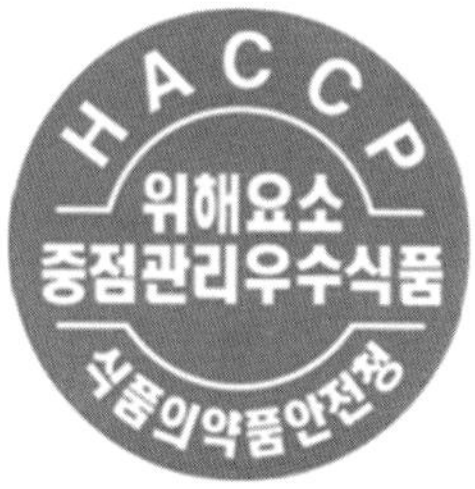

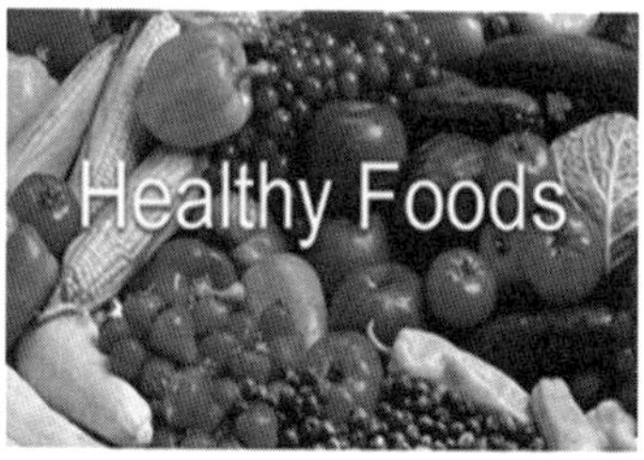

7) 식인성 병해 및 위생방지대책

식인성 질병은 식품에 의하여 일어나는 건강장애를 의미한다. 이를 구분하면 식품자체에 유해한 인자가 있어서 발생하는 내인성, 식품의 외적인 원인(생육, 생산, 제조, 유통, 소비과정)에 의한 외인성 및 식품의 섭취에 의해서 식품이나 생체 내에 유해물질이 생성됨으로써 발생하는 유기성으로 나누어진다.

첫째, 내인성에 의한 것으로는 유해하거나 유독한 성분과 생리적 작용에 영향을 미치는 성분이 있는데 유해 · 유독한 물질로는 자연독으로서 복어독, 버섯독 등이 있으며, 생리작용성분으로는 항비타민성 물질, 항갑상샘 물질 등이 있다.

둘째, 외인성에 의한 것으로는 생물적인 것과 인위적인 것으로 구분할 수 있는데, 생물적인 것에는 바이러스 식중독, 세균성식중독, 곰팡이독 등이 있으며, 인위적 것에는 부정첨가물 등이 있다.

셋째, 유기성에 의한 것으로는 물리적 작용생성물, 화학적 작용생성물 및 생리적 작용생성물이 있다.

2. 식중독

1) 식중독의 개념

(1) 식중독의 정의

식중독(food poisoning)이란 일반적으로 식품섭취로 인하여 발생하는 급성위장염을 주증상으로 하는 건강장애를 말하며, 그 원인은 세균 및 세균이 생산한 독소, 자연유독물 및 유해화학 물질이 식품에 첨가 또는 오염되어서 발생하는 것을 말한다. 즉 병원성 미생물이나 독성화학물질이 함유되어 있거나 혹은 오염된 식품을 섭취한 후 단시간 내에 갑작스럽게 발생되는 건강상태를 의미하는 것으로 주로 구토, 오심, 복통, 설사 등을 주 증상으로 하는 급성 위장증세를 나타낸다.

(2) 식중독발생의 역학적 특성

식중독발생의 역학적 특성으로는 ① 급격히 집단적으로 발생하고 발생지역이 국한되고 ② 월별로 보면 여름철의 발생빈도가 높고 ③ 연령적인 특성은 없으나 일반적으로 20~24세 사이에 주로 발생되며 ④ 성별로는 남자가 여자보다 더 발생빈도가 높다.

표 11-2 연도별 식중독 발생현황

(단위 : 건, 명, %)

구분	연도별				
	2012	2013	2014	2015	2016
건수	266	235	349	330	399
환자수(명)	6,058	4,958	7,466	5,981	7,162
환자수(건/명)	22.8	21.1	21.4	18.1	17.9

자료 : 식품의약품안전처 통계

2) 식중독의 분류

식중독의 구분은 주로 세균성식중독, 자연독에 의한 식중독, 화학물질에 의한 식중독, 곰팡이 독에 의한 식중독으로 구분한다.

표 11-3 식중독 분류

구분		내용
세균성식중독	감염형	살모넬라균, 병원성대장균, 장염비브리오 등
	독소형	포도상구균, 보툴리누스균, 웰치균, 세레우스균 등
	기타	장구균, 캄필로박터, 알레지성 식중독
자연독식중독	동물성	복어독, 조개류, 고동(소라, 우렁이), 마비성패독 등
	식물성	버섯독, 감자독, 청매, 독미나리, 맥각균, 피마자, 목화씨 등
화학물질 식중독		불량첨가물, 유해금속, 유해감미료, PCB, 농약, 포장재 등의 용출물
곰팡이독		아플라톡신(Alfatoxin), 오크라톡신, 시트리닌 황변미독 등

(1) 세균성 식중독(Bacterial food Poisoning)

세균자체로 인한 것과 감염된 세균이 분비하는 독소(toxin)에 의한 것인가에 따라 감염형과 독소형으로 분류한다. 감염형은 오염된 식품을 일단 섭취한 뒤에 인체 내에서 발육 증식한 세균이 내는 균체 내 독소로 식중독 증상을 나타내며 그 원인 식품으로 인하여 다른 사람에게까지 동일한 식중독 증상을 발병하게 한다. 반면에 독소형은 식품을 섭취하기 전에 이미 세균이 식품을 오염시켜 균체 외 독소를 포함하는 것을 섭취하였을 때 발생하는 것이다. 감염형 식중독(제1형)을 일으키는 세균은 살모넬라균(Salmonella) 장염 비브리오균, 병원성 대장균, 리스테리아 모노시이트제네스 등이 있으며, 독소형 식중독(제2형)을 일으키는 것은 포도상구균(Staphylococcus aureus)에 의한 식중독과 보틀리누스균(Clos tridium botulinum)에 의한 식중독이 있으며 특징은 다음과 같다.

▌표 11-4 세균성 식중독의 특징

분류	병원체	잠복기(hr)	감염원	증상
감염형 Salmonellosis	Salmonellas enteritidis	12~48	어육, 어패, 유제품	38–40℃, 두 · 복통, 설사, 구토
장염비브리오증	Vibrio para-haemolyticus	8~20	어패류	37.5–38.5℃, 복통, 설사, 구토, 혈변
병원성대장균증	Escherichia coli	10~30	분변오염된 식품	40℃, 혈변, 화농성 설사, 두통
독소형 포도상구균증	Staphylococcus aureus	1~6	하수, 분변에 오염된 식품	타액증가, 구토, 설사, 복통(내열성 독)
보틀리누스균	Clostridium botulinum		부패통조림, 햄, 소시지	동공확대, 수족마비, 호흡곤란(열분해 독)

가) 감염형 식중독(food infection)

(가) 살모넬라(Salmonellosis)식중독

감염형 식중독의 임상소견과 소화기계 감염병의 임상소견은 엄격히 구별하기 곤란한 경우가 많으며, 살모넬라균의 장티푸스균, 파라티푸스 등은 감염형이고, 장염균, 쥐티푸스균, 돼지돈 콜레라균 등은 식중독의 원인균인데 이들 두 형이 명확하게 구별되지 않는 혼합형이 있다.

① 원인균 : 장염균, 쥐티푸스균, 돈콜레라균, Sal. thompson, Sal. infantis, Sal. derby, Sal. newport, Sal. potsdam 등이 있다.

② 잠복기 : 원인균에 따라 다르나 일반적으로 12~48시간(평균 20시간)이며, 발병률은 다른 식중독 보다 높아 75% 이상이다.

③ 증상 : 급성위장염, 전신권태, 두통, 식욕감퇴 설사 등이며, 또한 발열(38~40℃)과 오한, 전율이 같이 오고 보통 2~5일이면 발열이 그치고 1주일 이상이면 증상이 소멸한다.

④ 감염원 및 감염경로 : 살모넬라균에 이환되거나 보균하고 있는 가금류나 육류의 고기를 섭취하거나 환자, 가축, 쥐들의 대소변에 오염된 음식물을 섭취함으로써 감염된다.

⑤ 원인식품 : 구미에서는 식육 · 우유 · 달걀 등과 가공물이 가장 많으며, 우리나라에

서는 어패류와 그 가공식품, 우유 및 유제품, 샐러드, 두부류이며 일반적으로 동물성 식품이다.

⑥ 예방법 : 저온 저장하여 균의 증식을 방지하고 60℃에서 20분 가열하면 균이 사멸하므로 먹기전에 가열한다. 또한 도축장의 위생관리와 식품저장장소 등에 방충시설을 한다.

(나) 장비브리오 식중독(Vibrio food Poisoning)

종전에는 "호염균 식중독"이라 하였으며, 우리나라를 비롯하여 일본, 동남아시아, 호주, 미국 등에서 발병되고 있다.

① 원인균 : Vibrio Parahaemolyticus

② 잠복기 : 일정치는 않으나 보통 8~20시간 전후로 평균 12시간이며 잠복기가 짧을수록 증상이 심하다.

③ 증상 : 격심한 상복통으로부터 시작하여 오심, 구토, 설사, 발열(37~38℃)이 있고 발병 12시간이 지나면 여러 가지 증상은 완화되고 24시간 후에 열이 떨어지고 2~3일내에 회복된다.

④ 감염원 및 감염경로 : 5~11월(7~9월)이 많이 발생하는데 어패류가 주가 되며 오염 음식물에 의해서도 감염될 수 있다. 호발연령은 15세 이상이고 남녀별 발생비는 3 : 1 이다.

⑤ 예방법 : 어패류를 생식할 경우에는 정수로 잘 씻거나 60℃에서 5분 이상 가열하면 사멸하므로 반드시 식품을 가열한 후 섭취한다.

(다) 병원성대장균 식중독

일반적으로 대장상재균(Escherichia coli)은 병원성이 없으며, 여러 가지 유익한 작용을 한다. 즉 사람의 장내에는 약 100조의 대장균이 상재되어 장의 구조를 튼튼히 하며, 비타민 A, B1, B2, K〉 니코틴산 등을 합성한다.

① 원인균 : pathogenic E. coli, 장관출혈성대장균 혈청형에 따라 O26, O13, O104, O146, O157등이 있으며, 대표적인 균이 O-157이다.

② 잠복기 : 균종에 따라 다양하나 보통 12~72시간 정도이다.

③ 증상 : 설사, 복통, 발열, 구토 등의 급성위장장애 증상을 일으킨다.

④ 감염원 및 감염경로 : 환자나 보균자의 분변과 소, 돼지, 개, 고양이 등의 분변에 존재하며 보균자가 화장실을 비위생적으로 사용할 때도 감염이 가능하다.

⑤ 예방법 : 환자나 보균자의 분변이 식품에 오염되지 않도록 하고 식품취급자의 손 소독을 철저히 하고 기구소독과 배수구 청소 및 쥐의 침입을 차단한다. 식품은 75℃ 이상 가열하도록 한다.

(라) 장구균 식중독(Streptococcus food Poisoning)

① 원인균 : 장내규균(enterococcus)인 streptococcus fecalis와 S. faecium

② 잠복기 : 5~22시간이며 평균 10시간 정도이다.

③ 증상 : 구토, 설사, 복통, 점액성 변 등 위장증상을 나타내지만 극히 가벼우며 2~3일내에 회복되므로 보건상 큰 문제가 되지 않는 것으로 알려져 있다.

④ 감염경로 : 치즈, 두부, 분유나 냉동식품 등에 의해 감염된다.

⑤ 예방법 : 환자나 보균자의 분변이 식품에 오염되지 않도록 하고 섭취단계에서 가열하여 원인균을 사멸해야 한다.

(마) 캄피로박터 식중독(Campylobacter food Poisoning)

캄피로박터 식중독의 원인균은 주로 Campylobacter jejuni이며, Campylobactor Coli도 가끔 식중독을 일으킨다. 25℃에서는 발육하지 않고 43℃에서는 활발하게 증식하며 미호기성을 나타낸다. 감염 2~7일 후에 증상이 나타나고 주증상은 설사, 복통, 두통, 발열과 구토, 탈수증상을 수반한다. 증상은 1~2일 동안 지속되며 심하지 않다. 원인식품으로는 이 균의 오염률이 높은 육류가 가장 많이 보고되고 있으며, 살균처리가 되지 않은 물이나 우유에 의한 발생사례도 있다.

나) 독소형 식중독(Bacterial intoxication)

세균이 먼저 음식물 중에서 증식하여 그 결과 산출된 독소물질이 음식물과 함께 섭취되어 발병하게 된다.

(가) 포도상구균 식중독(staphylococcal food Poisoning)

포도상구균은 사람과 동물의 화농성질환의 원인균이며, Salmonella와 같이 계절에 관계없이 발병한다. 이 균은 1880년에 Pasteur에 의하여 발견되었으며, 저항력이 강하고 자연계에 널리 분포되어 있어 식품을 오염시킬 기회가 많다.

① 원인균 : S. aureus, S. epierimidis, S. saprophyticus가 있으며 이 중 S. aureus가 병원성이 있으며, 원인균이 식품 중에서 증식할 때 생산된 체외독소에 의한다.
② 잠복기 : 잠복기는 짧아서 1~6시간(평균 3시간)으로 주로 봄과 여름철에 발생한다.
③ 증상 : 구토, 설사, 복통, 오심이 주증상이며, 발열은 38℃ 이하로 거의 없는 편이며, 대개 12시간 이내로 치유된다.
④ 감염원 및 감염경로 : 토양, 하수 등의 자연계에 널리 분포하며 건강인의 약 30%가 이 균을 보균하고 있으므로 코 안이나 피부에 상재하고 있는 황색포도상구균이 식품에 혼입될 가능성이 있다.
⑤ 원인식품 : 육류 및 그 가공품과 우유, 버터, 치즈, 등과 같이 이들을 재료로 한 과자류와 유제품, 밥, 김밥, 도시락, 두부 등과 복합조리식품과 크림, 소스, 어육 연제품 등이 있다.
⑥ 예방법 : 식품의 오염을 방지하며, 식기 및 식품의 멸균, 식품의 저온처리 및 냉장 및 화농소가 있는 사람의 식품 취급을 제한하는 것이다.

(나) 보툴리누스 식중독(botulism food Poisoning)

세균성 식품중에서 가장 치명률이 높은 식중독으로서 소시지가 식중독을 일으킬 수 있다는 것이 1000년 전에 이미 알려져 있으며, 1800년에 Kerner가 botulism(소시지의 중독이라는 뜻임)이라는 용어를 처음으로 사용하였다.

① 원인균 : Clostridium botulinum이 원인균이며, 통조림, 소시지 등 식품의 혐기성 상태에서 발육하여 체외독소(exotoxin)로서 신경독소(neurotoxin)를 분비하는데 이것이 식중독을 발병하게 한다. 면역학상으로 7형(A, B, C, D, E, F, G)으로 구분되며, 주로 사람에게 식중독을 일으키는 것은 A, B형이다.

② 잠복기 : 일반적으로 12~36시간이나 2~4시간에서도 신경증상이 나타나는 수가 있다.

③ 증상 : 신경계 증상이 주증상으로 복시(diplopia), 안검하수, 연하곤란, 언어곤란, 호흡곤란 등이 있으며, 신경증상 전에 구토, 복통, 설사 등의 증상이 나타나는 경우도 있다.

④ 감염원 및 감염경로 : 혐기성상태에 있는 식품에서 잘 발생한다. 소시지, 통조림 등과 야채, 어육 등을 밀봉 보관한 식품이 감염원이 된다.

⑤ 원인식품 : 통조림, 소시지 등 밀봉식품이 주요 원인 식품이며, 야채 · 과일 · 식육 · 어육 · 유제품이 등이 혐기성 상태에 놓이게 되는 경우 원인식품이 된다.

⑥ 예방법 : 균에 오염되지 않도록 하며, 120℃에서 4분이나 100℃에서 30분 이상 가열로 포자를 온전히 사멸하여야 하며, 통조림, 소시지 등의 위생적인 가공처리 및 위생보관이 중요하다.

(다) 웰치균 식중독(Welchii Bacillus)

사람이나 동물의 장관상재균으로 토양, 물, 식품 등 자연계에 널리 분포되어 있으며, 창상감염(infection wound)으로서 가스괴저(gas gangrene)의 중요한 원인균이다.

① 원인균 : Clostridium Welchii(CL perfringens)이 분비한 장독소(enterotoxin)에 의해서 감염된다. 항독소에 의해 6형(A, B, C, D, E, F)으로 나뉜다.

② 잠복기 : 잠복기는 A형은 8~20시간(평균 12시간)이며, 설사와 복통이 반드시 일어나며 구토와 발열은 거의 볼 수 없다. 반면에 F형은 잠복기가 수 시간이며, 구역질, 구토를 일으키며, 어느 정도 경과 후 설사와 복통을 주증상으로 한다.

③ 증상 : 복통, 설사 등 위장계 증상이 대표적이고 두통도 동반하나 치명률은 매우 낮으며 회복도 빠르다.

④ 감염원 및 감염경로 : 사람의 분변이나 토양, 하수, 등에 널리 분포되어 있다가 식품속에서 증식하면 식중독의 원인이 된다.

⑤ 원인식품 : 어류나 육류 또는 그 가공품 등 단백질 식품이다.

⑥ 예방법 : 각종 식품의 오염방지, 식품의 가열 후 즉시 섭취나 또는 급냉시켜서 증식을 억제하여야 한다.

(라) 기타형 세균형 식중독

① Allergy성 식중독

Allergy성 식중독은 Morganella균이 histamine함유량이 많은 어육(꽁치, 고등어 등)에 부착되어 증식함으로써 histidine을 탈탄산화(decarboxylation)시켜 만들어 낸 다량의 histamine과 이때 함께 생산된 부패 amine이 함께 작용하여 발생시킨다고 알려져 있다. 잠복기는 5분~1시간으로 보통 30분 전 후 이며 주증상은 안면홍조, 작열통, 전신에 걸쳐 홍조를 띠며, 담마진성 발진(두드러기)이 생긴다. 구토, 복통, 설사 등의 위장증상은 거의 없으며, 빠르면 6~10시간 늦더라도 24시간 이내에 회복된다. 이들 증상은 특이체질 있는 사람에게서 오는 식이성 Allergy와 유사하기 때문에 Allergy성 식중독이라 부른다.

② 노로바이러스(Norovirus)식중독

원인균의 특성은 외가닥 RNA를 가진 껍질이 없는 바이러스로 주로 분변-구강 경로를 통하여 감염이 되며 연중 발생가능하고 2차 발병률이 높다. 발병시기는 24~48시간 내에 발생하며 주요증상으로는 오심, 구토, 복통, 두통 등이 있다. 원인식품으로는 음식(패류, 샐러드, 과일, 냉장식품, 샌드위치, 상추, 냉장 조리햄, 빙과류)이나 물에 의해 주로 발생한다. 예방으로서는 2차감염을 막기 위하여 감염자의 변, 구토물에 접촉하지 않으며, 접촉한 경우에는 충분히 세척하고 소독을 하여야 한다.

(2) 자연물에 의한 식중독

자연독 식중독이란 동물이나 식물체 중에서 생존 중에 자연적으로 생산되는 독성성분에 의하여 일으키는 자연독을 내포하고 있는 상태 또는 발생경위에 따라 분류한다. 또한 자연독이란 동식물을 구성하는 성분 중 유독물질을 말하며, 자연독에 의한 식중독은 발생건수와 환자 수는 적으나 사망률이 높은 특징이 있다. 따라서 자연독 식중독을 예방하려면 이와 같은 동물 · 식물에 대한 취급상의 지식을 보급하고 올바른 감별법을 터득하도록 하여 계절에 따라 유독화하는 것은 그 시기에는 절대로 섭취하지 않도록 하여야 한다.

가) 동물성 자연독

(가) 복어중독

복어는 우리나라 근해에 약 40여종의 분포되어 있으며 그 중 10여종이 식용으로 이용되고 있다. 복어중독은 자연독 중에서 가장 많이 발생한다.

① 원인 : 테트로톡신(tetrotoxin)으로 복어의 난소, 간장, 고환, 위장 등에 많이 함유되어 있으며, 일반적으로 봄에 독성이 강해지기 시작하여 5~6월에 최고조에 달한다.
② 발생 및 증상 : 중독증상은 섭취 약 30분~5시간이내에 나타나며, 심한 경우에는 발증 1시간 이내에 사망하고 중독시간이 8시간 경과해도 사망하지 않는 경우에는 대체로 회복되지만 근육마비현상은 며칠 계속된다. 복어중독은 일종의 신경독으로 지각이상, 위장장애, 호흡장애, 혈액장애 및 뇌증으로 구분한다.
③ 예방 : 복어요리 전문가가 한 요리를 먹도록 하며, 내장, 난소, 간, 피부 등을 먹지 않도록 하고 유독부분의 폐기에도 주의하여야 한다.

(나) 조개류 식중독(paralytic shellfish Poisoning : PSP)

조개류의 중독원인 되는 독성물질은 일반적으로 조개의 체내에서 형성되는 것이 아니라 바닷속의 유독 플랑크톤(Plankton)에 형성된 독소를 섭취하여 체내에 축적하는 것으로 알려져 있다. 유독 플랑크톤은 주로 적조(赤潮)등에 의해 형성되므로 적조해역에서 조개류의 섭취를 금해야 한다. 조개류의 섭취로 인한 중독에는 베네루핀(Venerupin)중독, 마비성 조개중독(Saxitoxin 중독), Callista brerhonate 중독 및 건패류 중독이 있다. 조개류의 중독으로 제일 많이 발생하는 Venerupin중독과 마비성중독은 아래와 같다.

① Venerupin중독

모시조개, 바지락, 굴 및 고등어 등의 독성분으로 3~4월에 많이 발생한다. 열에 대하여 100℃에서 1시간 가열에도 파괴되지 않으며, 잠복기는 12~48시간이다. 중독증상으로는 초기에는 불쾌감, 전신권태, 구토 등이 있으며, 특히 배, 목, 다리 등에 적색 또는 암적색의 피하출혈반점이 나타나고 황달현상이 나타난다. 중증인 경우 뇌증상, 의식의 혼탁, 혈변 등을 나타내며 발병 후 10시간~7일 이내에 사망한다.

② 마비성 조개중독(Saxitoxin 중독)

검은조개, 섭조개, 대합조개 등의 독성분에 의해 중독되는 것으로 독성분은 Saxitoxin이다. 이 Saxitoxin은 마비증세를 나타내는 것이 특징인데 섭취 후 30분~3시간의 잠복기를 거쳐 입술, 혀, 등의 마비로 시작하여 사지마비와 기립보행이 불가능해진다. 언어장애, 두통, 갈증, 구토 등을 나타내고 중증이면 호흡마비를 일으켜 사망하게 된다. 이 독소는 5~9월 특히 한 여름에 독성이 강하며 열에 안정적이다.

나) 식물성 식중독

식물성식중독은 유독성분에 따라 분류하면 첫째, 청산배당체를 함유하는 것(오색자두, 청매, 은행 등), 둘째, 알카로이드(alkaloid)를 함유하는 것, 셋째, 기타 배당체를 함유하는 것(감자, 수지배당체 등), 넷째, 유독성분의 내용이 불명인 것으로 구분할 수 있다.

(가) 버섯중독(mushroom Poisoning)

버섯은 식물분류상 진균류의 담자균류에 속하며 향기와 영양가가 좋아 오래전부터 식용으로 이용되고 있는데 종류는 약 5,000~6,000여종에 달하나 식용으로 이용한 것은 약 100여종에 한하며 독버섯은 약 15종이다. 독버섯에 의한 식중독은 우리나라의 식물성 자연독에 의한 식중독 중에서 가장 많으며 특히 가을철에 많이 발생한다.

① 원인독소 : 독버섯의 유독성분으로는 무스카리딘(muscarine : 붉은 광대버섯에 다량함유), muscaridine, agaricic acid, 콜린(choline : 많은 독버섯의 성분), neurine(choline의 분해산물), phaline, 아마니타톡신(amanitatoxin : 일광대버섯의 독성분) 등이 있고 그 밖에도 많은 종류의 독버섯 중에 균독소가 포함되어 있다.

② 증상 : 위장형의 증상은 위장허탈, 갈증, 구토, 복통, 설사 등이며, 콜레라 형은 격렬한 위장경련과 헛소리 혼수상태를 나타내고, 뇌증형 중독은 축동 발한, 서맥-muscarine, 산동, 근육경직-amanitatoxin을 나타낸다.

(나) 감자중독

① 원인독소 : 감자에는 미량의 솔라닌(Solanine)이라는 독성물질이 함유되어 있으나 이 정도에는 무해하다. 그러나 발아 부분이나 녹색부분에는 0.01% 이상의 Solanine이 함유되어 독성을 나타낸다.
② 증상 : 섭취 후 수 시간에 복통, 위장장애, 허탈, 현기증, 경도의 의식장애 등이 있다.
③ 예방 : 감자는 통풍이 잘되고 그늘진 곳에 보관하고, 조리단계에서 발아 부분과 녹색 부위는 제거한 후 섭취한다.

(다) 맥각중독(ergotoxin)

① 원인독소 : 계절적으로 우기에 맥류(특히 보리)에 기생하는 맥각균(Claviceps purpu rea)에 의하여 생성되는 에르고톡신(ergotoxin)에 의하여 중독이 일어나며, 곡물 중에 맥각을 0.5% 혼입하면 독성이 나타나고 7%에서 치명적이다.
② 증상 : 위장증상과 신경증상이며, 임산부의 경우 조산 또는 유산을 초래하기도 한다.

(라) 청매중독

청매는 청산 배당체라는 아미그달린(amygdaline)을 함유하고 있으며 효소에 의해 분해되어 청산을 유리함으로써 식중독을 일으킨다.

① 원인독소 : 설익은 매실(청매)에는 amygdaline이라는 청매 배당체가 함유되어 이것이 β-glucosidase 또는 에멜신(emulsin)이라는 효소에 의해 생산되는 청산에 의해서 중독이 생긴다.
② 증상 : 두통, 구토, 복통, 설사, 호흡곤란 및 전신경련 등이 나타난다.

(3) 화학성 식중독

유해 식품첨가물에 의한 식중독으로 식품첨가물은 식품을 제조 · 가공하는 과정 중에 식품의 상품적 가치 향상, 영양 강화, 보존, 식욕증진 등 여러 가지 목적으로 식품종래의 목적을 손상하지 않는 범위 내에서 인위적으로 첨가되는 물질을 말한다. 이러한 유해 첨가물이 식품으로 오인되거나 가공 취급 시 오염, 식품이 부정가공 등의 원인으로 식중독이 유발된다.

표 11-5 독버섯 및 동, 식물성 식중독의 유독성분 및 증상

구분	성분	증상	종류
독버섯	Neurine Muscarine Muscardine Phaline Phalloidin Amanitatoxin Pilztoxin Psilocybin	호흡곤란, 설사, 사지마비, 유연 선 분비항진, 혈압하강, 착란, 환각 미친 상태 용혈작용 용혈작용 복통, 강직, 심한 설사 강직성 경련 환각성분(웃음)	모든 독버섯 땀 붉은 광대버섯 광대버섯 알 광대버섯 광대 · 파리버섯 끈적 · 웃음버섯
식물성 자연독	Solanine Amygdalin Ergotoxin Aflatoxin Luteoskyrin	용혈, 복통, 허탈, 환각, 의식장애 현기증, 사망 구토, 설사, 경련, 자궁수축제 간암(A. flavus) 구토, 마비, 경련 (P. islandicum)	감자의 녹색 청 매실 맥각균 가축사료 황변미
동물성 자연독	Tetrodotoxin Venerupin Saxitoxin	지각, 언어, 운동마비, 혈압, 호흡억제 발열, 구토, 변비, 두통, 혈변, 혼수, 토혈	복어 바지락, 모시조개 섭조개

가) 식품첨가물에 의한 중독

식품첨가물의 종류는 착색제, 방향제, 산화방지제, 표백제, 소맥분 개량제, 접착제, 유화제, 발색제, 패창제, 양조제, 결착제, 피막제, 추잉검 기초제, 용제, 소포제 등이 있다.

(가) 유해감미료

식품첨가물 중 설탕이 대용으로 각종 감미료가 출현하여 각종 장애를 일으켜 왔으며, 설탕대용의 감미료는 허가된 것이라도 영양가가 전혀 없으며, 많은 양을 사용하면 유해한 것이 많기 때문에 주의하여야 한다. 유해성 감미료에는 cyciamate, dulcin, p-Nitro-o- toludine 등이 있다.

(나) 유해착색료

인공착색료는 식품의 미화 및 상품적인 가치를 높이기 위하여 사용하는데 예전에는 식물성 착색료를 많이 사용하였으나 근래에는 tar색소가 많이 사용되고 있다. 중요한 유해착색료에는 auramine, rhodamine, 피크린산(picric acid) 등이 있다.

나) 유해 금속물의 오염에 의한 중독

각종 식품 특히 가공식품의 경우 수확, 가공, 포장과정에서 우발적으로 유해한 중금속이 인체에 오염될 가능성이 있다. 몇 개의 중금속을 제외하고는 대부분이 인체의 정상적인 구성성분이 아니며, 생체의 대사과정에 참여하지 않으므로 중금속이 체내에 잔류하여 축적될 때는 인체에 나쁜 영향을 미친다.

유해금속에 의한 중독경로 및 중독증상은 아래와 같다.

표 11-6 유해금속에 의한 중독경로 및 중독증상

유해금속	중독경로	주증상
비소	농약, 오염으로 소맥분 등에 혼입	위통, 구토, 설사, 출혈
납	10% 이상 혼합된 용기 이용 시, 농약오용	복통, 구토, 설사
구리	구리제, 식기, 용기	구토
안티몬	5% 이상 혼합된 용기이용 시	구토(비소와 유사)
바륨	살서제의 오용	구토, 설사, 복부경련, 심장마비
수은	수은공장, 농약취급 시, 승홍의 오용	복통, 구토, 설사
카드뮴	식품기구, 폐수, 농약의 혼입	구토, 설사, 오심, 경련
아연	식기, 용기, 폐수의 혼입	갈증, 복통, 설사
아질산염	식염과 혼동	청색증, 구토, 설사, 저혈압

다) 식기류, 용기 및 포장에 의한 중독

불결한 포장지의 사용, 공업용색소를 이용한 합성수지의 사용, 아연, 납, 놋그릇의 염기성 탄산구리 등에 의한 중독이다.

라) 농약에 의한 중독

일반적으로 농약은 불소 혼합물, 유기인제, 유기염소제, 유기수은제, 카바메이트 등이 사용되는데 곡류, 과실, 야채 등의 표면에 부착하여 내부조직에 흡수되어 분해되지 않고 잔류된 것을 잘 씻지 않고 먹기 때문에 중독을 일으킨다. 이러한 농약은 농업용 살충제, 제초제 및 살서제로서 점차 증대되는 내성에 대비하여 더욱 독성과 침투성, 잔류성이 강한 농약의 개발로 인해 매년 인축의 피해가 증가하고 있다.

(4) 곰팡이에 독소에 의한 중독

곰팡이독소(mycotoxin)는 곰팡이의 대사산물로서 사람 또는 동물에게 기능 및 기질적 장애를 일으키는 물질을 총칭하는 말이다. 곰팡이독에 의하여 일어나는 식인성 건강장애현상을 곰팡이독증(mycotoxicosis)이라고 한다. 곰팡이 식중독에는 아플라톡신(aflatoxin)에 의한 식중독과 황변미에 의한 식중독으로 분류할 수 있다.

가) 아플라톡신(aflatoxin)식중독

이 독소는 탄수화물이 풍부한 쌀, 보리, 옥수수에서 많이 발생하며 수분 16% 이상, 상대습도 80~85% 이상, 온도 25~30℃가 최적 조건이다. aflatoxin은 매우 강력한 간장독소로서 간출혈, 담관장식, 신장출혈 등의 증상이 나타나며, 동물실험결과 강력한 발암성 물질로 알려지고 있다. 그리고 원칙적으로는 항생물질이나 약제요법은 치료효과가 없는 것으로 알려져 있다.

나) 황변미에 의한 식중독

쌀의 수분함량이 14~15% 이상 함유된 저장미에서 곰팡이가 발생하여 그들이 생성하는 대사산물에 의해 쌀이 황색으로 변하게 되는데, 이를 황변미(yellow rice)라 하며 이 황변미가 식중독을 일으킬 수 있다.

다) 오크라톡신(ochratoxin)식중독

Aspergillus ochraceus의 대산물인 오크라톡신은 A, B, C중 A의 독성이 가장 강하다. 주로 간과 콩팥에서 암 등의 장애를 일으킨다. 독소의 분포는 쌀, 보리, 밀, 옥수수, 콩, 커피 등인데 자연오염도 광범위한 지역에서 일어난다.

그림 11-3 식중독예방 캠페인

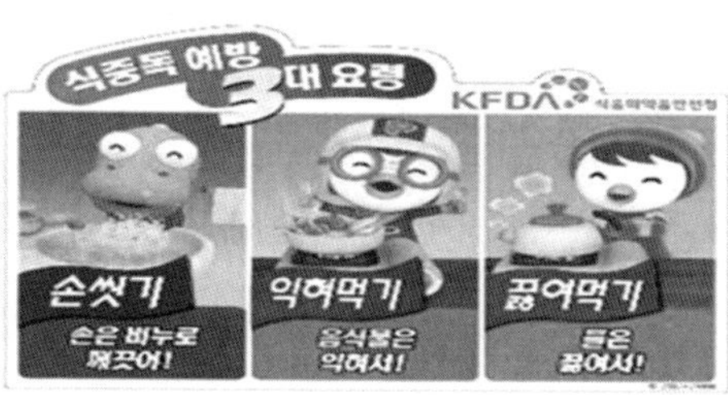
식중독 예방 3대 요령
KFDA
손씻기
손은 비누로 깨끗이!
익혀먹기
음식물은 익혀서!
끓여먹기
물은 끓여서!

3. 식품의 변질과 보존

1) 식품의 변질(food Spoilage)

식품의 변질이란 자연상태에서 식품의 영양성분이 변화하거나 비타민이 파괴되고 탈수되는 변화로 향미가 손상되어 식품 본래의 성질을 잃는 것을 말한다. 단순히 수분의 증발과 빛, 온도에 의한 변질도 있고, 효소의 작용과 산소의 산화작용에 의한 변질도 있다. 식품의 변질에는 부패, 발효, 변패, 숙성, 사후강직, 자기소화 등이 있다.

(1) 부패와 발효, 변패

가) 부패(Putrefaction)

부패는 미생물에 의하여 단백질이 분해되어 아미노산이 되고 다시 분해되어 amine 이나 ammonia가 생성되어 악취를 발생하게 되는데 이러한 변질을 부패라고 한다.

나) 발효(fermentation)

유기물이 미생물에 의하여 분해되면서 사람에 유용한 물질을 생성하는 현상을 의미하며, 발효에는 초산발효, 알코올발효, 젖산발효 등이 있다.

다) 변패(deterioration)

변패란 질소성분이 함유되지 않은 유기화합물로서 당질이나 지방질의 식품이 미생물에 의해 분해되어 변질되는 것을 말한다. 그러나 음식물에서 부패와 변패를 엄격히 구별하는 것은 불가능하고 편의상 식품의 주성분에 따라 육류, 어패류, 난류 등과 같이 단백질이 주성분인 물질의 변질을 부패라고 하고 밥류나 주류. 버터류 같이 당류나 지방질이 주성분인 물질의 변질을 변패라 한다.

(2) 자기소화(Self digestion)

사후강직 후에 사체내의 효소반응에 의하여 근육의 연화작용이 일어나는데 이런 현상을 자기소화라고 한다. 자기소화는 효소반응이므로 실온, PH등에 영향을 받는다. 자기소화의 최적온도는 해수어의 경우 40~50℃이고, 담수어의 경우는 23~30℃이고, 0℃에서는 자기소화의 속도가 극히 느리다. 어육은 사후강직이 약해서 자기소화와 부패가 일어나기 쉬우므로 특히 신선도를 주의하여야 한다.

(3) 숙성(aging)

조류나 포유류의 경화조직이 연화되면 맛과 향이 증가되어 식용에 적합하게 되는데 이런 현상을 숙성이라고 하고, 숙성은 일종의 효소반응이므로 쇠고기의 숙성 최적온도는 0℃에서 10일 정도이고, 8~10℃에서는 4일이며, 실온이 높을수록 숙성기간이 짧아진다.

(4) 사후강직(Cadaverous stiffening, rigor)

생물의 근육이 사후에 점차 굳어지는 현상을 사후강직이라 하며, 사후강직은 사후 10분~5시간 정도에서 시작하여 24~48시간 정도에 최고가 된다. 실온이 높으면 사후강직은 빨리 일어난다.

2) 식품의 보존(food preservation) 방법

식품의 변질을 예방하기 위해서 식품의 미생물을 제거하거나 미생물의 증식을 억제하는 것을 식품의 보존이라 한다. 식품의 보존방법에는 물리적 보존법과 화학적 보존법이 있고, 이들을 세분하면 다음과 같다.

- 식품보존법
  - 물리적
    - 건조 및 탈수법 : 수분 15%이하, 곡류, 두류, 북어, 굴비 등
    - 냉동 및 냉장법 : -4℃, 1-4℃, 생선, 육류, 채소, 과일 등
    - 가열 살(멸)균법 : 100(120)℃, 우유, 통조림
    - 밀봉법 : 탈수상태 유지, 라면, 과자류
    - 자외선, 방사선 조사법 : 260㎚, α ,β ,γ 선 조사, 감자씨
    - 통조림법 : 가열, 밀봉
  - 화학적
    - 절임법 : 10-15% 소금물, 50% 설탕물, 강산성
    - 방부제(보존료) : 증식, 발육 억제제(sorbic acid, 안식향산 등)
    - 가스저장법 : CO_2나 N_2로 호기성 세균의 번식억제, 난류 등
    - 훈증법 : 훈증가스(chloroform, NO_2)소독, 곡류
    - 훈연법 : 참나무 등의 연기 성분(phenol)이용, 어패류, 육류

(1) 물리적 보존법

물리적 방법에는 냉장 및 냉동법(움저장, 냉장, 냉동), 탈수법, 가열법, 자외선 및 방사선 조사(자외선 살균법, 방사선 살균법)이 있다.

① 움저장(cell storage) : 감자, 고구마, 채소류 및 과일 등을 움속(지하)에 온도를 약 10℃로 유지하면서 저장하는 방법이다.

② 냉장(cold storage) : 식품을 0~4℃로 보존하는 방법으로 일반식품의 단기간의 저장에 널리 이용되나 장기간의 보존에는 적당치 않다.

③ 냉동(freezing storage) : 냉동은 0℃ 이하로 보관하는 방법을 말하며, 장기간의 보존 가능한 식품의 조직에 변화를 주게 된다. 이 방법은 미생물의 증식을 억제시키는 것이고 사멸을 기대하기는 어렵다.

(2) 화학적 보존법

화학적 보존법에는 절임법과 보존료 첨가법이 있다. 절임법은 염장(salting), 당장(sugaring) 및 산장(pickling)이 있다.

(3) 물리화학적 보존법(복합처리법)

가) 훈증법(fumigation)

식품을 훈증제로 처리하여 곤충의 충란이나 미생물을 사멸시키는 방법으로 곡류의 저장 등에 사용된다.

나) 훈연법(Smoking)

목재를 불완전 연소시켜 연기를 식품에 침투하도록 하여 저장성을 높이는 방법으로 육류와 어류의 저장과 가공에 응용된다.

(4) 생물학적 보전법

세균, 곰팡이 및 효모의 작용으로 식품을 저장하는 방법으로 유산균의 이용으로 치즈, 발효유 등의 형태로 보존하는 것을 말한다.

4. 식품첨가물

1) 식품첨가물의 정의

국제식량기구(FAO)와 WHO의 합동 식품첨가물전문위원회에서는 식품첨가물이란 식품의 외관 향미, 조직 또는 저장성을 향상시키기 위하여 식품에 보통 미량으로 첨가되는 비영양성 물질이라고 정의하였다. 식품첨가물의 구비조건으로는 첫째, 인체에 유해한 영향을 미치지 않을 것 둘째, 식품의 제조과정에 필수 불가결할 것 셋째, 사용목적에 따른 효과를 소량으로 충분히 나타낼 것 넷째, 식품의 영양, 이화학적 성질 등에 영향을 주지 않을 것 다섯째, 식품의 화학분석 등에 의해서 그 첨가물질을 확인할 수 있을 것 여섯째, 식품의 상품가치를 향상시키는 것 등이다

2) 식품첨가물의 종류 및 특성

우리나라의 식품위생법에서는 첨가물을 6종류로 분류하고 있다.

(1) 보존료(Chemical preservatives)

식품의 변질 및 부패를 방지하고 식품의 신선도를 보존하여 영양가의 손실을 방지하는데 사용되는 물질을 보존료라 한다(치즈, 버터, 마가린 등).

(2) 살균료(bactericides germicidal)

식품의 부패 원인균 또는 감염병균 등을 사멸시키기 위해 식품에 첨가 또는 식품제조시에 사용한다(표백분, 차아염소산나트륨, 이염화이소시아눌산 나트륨, 에틸렌옥사이드 등).

(3) 산화방지제(antioxidant)

공기 중의 산소에 의한 변질을 방지하기 위하여 사용하는 첨가제가 산화방지제이다(디브틸히드록시톨루텐 등).

(4) 착색료(coloring matters)

색소는 자연색소가 바람직하나 여러가지 이유로 합성착색료를 사용한다(타르색소 등).

(5) 조미료(seasoning)

식품의 고유한 맛만으로 충족을 느끼지 못할 경우 맛을 좋게 하고자 첨가하는 물질을 조미료라고 하는데 단맛, 신맛, 짠맛, 쓴맛을 4원미라 한다.

(6) 감미료(sweeteners)

합성감미료는 당질 이온의 감미를 가진 화학적 합성물을 총칭하는 것으로 영양가가 없다. 인체에 해로운 것이 많아 식품으로 사용할 수 있는 것은 매우 한정되어 있다.

5. 식품과 질병

식품과 질병의 관계를 보면 식품에 함유되어 있는 영양소와 비 영양소 등의 성분에 따라 결핍증과 과다증이 일어날 수 있지만 오염된 음료수와 식품 그리고 개달물에 의한 경구감염으로 발병되는 대부분의 소화기계 급·만성질환에는 소화기계 감염병과 식중독 그리고 기생충질환 등이 있다. 소화기계 감염병의 병원체에는 병원미생물 및 기생충의 감염에 의한 아메바(amoeba, 아메바성 이질), 박테리아(bacteria, 장티푸스, 콜레라, 세균성 이질, 파라티푸스, 결핵), 바이러스(virus, 소아마비, 유행성 간염, 홍역, 천연두), 그리고 기생충(회충, 요충, 편충, 촌충, 디스토마) 등이 있다. 이 병원체들은 대부분 음식물과 물 그리고 가축들에 의하여 전염된다. 특히 소, 돼지, 양, 말 토끼, 개, 닭 등과 같은 가축들에 의하여 감염되는 탄저병(anthrax), 야토병(tularemia), 돈단독(swine erysipelas), 브루셀라병(brucellosis) 등을 인축(수)공통감염병(zoonosis)이라 한다. 이와 같은 소화기계 감염병은 주로 온도가 높은 여름에 발생, 폭발적 발생, 짧은 잠복기와 높은 발병률, 대개 불현성 감염이라는 특징을 가진다.

이런 감염병의 예방대책에는 신선한 식품을 선택하여 위생적으로 조리하고, 될 수 있는 한 생식을 금지하며, 감염병 환자나 보균자는 조리에 참가하지 않도록 주의하여야 한다.

제12장

보건영양

[학습목표]

1 / 보건영양사업의 목표와 중요성에 대하여 알 수 있다.
2 / 영양소의 종류와 열량소 및 조절소의 작용에 대하여 알 수 있다.
3 / 열량대사의 측정과 영양상태 판정을 공식에 의하여 산출할 수 있다.

1. 보건영양의 개념

1) 보건영양의 정의

인간이 생활하고 건강을 유지하기 위해서는 충분한 영양섭취와 적합한 식생활을 영위하는 것이 필요하다. 충분한 영양섭취는 건강생활의 증진과 질병예방에 결정적인 요소가 되며, 질병으로부터의 회복, 재활 또는 문화생활을 향상하는데 있어서 중요한 요소이다. 보건영양은 지역사회 주민을 대상으로 집단의 영양문제를 다루는 분야로 공중보건의 목표인 지역사회 주민의 건강향상을 위하여 음식물(영양)과 인간과의 관계를 연구하는 학문이다. 영양학은 음식물을 중시하는 식품과학과 인간중심으로 영구하는 영양과학으로 대변할 수 있으며, 영양과학의 영역은 기초영양학, 임상영양학, 보건영양학으로 구분 할 수 있다. 국민의 건강은 음식물의 위생적, 영양적 조건에 따라 영향을 받고 올바른 식생활을 통해서 국민 건강상태의 향상과 질병예방을 도모한다. 따라서 국민영양관리는 국력향상 및 경제적 발전의 원동력이 되는 가장 중요한 요소이다.

2) 보건영양사업의 목표

보건영양사업의 목표는 올바른 식생활을 통해서 국민 건강상태의 향상과 질병예방을 도모하는데 있다. 보건영양사업의 목표설정은 나라마다 다를 수 있으나 일반적으로 다음과 같은 내용을 포함한다.

① 영양소 결핍으로 인한 질병예방 ② 임산부, 조산아 및 영유아 영양관리 ③ 영양소 과잉 및 불균형으로 인한 비만증과 과소체중 관리 ④ 생활습관병 관리 ⑤ 노인의 영양관리 등이 있다.

3) 영양관리의 중요성

국민영양관리는 국력향상 및 경제적 발전의 원동력이 되는 가장 중요한 요소로서 국민의 체력향상과 건강유지, 근로자의 작업능력 향상 및 정신적 안정과 작업의욕의 고취로 생산성을 향상시킬 수 있으며, 질병이환율의 감소 및 결핍증 예방과 사망률을 감소시키는 등의 목적을 실현해 간다는 점에서 국민영양관리는 대단히 중요하다.

4) 영양(nutrition)과 영양소(nutrient)

생명을 유지하고 건강한 일상생활을 영위하기 위해서 인체가 체외에서 식품을 섭취하여 생명활동을 영위하는 것을 영양이라 하고, 체외에서 섭취한 물질 중에서 인체에 이용되는 성분을 영양소(nutrient)라 한다. 일반적으로 영양이라 하면 식품의 생산, 저장, 가공, 운반, 분배, 식단, 조리, 상차림 등이 포함되고, 특히 식품을 섭취하는 사람의 심리적, 물리적, 생물학적, 의학적 요인 등도 포함된다. 또한 영양소에는 탄수화물, 지질, 단백질, 비타민, 무기물 등이 있는데 이것들을 5대 영양소라 한다.

2. 영양소의 종류 및 작용

1) 영양소의 종류

영양소(Nutrients)는 생물의 성장과 생활을 계속 영위할 수 있도록 하는 물질로서 주요영양소는 탄수화물, 단백질, 지방질, 무기질, 비타민 및 물의 6종류를 말한다. 이 중 단백질(Protein), 탄수화물(Carbohydrate), 지방질(fat)은 에너지를 생성하는 영양소로 열량소라 하고 비타민(Vitamin)과 무기질(mineral)은 몸의 각 기능을 조절하는 영양소로 조절소라 하며 이를 합쳐 5대 영양소라 한다. 영양소는 여러 가지 작용을 하는데 그중 신체의 열량공급작용, 신체의 조직구성, 신체의 생리기능 조절 등의 작용을 영양소의 3대 작용이라 한다.

(1) 신체의 열량공급작용

열량단위는 칼로리를 사용하는데 탄수화물 및 단백질은 1g당 4Kcal의 열량을 발생하며, 지방질은 약 9Kcal의 열량을 발생한다.

(2) 신체의 조직구성

인체의 구성은 유기물인 단백질(약 16%), 지방질(약 14%), 탄수화물(소량)과 무기물인 무기질(약 5%), 수분(약 65%)으로 구성되어 있다.

(3) 신체의 생리기능 조절작용

생리기능적 작용을 하는 영양소로는 비타민, 무기질, 물이 있다. 이상적인 건강을 유지하기위해서는 우리가 섭취해야 할 영양소를 순서대로 요약하면, 첫 번째가 3대 영양소(탄수화물, 지방, 단백질)이고, 두 번째가 조절소(비타민, 무기질)이며, 세 번째가 건강에 좋은 기능성 식품이어야 한다. 만일 5대 영양소가 불균형인 상태라면 기능성 식품을 아무리 많이 섭취하여도 효능을 발휘하지 못할 것이다. 이와 같은 이론을 그림으로 나타내면 다음과 같고, 이것을 건강 피라미드(pyramid)이라 한다.

그림 12-1 건강 pyramid

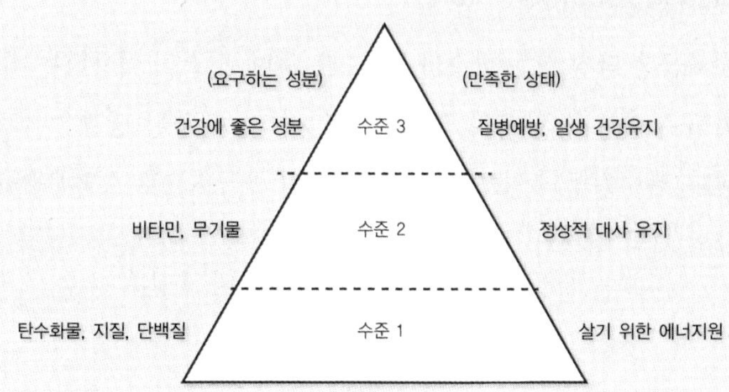

2) 열량소의 작용

열량소는 우리가 활동하는데 필요한 에너지를 공급하는 것으로 균형 있게 열량소를 공급하여야 한다. 에너지 적정비율의 영양섭취기준은 다음과 같다(한국영양학회, 2010).

표 12-1 한국인 영양섭취기준(에너지적정비율)

영양소	1~2세	3~18세	19세 이상
탄수화물	55~70%	55~70%	55~70%
단백질	7~29%	7~29%	7~29%
지질	20~35%	15~30%	7~20%

(1) 단백질(Protein)

단백질은 동식물의 조직에 있는 모든 세포의 구조적, 기능적 특성을 위하여 필수적인 역할을 담당하고 있으며, 모든 생물이 이 물질이 없이는 생명을 유지할 수 없으므로 필수적인 영양소이다. 단백질의 주요작용은 체조직의 구성물질, 효소와 호르몬의 성분, 면역과 항독물질의 성분, 체내 생리작용의 조절기능 및 열량공급원으로서의 기능을 한다. 단백질이 부족하면 발육저지, 신체소모, 부종, 빈혈, 감염병에 대한 저항력의 감소 등을 유발한다. 단백질의 결핍은 성인보다 어린이에게 더 많이 발생하는데 영 · 유아의 단백질 부족으로 인한 질병은 극심한 단백질의 결핍으로 일어나는 쿼시오커(Kwashiorkor)증이 있으며, 다른 에너지와 단백질이 동시 결핍 시 마라스무스(Marasmus)증이 발생한다.

(2) 탄수화물(Carbohydrate)

탄수화물은 당질 또는 함수탄소라고도 하며, 사람이 이용하는 식품 중에서 가장 많다. 인체의 구성성분 중 남자의 경우 1% 정도이며, 과잉된 당질은 지방으로 변하여 체내에 저장된다. 탄수화물의 인체기능은 에너지의 공급원으로 소화흡수율이 98%로 섭취한 탄수화물의 거의 전부가 체내에서 이용된다.

(3) 지방질(Fat, Lipid)

지방질의 열량발생량은 단백질이나 탄수화물의 배나 되는데 중요한 작용은 열량원이 되며, 피부의 탄력과 부드러움을 유지시키고 체내의 열량을 저장하며, 지용성 비타민(A, D, E, K)을 운반하는 작용을 한다. 지방질이 부족하면 허약, 빈혈, 거친 피부 등의 부작용이 생길 수 있다. 그리고 지방질의 과잉섭취는 동맥경화증 및 심혈관질환의 원인이 될 수도 있다. 지방의 섭취비율은 1~2세에는 20~30%이나 19세 이상은 15~20%로 연령이 증가할수록 줄여야 한다.

(4) 식이섬유

식이섬유는 열량소는 아니나 영양소로서 그 중요성이 대두되고 있다. 식이섬유의 충분섭취량은 1일 남자는 25g, 여자는 20g이 필요하며, 임산부와 수유부는 5g이 추가로 공급되어야 한다.

3) 수분의 작용

인체를 구성하는 성분은 비타민을 제외한 4대 영양소와 수분으로 구성되는데, 인체는 60~70%가 수분으로 되어있다. 수분은 영양소의 흡수, 운반과 배설, 체온조절, 체내 화학변화의 매체, 체액의 삼투압 조절 등을 통해서 신체의 각종 기능조절작용을 한다. 체내 수분의 5%를 상실하면 갈증이 생기고 10%를 상실하면 신체에 이상이 오며, 15%를 상실하면 생명이 위험하다. 따라서 인체 구성소인 3대 열량소 및 무기질과 함께 물은 중요한 구성소이다.

3. 조절소의 작용

1) 무기질(mineral)

무기질은 화학적 에너지는 없으나 신체의 기능조절에 있어 중요한 역할을 하며, 무기염류가 부족해지면 여러 가지 생리적 이상을 초래하게 된다.

(1) 식염(Nacl, 염화나트륨)

무기염류 중에서 가장 필요량이 많은 것으로 근육 및 신경의 자극, 전도, 삼투압의 조절 등 조절소로서의 기능을 하며, 부족하면 열중증이 발생할 수 있고 탈력감이 생기기도 한다. 우리나라의 성인이 1일 15g정도를 섭취하는데, 이는 다른 나라에 비하여 다량을 섭취하고 있으므로 이를 적절하게 조절할 필요가 있다.

(2) 칼슘(Ca)

칼슘은 뼈, 치아의 주성분이 되는데 부족하면 뼈와 치아의 발육불량이나 쇠퇴가 오고 치아의 모양이나 골격의 형태에 이상을 나타낼 수 있다. 1일 권장량은 성인의 경우 남자는 750mg, 여자는 650mg이 필요하며, 임산부는 280mg, 수유부는 370mg이 추가로 공급되어야 한다.

(3) 칼륨(Potassium, K)

나트륨을 과다 섭취하면 수분의 함량이 많아져 혈압을 높이는데 칼륨은 몸속의 나트륨 배출을 촉진시킨다. 칼륨이 많이 함유된 식품으로 채소류이며, 성인의 1일 충분섭취량은 3.5g이다.

(4) 철분(Fe)

철분은 혈액성분의 구성분으로서 체내 저장이 안 되므로 음식물을 통해서 보충해야 하는데 흡수율은 10~20%정도이다. 철분이 부족하면 빈혈의 원인이 될 수 있으며, 또한 헤모글로빈의 주성분으로 산소를 운반하는 역할을 하기 때문에 부족하면 피로와 건망증이 심해진다.

(5) 인(P)

인은 뼈, 뇌신경의 주성분이며, 부족하면 뼈 및 신경작용의 장애가 오고 질병에 대한 저항력이 약화 될 수 있다. 인은 인산칼슘이나 인산마그네슘 형태로 존재하며 성인의 1일 권장량은 남녀 모두 700g이다.

(6) 요오드(I)

요오드는 갑상선(갑상샘) 기능유지에 작용을 하며, 부족할 경우 갑상선의 장애를 가져온다. 임산부와 수유부, 특히 수유부에게 많이 공급해주어야 하는데 해조류에 많이 함유되어 있다. 성인의 1일 권장섭취량은 남녀 모두 150ug이며, 임산부는 90ug, 수유부는 180ug가 더 필요하다.

2) 비타민(Vitamin)

비타민은 생체 내에서 생리적 기능조절에 절대적 작용을 하고 있으며 부족 시 여러 결핍증상을 나타낸다. 비타민은 인체에서 생성되지 않기 때문에 반드시 식품을 통해서 섭취하여야 하며 필요량 이상의 섭취는 배설된다. 비타민은 발견된 순서에 따라 알파벳 순서로 명명 되었으며, 지용성인 A, D, E, K와 수용성인 B Complex 및 C로 구분 된다. 또한 비타민은 동물세포의 정상적인 대사작용에 필수적인 물질로서 동물의 정상성장, 신체유지, 생식에 절대적으로 필요하다.

(1) 지용성 비타민

가) 비타민 A

비타민 A는 물에 잘 녹지 않는 지용성 비타민으로 식물에서 발견되지 않으며, 결핍 시 야맹증 세균 등의 감염에 대한 저항력의 약화 및 안구건조증이 있다. 성인의 1일 필요량은 700~750㎍이며, 간, 난항, 버터, 녹황색 야채, 황색과일 등에 많이 함유되어 있다.

나) 비타민 D

비타민 D의 주요기능은 뼈에 칼슘을 침착시키는 작용을 하며, 결핍 시 어린이에게는 구루병, 어른에게는 골다공증 또는 골연화증 증세가 나타난다. 성인의 1일 충분섭취량은 5㎍이며, 간유, 난황, 버터 등에 많이 함유되어 있다.

다) 비타민 E

항산화제 작용을 하며 부족 시는 생식기능장애로 불임증 및 유산의 원인이 될 수 있다. 기름에 많이 함유되어 있으며, 동물성에는 간, 우유, 계란 등에 있다. 성인의 1일 충분섭취량은 남자는 12mg, 여자는 10mg이다.

라) 비타민 K

혈액응고에 필수적인 성분으로 결핍 시에는 출혈을 할 때 혈액이 응고되지 않아 출혈이 오래 지속된다. 급원식품으로 녹색채소와 차(tea)에 많고 과일 · 곡류 · 우유 · 계란 · 해초 등에도 많이 함유되어 있다. 성인의 1일 충분섭취량은 남자는 75㎍, 여자는 65㎍이다.

▮ 표 12-2 비타민 권장량 및 결핍증

분류		권장량(1일)		기능	결핍증	주요한 식품
		남자	여자			
지용성	A	700RE	700RE	시력유지	야맹증	간, 난황, 버터, 시금치
	D	5㎍	5㎍	Ca흡수촉진	구루병	뱀장어, 난황, 버터, 정어리
	E	12㎎	10㎎	항산화제	불임증	간, 우유, 계란, 대두유
	K	75㎍	65㎍	혈액응고	출혈	과일, 우유, 곡류, 계란
수용성	B_1	1.2㎍	1.1㎍	당대사조효소	각기병	쌀눈, 뱀장어, 돈육
	B_2	1.5㎍	1.2㎍	에너지대사	구순염	소간, 쌀눈, 계란
	B_6	1.5㎎	1.5㎎	단백질대사	피부염, 부종	호두, 닭고기, 현미
	B_{12}	400㎍	400㎍	엽산대사	악성빈혈	소간, 치즈, 계란
	niacin	13 NE	13 NE	에너지대사	펠라그라	땅콩, 소간, 대구 알
	folate	250㎍	250㎍	조혈작용	빈혈	간장, 보유, 소맥배아
	C	100㎎	100㎎	콜라겐 합성	괴혈병	시금치, 양배추, 귤, 토마토

(2) 수용성비타민

가) 비타민 B

비타민 B는 B_1(thiamin), B_2(riboflavin), niacin, B_6, 엽산(folic acid, 폴산), B_{12}으로 분류된다. B_1 부족 시는 각기증상, 식욕부진, 피로감을 초래하며, 성인의 1일 권장섭취량은 남자는 1.2㎍, 여자는1.1㎍이다. B_2 부족 시에는 성장정지, 식욕감퇴, 체중감소, 구순염, 설염 등을 초래할 수 있고 성인의 1일 권장섭취량은 남자는 1.5㎍, 여자는 1.2㎍이다. 또한 niacin의 결핍 시에는 펠라그라를 일으키며, B_6의 결핍은 피부염을 유발하고, B_{12}의 결핍은 악성빈혈증을 일으킬 수 있다. 엽산의 성인 1일 권장섭취량은 남녀 모두 400㎍이며, 임산부는 200㎍, 수유부는 150㎍이 추가공급이 필요하며, 가임기 여성은 충분한 섭취가 필요하다.

나) 비타민 C

비타민 C의 결핍 시에는 괴혈병의 원인이 되며, 치아의 발육이상이나 잇몸 출혈이 원인이 되는데 성인의 1일 권장섭취량은 모두 100mg이다. 비타민 C는 시금치, 풋고추, 양배추, 딸기, 귤, 토마토 등 과실에 많이 함유되어 있다.

4. 열량(Energy)대사

1) 에너지 단위

식품이 가지고 있는 잠재에너지와 신체 내에서 일어나는 에너지 대사에 사용되는 에너지의 단위는 칼로리(calorie)와 줄(joule)로 나타낸다. 1칼로리는 물 1g의 온도를 15℃에서 16℃로 올리는 것을 말한다. 즉 1℃를 올리는데 필요한 열에너지의 양이다. 일반적으로 영양학에서는 대단위인 Kilocalorie를 사용하며 calorie = cal, kilocalorie =1,000cal = C 약자로 표시한다. 1joule(Kilojoule = J)은 1kg의 물체를 1미터 옮길 수 있는 힘을 1N(newton)이라 할 때, 이때 필요한 기계에너지의 양을 말한다. 신체의 에너지 소비량은 신체에서 발생되는 열량은 직접적 또는 간접적인 방법으로 측정하여 얻을 수 있다. 신체는 기초대사, 활동대사, 식품의 특이동적작용 등의 형태로 에너지를 소모하며, 이를 근거로 신체의 1일 에너지 필요량을 구하게 된다.

2) 기초대사(basal metabolism)

신체 내에서 생명현상을 유지하기 위하여 필요한 최소한의 에너지를 요구하는 상태가 기초상태이며, 이때 필요한 에너지 요구량을 기초대사율(basal metabolic rate : BMR) 또는 기초대사량이라 한다. 기초대사사율을 측정할 때는 식후 12시간 이상이 지난 후 또는 아침식사 전의 공복상태에서 감정적인 흥분상태나 걱정이 전혀 없는 완전히 육체적 정신적으로 편안한 상태를 유지하여야 하며, 보통 표준화된 실험실 조건에서 누워서 측정한다. 하루의 필요한 칼로리는 남성은 2,500kal, 여성은 2,000kal이며, 또한 하루 기본 소모된 칼로리는 남성은 1,680kal, 여성은 1,080kal이다. 또한 기초대사량의 측정은 아침 일찍 식사전에 정신적 · 육체적으로 가장 안전한 상태에서 측정하며, 일반적으로 체중 1Kg당 한 시간에 1kal로서 일정 기간 중에 BMR치의 변동은 5% 전후로 항상 일정하기 때문에 기초대사의 항일성이라고도 부른다. 그러나 기초대사량은 체표면적, 연령, 성별, 기온, 호르몬분비량, 임신, 체온, 기후 영양상태 등의 요인에 따라 영향을 받는다.

표 12-3 연령별 체표면적 시간당 기초대사량

(단위 : kcal)

연령	남성	여성
20~30세	37.83	34.34
30~40세	37.83	33.84
40~50세	36.83	33.24

3) 활동(노동)대사(energy expended for physical activity)

근육을 움직이면서 신체활동시의 에너지 대사는 일반적으로 호흡측정기를 이용해서 산소소모량을 계산함으로써 측정할 수 있다. 휴식상태의 대사를 안정대사라고 하며, 활공시의 에너지량에서 안정대사량을 제하면 활동대사량이 나오게 된다. 비교에너지대사량(RMR : relative metabolic rate)은 활동대사량이 기초대사량의 몇 배가 되는가를 계산하는 것을 말한다.

$$RMR = \frac{\text{작업시(활동시)열량소비량} - \text{안정시열량소비량}}{\text{기초대사량}} = \frac{\text{작업(활동)대사량}}{\text{기초대사량}}$$

4) 식품의 특이 동적작용(Specific Dynamic Action : SDA)

식품을 섭취하면 소화 · 흡수 · 대사과정에서 일부 에너지가 소비되는데 이를 식품의 특이동적작용이라 한다. 이 작용은 혼합식인 경우 10% 전후, 단백질은 16~30%, 당류는 4~9%, 지방질은 4% 전후의 대사항진이 있다.

5. 영양상태의 판정

1) 주관적 판정법

의사의 시진(視診)이나 촉진으로 판정하는 방법으로, 많은 경험에 의하여 빈혈, 구각염, 각화증, 부종, 건 반사소실, 갑상선의 변화 등 임상증상으로 판정하는 방법으로 말한다.

2) 객관적 판정법

(1) 신체계측에 의한 판정법

신장, 체중, 흉위, 좌고 등의 신체 계측치를 기준치와 비교하여 판정하거나 이들의 조합에 의한 계측방법이 사용되고 있다.

가) Kaup지수

영유아기부터 학령기 전반까지 사용되고 있으며, 22 이상은 비만, 15 이하는 마른아이로 판정한다. 구체적인 지수를 구하는 공식은 다음과 같다.

$$\text{Kaup지수} = \text{체중(kg)} \div (\text{신장(cm)})^2 \times 10^4$$

나) Rohrer지수

학령기 이후의 소아에게 사용되며 160 이상은 비만, 110 미만은 마른아이로 판정하며, 구체적인 지수를 구하는 공식은 다음과 같다.

$$\text{Rohrer지수} = \text{체중(kg)} \div (\text{신장(cm)})^3 \times 107$$

다) Broca 지수(표준체중)

표준체중이란 동일 연령, 동일한 성에 있어서 사망률이 가장 낮은 체중을 말하는데 표준체중의 신장에 따라 계산하는 Broca방법이 잘 이용된다.

① 신장 150cm 미만일 때의 표준체중은 (신장cm-100) × 1.0
② 신장 150cm~160cm일 때는 (신장cm-150) ÷ 2 + 50
③ 신장 161cm~160cm 이상일 때는 (신장cm-100) × 0.9로 산출한 값으로 하는데 이 방법은 주로 성인의 경우 적용한다.

라) 비만측정

(가) 체질량지수(BMI)

세계보건기구에서 비만이란 건강에 유해할 정도로 체지방이 과다하게 축적된 상태라고 규정하고 있으나 체지방량은 쉽게 측정할 수 없기 때문에 비만지표로 체질량지수(BMI : body mass index)를 제시하였다.

$$\text{체질량지수(BMI)} = \text{체중(kg)} \div (\text{신장m} \times \text{신장m})$$

BMI값이 20 미만이면 저체중, 20 이상이면 정상체중, 25 이상이면 과체중, 30 이상이면 비만, 40 이상이면 극도비만으로 분류한다.

(나) 표준체중대비 비만도(%)

- 비만도(%) = (실측체중 - 표준체중) ÷ 표준체중 × 100으로 나타내는 방법이 이용되는데 이 경우 실측체중이 20%를 초과하면 비만으로 판정 한다
- 비만도(%) = 실측체중 ÷ 표준체중 × 100으로 나타내는 방법이 이용되는데 이경우 90% 이하는 저체중, 109% 이하는 정상체중, 119% 이하는 과체중, 120% 이상은 비만, 200% 이상이면 극도비만으로 분류한다.

(다) 복부비만 측정

복부비만은 생활습관병의 발생과 같은 깊은 관계가 있어 성인의 경우 다른 부위의 비만보다 중요한 지표로 활용되고 있다. 복부비만은 허리둘레(cm)÷엉덩이 둘레(cm)로 측정하는데 이 경우 허리둘레 측정은 배꼽 밑 2cm부분, 엉덩이는 가장 넓은 부분을 측정하여 산출한다. 복부비만증의 기준은 여자 0.83 이상, 남자는 0.91 이상으로 하고 있다.

(2) 이화학적 검사에 의한 판정법

최근에는 영양상태나 질병상태의 판정을 위하여 생화학적 검사방법이 많이 사용되고 있다. 혈액비중의 측정, 헤모글로빈의 미량정량 등 혈액검사, 소변검사, 미량정량검사와 간이정량법이 발전되어 임상검사가 집단검사에 응용되고 있다.

3) 간접판정법

이미 존재하는 통계자료인 영아 또는 1~4세 특정연령별 사망률, 특정질환의 이환율 및 사망률, 식이섭취 평가 등 자료를 수집, 재분석하여 간접적으로 판정하는 방법을 말한다.

4) 영양장애

영양장애란 영양소의 과량섭취나 부족으로 발생되는 결핍증이나 비만증 등의 건강장애나 질병상태를 의미한다.

6. 영양장애와 국민영양 개선

1) 영양장애 유형

영양장애란 영양소의 과량섭취나 부족으로 발생되는 결핍증이나 비만증 등의 건강장애나 질병상태를 의미하며, 결핍증이란 필요영양소의 결핍으로 발생되는 병적상태를 말한다. 저영양이란 영양섭취가 부족한 상태이고, 영양실조증이란 영양소의 공급이 질적·양적으로 부족으로 나타난 불건강상태를 말한다. 또한 기아상태란 저영양과 영양실조증이 발생된 상태를 말하고, 비만증이란 체지방의 이상이 축적된 상태를 말한다. 따라서 1차적 영양결핍증은 기아상태, 식욕부진증, 열량 · 단백질 실조증, 골연화증, 구루병, 펠라그라, 괴혈병, 안구건조증, 갑상선증 등 다양하다. 영양장애의 판정기준은 열량단백질결핍증과 비만증 등이 있다.

(1) 열량단백 결핍증

열량단백 결핍증(Protein-calorie malnutrition)은 열량단백질 실조증이라고도 하는데, 발전도상국이나 어린이들에게서 잘 발생하며 커시오커증과 마라스무스증의 형태가 있으며, 두 가지 혼합형의 경우도 있다.

가) 커시오커(Kwashiorkor)증

커시오커증은 원래 아프리카 황금해안의 일부지역에서 유래한 말로 단백질 부족의 전형적인 형태이다. 즉 Kwashiorkor증은 에너지 섭취는 적당하나 단백질 특히 필수아미노산의 부족상태를 말하며, 혈장단백질의 감소, 혈액형의 희석, 혈색소의 감소로 빈혈의 원인이 되어 주로 이유기 이후 어린이에게 잘 발생하며, 부종, 창백, 색소탈출 등의 변화가 나타난다.

나) 마라스무스(Marasmus)증

마라스무스증은 출생 직후부터 모유나 인공영양이의 공급이 부족하거나 비위생적인 수유로 설사가 계속되는 경우에 잘 발생되는 증세로서 근육이 소모되어 뼈만 남게 되어 보이며, 부종이나 지방간이 되는 현상으로 고열량 식품의 공급이 필요하다.

그림 12-2 커시오커증과 마라무스증

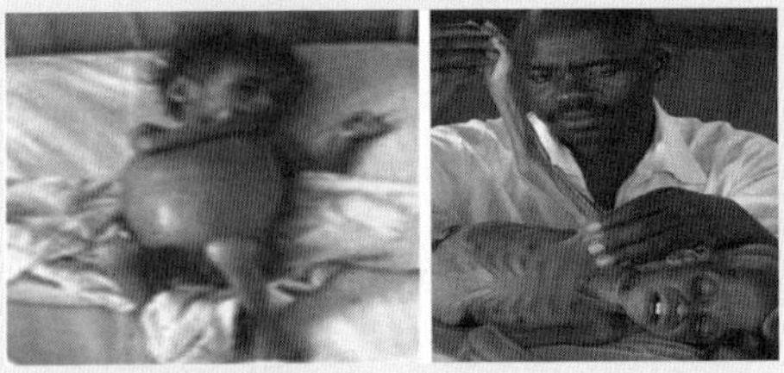

(2) 비만증(obesity)의 원인과 예방대책

가) 비만증의 발생원인

비만증의 발생원인은 유전적소인, 지나친 초과열량의 섭취, 운동부족, 내분비계의 장애, 생리적 · 심리적 요인 등으로 구분되며, 비만증의 진단은 외모, 피하층의 두께, 신장, 체중지표, 체성분 등에 의해서 판단된다.

나) 비만증의 예방

비만증에는 당뇨병이나 고혈압의 합병증이 많이 발생하는데 체중감소를 위해서는 식생활개선은 물론 지속적인 운동이 반드시 필요하다. 특히 동물성 지방을 제한하고 식물성지방을 공급하며, 적절한 정기적 운동과 식생활습관의 개선, 지방질과 당질의 식품을 제한하고, 열량기가 적은 단백질 식품의 섭취 등이 필요하다. 인공감미료, 야채류, 생선, 쇠고기 등은 자유롭게 섭취하도록 한다.

2) 국민영양개선

국민모두가 올바른 식생활을 영위할 수 있도록 식생활의 개선 노력이 필요하며 이를 위하여 국민모두가 균형있는 식생활, 식품자료의 다양성 확보, 절제 있는 식생활(지나친 고염식, 고열량식, 고당식 등) 적정한 식생활(필수영양분의 급식) 등이 이루어지도록 하여야한다.

3) 국민건강영양조사

국민건강영양조사는 국가기간통계로 국민의 건강 및 영양수준을 파악하고 국민건강증진 종합계획 등의 정책 수립 및 평가의 근거를 제공하는 조사이다. 현재의 국민건강영양조사는 1995년에 공표된「국민건강증진법」제16조에 따라 그간 독립적으로 시행해오던 국민영양조사와 국민건강 및 보건의식행태조사 등의 건강조사를 통합한 것으로, 1998년에 시작하여 지금까지 제1기('98), 제2기('01), 제3기('05), 제4기('07~'09), 제5기('10~'12), 제6기('13~'15) 조사를 완료하였으며, 2016년부터 제7기('16~'18) 조사를 완료하였으며 2019년부터 제8기('19~'21)조사를 수행 중이다.

4) 국민영양관리 기본계획 수립

건강한 식생활 및 영양관리는 국민건강 증진과 만성질환 예방 · 관리를 위하여 매우 중요한 건강행태요인이나, 그간 관련 정책 · 사업이 여러 부처에서 산발적으로 추진되어 왔다. 「국민영양 관리법」이 제정 · 시행('10. 9.)됨에 따라 체계적인 영양정책을 추진을 위해 건강정책의 주무 부처인 보건복지부가 주관하여 부처 간 협력을 통해 제1차 국민영양관리기본계획('12.~'16.)을 수립('12. 7.)하고, 에너지 · 나트륨 과잉섭취 등 식생활 문제를 개선하기 위해 건강한 식생활 환경 조성, 생애주기별 영양관리 등 정책 및 사업을 시행하였다

제1차 국민영양관리기본계획('12.~'16.)의 비전은 '건강 100세를 위한 최적의 영양관리' 이며, 이에 대한 목표로는 '건강 식생활 실천율 제고', '인구 특성에 따른 영양 격차 해소', '만성질환 유병률 증가 속도 관리'로 설정하였다. 추진 전략으로는 '생애주기에 따른 연속적인 영양 관리 체계 구축'으로 정하고, 3대 추진 분야는 '환경 조성 및 교육 · 홍보', '생애주기별 영양 관리 지원', '영양 관리 기반 조성'이다.

「제1차 국민영양관리기본계획」 시행에 따라 열량 등 외식의 영양정보 확인을 통해 개인이 영양관리를 할 수 있도록 외식업체 자율영양표시제도를 시행하여 자율영양표시 참여 외식업체가 '10년 733개소에서 '15년 7,166개소로 확대되었으며, 안전한 식생활을 위해 식재료의 원산지 표시 확대 및 학교급식 알레르기 유발식품 표시제를 도입하고 표시대상 품목을 지속 확대하고 있다. 또한 우리 식생활에서 과다하게 섭취하기 쉬운 나트륨 섭취를 줄이기 위해 외식 · 급식 나트륨 줄이기 지원('15년 나트륨 줄이기 실천 음식점 294개소, 삼삼급식소 294개소) 및 보건소 중심 대국민 교육 · 홍보 활동을 꾸준히 시행하고 국민건강영양조사를 통해 국민의 나트륨 섭취 수준을 지속 모니터링하고 있다. 건강한 식생활 환경을 조성과 더불어 식생활에 대한 국민 인식 개선 및 실천 지원을 위해 '16. 4월 보건복지부 주관 관련 부처(식품의약품안전처, 농림축산식품부) 협력으로 「국민 공통 식생활지침」을 마련 · 발표하고, 당류 섭취 줄이기, 아침밥 먹기, 신체활동량 늘리기, 우리 식재료를 활용한 식생활 즐기기 등을 구체적으로 추진하였다.

인구고령화 심화, 만성질환의 지속 증가 등 정책여건과 「제1차 국민영양관리기본계획」('12~'16년)의 시행 성과 및 과제를 점검하여 '17년 「제2차 국민영양관리기본계획」('17~'21년) 을 수립할 계획이다(보건복지백서, 2016).

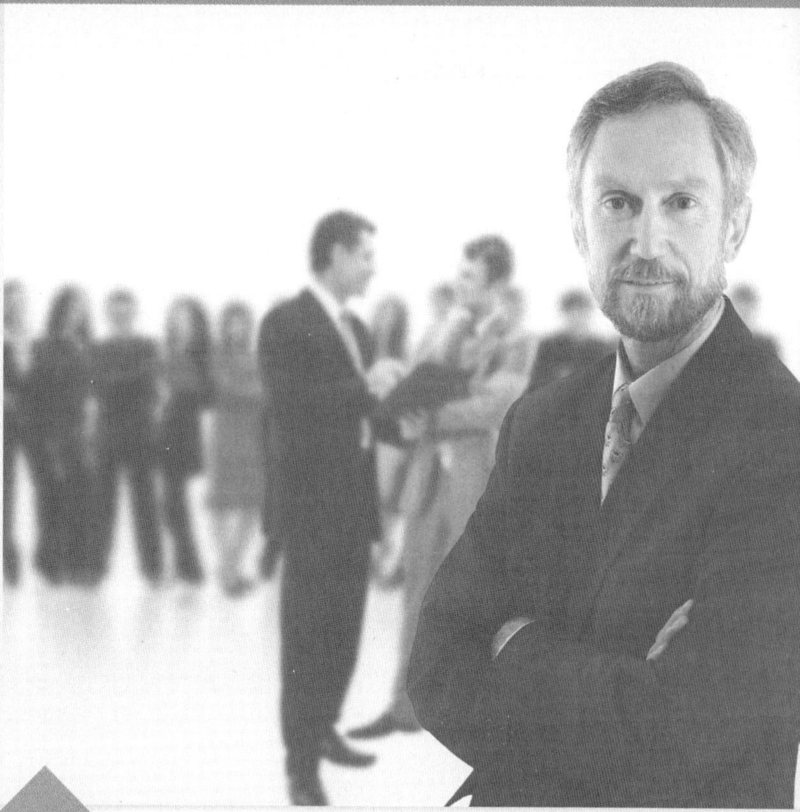

PART 6

보건행정

제13장 보건행정에 대한 이해

1. 보건행정의 개념
2. 한국의 보건행정 변천사
3. 보건행정의 원리와 조직
4. 한국의 보건행정 현황
5. 국제보건 관련기구

제14장 보건의료 및 의료보장제도

1. 보건의료
2. 의료보장제도
3. 국민건강보험
4. 의료급여
5. 노인장기요양보험 및 국민연금 · 고용보험
6. 산재보험제도
7. 국민의료비의 증가요인

제13장

보건행정에 대한 이해

[학습목표]

1 / 보건행정의 개념과 특성에 대하여 알 수 있다.
2 / 한국의 보건행정의 변천사를 알 수 있다.
3 / 중앙 및 지방의 보건행정조직에 대하여 알 수 있다.
4 / 보건소의 업무내용에 대하여 설명할 수 있다.

1. 보건행정의 개념

1) 보건행정

보건행정(health administration)이란 국민의 수명 연장, 질병예방 및 육체적 · 정신적 효율의 증진 등 공중보건의 목적을 달성하기 위하여 공공의 책임아래 수행하는 행정활동이다. 보건행정활동은 공중보건사업을 실현해 가는 중요한 접근방법으로서 보건교육 활동 및 보건관련 법규의 적용 등과 함께 3대 접근방법 중 하나이다. 그러나 보건행정활동은 개인이나 민간조직만을 가지고는 가능하지 못하기 때문에 국가나 지방조직으로 된 공공기관의 책임아래 ① 보건이라는 내용과 ② 행정이라는 형식을 하나로 묶은 활동이라 할 수 있다. W. G. Smilie는 〈미국보건행정〉이라는 저서에서 "보건행정학이란 공공기관 또는 사회적인 기관에 의해서 사회복지를 위하여 공중보건의 원리와 기법을 응용하는 학문이다."라고 정의한 바 있다.

따라서 보건행정은 대인관계를 통하여 보건학 및 의학 등의 지식과 기술을 행정면에 적용시켜야 하는 기술행정이라는 특성을 지닌 점이 일반 행정과 다른 점이다. 그러므로 보건행정은 국민의 건강과 사회 복지의 향상을 도모하는 행정활동으로서, 공공 기관이 주체가 되어 지역 사회 전 주민을 대상으로 공중보건의 목적인 질병 예방, 생명 연장, 육체적 · 정신적 효율 증진 등의 사업을 효과적으로 보급 · 발달시키는 적극적인 활동을 말한다. 즉 보건문제가 발견되면 이에 관한 역학적 조사를 해야 하고 그 결과에 따라 기술적인 사회적 조치가 결정된다. 이것을 실시하는 데에는 조직, 인원, 자재, 시설을 갖추어야 하며 재정적 뒷받침과 함께 관계행정기관의 지도와 협조가 필요하다. 일반적으로 행정은 조직의 공동목적을 달성하기 위하여 정책을 결정하고 집행 및 이행하기 위한 활동으로서 ① 조직 ② 인사 ③ 예산 ④ 법적 규제 등의 4요소가 있다.

2) 보건행정의 범위

보건행정이 공중보건에 관한 내용을 행정적으로 계획, 조정, 통제하는 일차과정으로 볼 때, 보건행정의 범위에 포함되어야 할 사업으로는 보건교육, 보건통계, 보건간호, 학교보건, 산업보건, 모자보건, 구강보건, 감염병관리 및 역학, 정신보건, 환경위생, 영양개선, 생활습관병 관리, 지역사회보건, 국제보건사업 등을 들 수 있으며 세계보건기구 및 미국공중보건협회에서 정한 보건행정의 범위는 아래와 같다.

표 13-1 세계보건기구 및 미국공중보건협회의 보건행정범위

세계보건기구(WHO)	미국공중보건협회
① 보건통계 수집 · 분석 · 보존 ② 보건교육 ③ 환경위생 ④ 감염병관리 ⑤ 모자보건 ⑥ 의료서비스제공 ⑦ 보건간호	① 보건자료의 기록과 분석 ② 보건교육과 홍보 ③ 환경위생 ④ 개인보건사업 ⑤ 보건시설의 운영 ⑥ 보건사업과 자원간의 조정 ⑦ 감독과 통제

3) 보건행정의 특성

보건행정의 특성은 공공성 및 사회성, 봉사성, 과학성 및 기술성, 조장성 및 교육성으로 표현되어지는데 이러한 보건행정의 특성은 보건의료가 지니고 있는 공공재의 성격에 근거를 두고 있는 것이다. 공공재로서의 보건의료 서비스는 지역과 계층을 초월하여 모든 국민에게 균등하게 공급될 수 있어야 하며 이를 통하여 국민의 건강권이 형평성 있게 추구되어야 한다.

(1) 공공성과 사회성

보건행정은 공공복지와 집단적 건강을 추구함으로써 이익을 추구하는 사행정과 목적이 다르고, 행정행위가 사회전체 구성원을 위한 사회적 건강향상에 있으므로 사회행정적 성격을 띠고 있다.

(2) 봉사성

행정국가 개념의 발전과 더불어 현대국가는 복지국가의 성격을 띠면서 공공행정이 소극적인 질서유지로부터 적극적으로 사회정의에 입각하여 국민의 행복과 복지를 위해 직접 개입하여 간섭하고 봉사하게 되었다. 따라서 공공복지와 집단적 건강을 추구함으로써 행정행위가 사회전체 구성원을 위한 사회적 건강향상에 있으므로 사회적 성격을 가진다. 보건행정의 궁극적인 목표는 사회구성원의 건강향상이다.

(3) 과학성과 기술성

과학과 기술의 발달에 의한 지식과 기술의 바탕으로 한 과학행정인 동시에 기술행정적 성격을 가진다. 보건행정은 질병예방과 건강증진을 목표로 하고 있고, 이러한 목표를 달성하기 위해서는 건강을 위한 실천적이고 실제적인 기술을 필요로 하기 때문에 보건행정은 본질적으로 과학성과 기술성을 지닌다.

(4) 조장성과 교육성

보건행정의 사업은 지역사회 또는 집단 및 국가의 책임하에 실시하며 주로 교육을 통해 실시된다. 따라서 보건행정은 복지국가 개념의 발전과 더불어 전체주의적이며, 타율적인 보건사업보다 자율적이고 지방분권적인 성격을 강조하는 조장행정의 성격을 갖는다.

4) 보건행정의 수행 원칙

보건행정이란 국민보건에 관한 행정적 활동으로서 이를 수행함에 있어 검토되어야 할 내용은 다음과 같다. 공중보건의 목적을 달성하기 위해서는 과학적인 기술을 행정활동에 도입시켜야 하기 때문에 기술적인 원칙과 같은 기초자료가 확립되어야 한다. 또한 행정이란 국가통치권에 의하여 행정권을 부여받은 사람이 법에 따라서 국가목적의 실현을 목적으로 하는 작용이다. 행정은 국가나 행정권을 부여받은 지방자치단체가 공권력의 주체로서 행사하는 권력행정과 공공복지를 실현하기 위해 행하는 관리행정으로 나누어진다.

▮ 표 13-2 보건행정의 수행시 고려사항

구분	내용
보건문제에 관한 해결과정	· 보건상의 문제점 발견 또는 제기 - 보건상의 문제점 조사와 파악 · 보건문제의 해결책 검토 - 재정 및 법적 조치- 실시계획의 작성 · 행정적 조정 - 실시담당기관에 대한 정확한 의사전달 · 홍보활동 및 교육활동/사회적 유대강화 · 계획의 실시보고 및 사후조치 - 평가 및 검토
보건행정의 기술적인 원칙	· 인구집단의 생태학적 특성의 기초자료 확립 - 역학적 기초자료 확립 · 의학적 기초자료 확립 - 환경위생학적 기초자료 확립 · 사회적 관계의 기초확립
보건행정의 행정적 원칙	· 보건행정의 체계와 성격(국가행정/지방행정/위임행정) · 행정의 관리과정 : POSDCORB(계획, 조직, 인사, 지휘, 조정, 보고, 예산) · 보건행정 계획과 평가

▮ 표 13-3 보건행정의 범위

구분	보건행정의 범위	
WHO	· 보건통계의 수집과 분석 · 보건교육 · 환경위생 · 감염병 관리	· 모자보건 · 의료제공 · 보건간호
Emerson	· 보건통계 · 보건교육 · 환경위생	· 감염병관리 · 모자보건 · 보건검사 사업
미국보건협회	· 보건통계의 수집과 분석 · 보건교육 · 환경위생 · 개인보건 사업	· 보건시설의 운영 · 여러 사업과 자원간 조정 · 감독과 통제
Hanlon	· 음식물 관리, 구충구서, 환경오염 관리 · 감염병 관리 · 연구와 평가, 의료인력 관리, 자원과 시설의 효율적 이용	

2. 한국의 보건행정 변천사

질병과 보건의 역사는 인류의 기원함께 시작되었으며 우리나라의 경우도 이 보편적인 현상에 예외는 아니다. 우리나라의 보건에 관한 최초의 기록은 고조선의 단군신화에서 언급되어 있으며, 고기(古記)에 "환웅천황이 태백산정의 신단수 아래 내려오셔서 신시(神市)를 배포하시고, 풍백 · 우사 · 운사들을 거느리시고 인명과 질병 등 오사(伍事)를 주로 한 인간의 일 360여 가지를 다스렸다."라고 하였다. 맥(貊) 지방에서는 질병으로 죽은 집에서는 새로운 집을 다시 지어 이사를 갔었고, 숙신에서는 죽은 자는 바로 그날로 야장하는 시체매장 풍습 등 고대사회에서의 위생에 관한 생활사를 엿볼 수 있다.

(1) 삼국시대 및 통일신라시대(A.D. 935년 이전)

① 고구려에는 왕실의 치료를 담당하는 시의(侍醫)라는 제도가 있었다. 그리고 문헌상으로는 평강왕 3년(AD. 554)에 중국 강남의 오(嗚)나라 지총(知聰)이 내외전약서(內外典藥書) 등 164권의 서적을 고구려에 전하고 일본에 귀화하였다는 것이 한의학 전래의 최초인 것으로 추정되며, 또한 양(梁)의 도홍경이 역은 신농본초경에 약초에 관한 기술이 있었다.

② 질병을 치료하고 약제의 등의 조달을 관장한 것으로 추정되는 약부(藥部)라는 관제와 의박사(醫博士), 채약사(採藥師), 주금사(呪禁師) 등의 관직이 있었다. 약부는 내관 중에 소속되어 있었는데, 단순히 약물만을 취급하는 것이 아니고 의약에 관한 일체의 업무를 관리하였던 기관이었다. 의박사는 의학을 채약사는 주로 약초를 다루었을 것으로 추측되는데, 이는 의약이 분화되어 있음을 말해준다. 백제는 고구려보다 한의학의 도입이 늦었으나 고구려보다 의료제도가 잘 발달되어 있고, 후기에는 백제신집방(百濟新集方)을 편찬하였고 성왕 32년(AD. 554)에 일본에 의박사와 채약사를 파견하였다. 신라의 의료제도는 문헌에 나타나 있지 않으나 고구려, 백제와 비슷했을 것으로 추측된다.

③ 통일신라시대에는 약전, 공봉의사, 내공봉의사, 승의(僧醫), 국의(國醫) 제도 등이 있었다. 약전은 당시의 의료행정을 담당한 기관으로 경덕왕 때에 보명사로 개명되었다가 다시 약전으로 바뀌었다. 내공봉의사는 왕실의 진료를 맡은 시의였으며, 공

봉의사(의관)는 약전에 근무하였다. 의학교육은 통일신라 효소왕 원년에 처음으로 제도화하였는데, 박사 2명이 본초경, 갑을경, 맥경 등을 교육하였다. 특히 통일신라시대에는 불교가 융성하여 승의(僧醫)의 활동이 컸다.

(2) 고려시대(A.D. 918~1392)

고려시대에는 신라문화가 계승 되었으며, 특히 고려초기 성종(成宗)때에는 의박사를 지방에 파견하여 의육(意育)을 시도하였다. 감염병 유행지역에 의원의 파견과 약재를 보냈다는 기록이 있는 것으로 보아 의료의 조직화가 이루어졌음을 알 수 있다.

중앙에는 의약을 총괄하는 대의감(大醫監)에 대의감 · 감 · 소감 · 승(丞) · 박사 · 의정(醫正) 등을 두었고, 궁내에 어약(禦藥)을 담당하는 상약국(尙藥局)에는 봉어 · 시어의(侍御醫) 등을 두었고, 상식국(尙食局)에는 식의(食醫)가 배치되어 있었다. 문종(文宗)초기에는 대의감을 전의사(典醫寺)로, 상약국을 봉의서(奉醫署)로, 상식국을 사섬서로 개칭하였다.

의학교육은 중앙과 서경에 의학원을 두었고, 지방에는 의학박사를 두어 교육하였으며, 공양왕 원년에 중앙에 십학교수관(十學敎授官)을 두었는데, 의학은 십학중의 하나로 전의사에 소속되었다. 과거제도는 광종 10년에 제조(製造), 명경(明經) 등과 같이 실시되었으며, 인종(仁宗) 14년에 시험방법을 의업식(醫業式)과 주금식(呪禁式)으로 나누어 보았다.

구료제도로는 광종 14년에 제위보(濟危寶)를 설치하여 환자치료와 서민의 구제를 맡은 구료사업을 담당하였으며, 동서대비원(東西大悲院)은 빈민의 질역자(疾疫者 : 감염병환자)를 구호하는 기관으로 의복과 음식의 제공 · 의약의 공급 · 감염병으로 죽은 시체의 처리를 하였고, 혜민국(惠民局)은 서민들의 구료를 맡은 관서로서 예종7년에 설치되어 충선왕 때는 사의서(司儀署) 소속으로 개편되었다.

(3) 조선시대(A.D. 1392~1910)

조선시대의 중앙의료기관은 고려시대의 직제를 대부분 물려받았으며, 태종(1392)때에 대민업무를 관장하는 제생원(濟生院)을 만들었으며, 1406년에 의녀(醫女)제도를 만들어 제생원에 근무토록 하였다. 조선시대의 중앙의료기관은 내의원(內醫院), 전의감

(典醫鑒), 제생원, 혜민국(뒤에 혜민서로 됨), 동서대비원, 종약색(種藥色) 등과 각 관공서에 배속된 의무관제도가 있었다.

지방에는 심약(審藥), 의학교유(醫學敎諭 : 의학교수관), 의학생도 및 지방의 관서에 의무관을 배치하였다. 전의감에서는 일반의료행정을 담당하였고, 내의원에서는 왕실의 의료를, 혜민서에서는 서민의 구료사업을 담당하였으며, 활인서에서는 감염병 환자의 치료 및 구호를 담당하였다. 선조 때 허준이 집필한 동의보감(東醫寶鑑 : 1586~1608)은 한의학을 집대성한 것으로 한의학사에 큰 업적으로 남아 있다.

조선 말 실학사상의 도입과 이익, 박지원, 정약용 등에 의하여 서양의학의 일부 소개가 있었으나, 실용화되지 못하였다. 지석영이 1880년 두묘(痘苗) 만드는 법(종두법)을 배워서 시술을 하면서 우두신설(牛痘新說)을 지어 종두법(우두법) 보급에 노력하였다. 공식적인 우두법은 1882년 전주에서, 1895년 갑오개혁시에는 의무규정으로 되었으며, 광두 3년 1899년에는 지방종두세칙이 공포됨으로써 공중보건적 활동이 전국적으로 시행되었다. 또한 1899년에 경성의학교가 설립되었으며 초대교장으로 지석영(池錫永 : 1855~1935)선생이 취임하였다.

우리나라의 선교사에 의한 보건의료사업이 본격적인 활동을 하게 된 것은 Allen이 1884년의 우정국사건으로 부상당한 금위대장 민영익(閔泳翊)을 치료한 것이 계기가 되어 궁중전의(宮中典醫)로 임명된 후 그의 요청에 의해 관립병원인 광혜원(후에 제중원으로 개칭)의 설립된 것이 최초의 병원이다. 조선 말 민중의 개혁의지는 보건 분야에도 반영되어 1894년에 내부아문(內部衙門)에 위생국을 두어 감염병 예방사무, 의약, 우두 등의 일을 관장케 하였으나 실제 위생업무는 경무청에 소속되어 시행되었다. 그 후 직제개편에 따라 내부(內部)에 위생국이 설치되고 위생국 안에 위생과와 의무과가 생겼다.

(4) 일제강점 시대(1910~1945 경찰행정시대)

1910년 8월 29일 한일합병에 따라 동년 9월에 조선총독부는 경성(서울)에 경무총감부(警務摠監府)를 설치하여 경찰사무를 총괄하였는데, 그 산하의 경찰국에는 경무과, 보안과, 도서과 및 위생과를 두었으며, 각 도에도 경찰부를 두었는데, 역시 위생과를 두어 공중위생업무, 의사, 치과의사, 약제사 등의 면허업무와 병원 및 의약품 등의 관리업무를 수행하도록 하였으며, 따라서 보건행정은 경찰행정이 담당하였다고 할 수 있다.

1911년 8월에는 내부 위생국을 폐지하고 모든 위생업무는 경무총감부 경무국 위생과로 일원화시킴으로써 그 당시의 보건행정은 경찰행정이 담당했었다고 할 수 있고, 의학교육은 일본 거류민을 위한 것일 뿐, 조선인을 위한 의학 · 발전적 교육은 이루어지지 않았다.

천연두, 장티푸스, 이질, 디프테리아 등 감염병이 창궐하게 됨에 따라 감염병 예방령(1915) 및 해항 검역에 관한 규칙(1911) 등 관계법령들이 제정되었으며, 현대적 의료기관으로서는 경성에 총독부의원이 있었고, 지방에는 23개의 자혜의원(慈惠醫院)이 설치되었다.

(5) 8.15 해방이후(1945~1948)

1945년 8월 15일 해방과 더불어 공중보건사상이 급격히 도입되었으며, 35년간의 조선총독부의 경찰행정은 종식되었다. 1945년 9월 24일 미군정장관(Military Governor of Korea)은 재조선 미국육군사령부군정청법령 제 1호로 위생국 설치에 관한 사항을 공포하였으며, 같은 해 10월 27일에는 미군정령 제 18호에 의하여 위생국을 보건후생국으로 개칭하고 그 의무, 직무 및 조직 등을 확대시켰고, 11월 7일에는 미군정령 제 25호로 각 도에 보건후생국을 설치하도록 하였다. 8.15 해방 전까지만 하더라도 환경위생 개선, 감염병 예방접종, 환자격리, 청결과 청소 등 소극적인 협의의 공중보건사업이 실시되어 오다가 미군정이 시작되면서 광의의 보건사업이 시작되었다.

1946년 3월 29일에는 미군정령(제64호제2조)에 의하여 보건후생국을 보건후생부(Depar tment of Public Health and Welfare)로 개칭하였는데, 보건후생부는 ① 총무국 ② 법제재무국 ③ 의무국 ④ 간호사업국 ⑤ 통계국 ⑥ 수의국 ⑦ 예방의학국 ⑧ 위생국 ⑨ 업무국 ⑩ 후생국 ⑪ 조사분석국 ⑫ 부녀국 ⑬ 치무국 ⑭ 연구국 ⑮ 구호국 등 15개 국, 47개 행정과로 조직되어 있었다.

1947년 6월에 미군정이 끝나고 남한과도정부가 수립되면서 보건후생부는 축소되어, 의무국, 약무국, 예방의학국, 후생국, 조사분석국, 부녀국, 원호국 등 7개 국으로 축소 조정되었다.

(6) 대한민국 정부수립 이후(1948년 이후)

1948년 7월 17일 제정 공포되어, 같은 해 8월 15일 대한민국 정부가 수립되면서 보건후생부는 없어지고, 1948년 11월 4일(대통령령 제25호) 사회부가 설치되어 노동국, 후생국, 부녀국, 주택국, 보건국 등 5개국을 두었으며, 보건국에는 의무과, 보건과, 약무과, 방역과, 한방과, 간호사업과 등 6개 행정과를 두었다.

1949년 7월 25(대통령령 제150호)일에는 사회부의 보건국을 보건부로 독립시켜 1실, 3국(의정국, 방역국, 약정국), 11개 행정과를 두었다. 1955년 2월17에는 보건부와 사회부가 통합되어 보건사회부로 개편하였다. 1995년에는 보건사회부를 보건복지부로 개편하여 2개 심의관, 6개국, 30개 행정과를 두었으나, 이후 직제개편을 통해 기획관리실과 사회복지정책실(3개 심의관) 등 2개실과 보건정책국, 보건증진국, 연금보험국 등 3개 행정국을 두고 있다.

2008년 국가청소년위원회, 여성가족부의 가족 및 보육 등의 업무를 통합하여 기존의 보건복지부를 보건복지가족부로 개편하고 업무이관에 따라 보건복지가족부와 그 소속기관과의 조직과 직무범위 및 정원 등을 재조정하였다.

그 이후 보건복지가족부의 청소년. 가족기능을 여성부로 이관하고 보건복지부의 기능을 보건복지정책중심으로 개편하는 내용으로 정부조직법이 개정(법률 제9932호, 2010.1.18. 공포, 3.19, 시행)됨에 따라 보건복지부와 그 소속기관의 조직과 직무 범위 및 정원 등을 조정하고 인력과 기능을 합리적으로 조정하여 2010년 3월에 보건복지가족부를 보건복지부로 개편하였다.

3. 보건행정의 원리와 조직

1) 보건행정의 원리

(1) 행정의 관리 원칙

관리(management)란 미리 정해진 목표를 달성하기 위하여, 인적 · 물적 자원을 활용하여 공식조직체 내에서 행해지는 과정의 상호작용의 집합으로 정의할 수 있다. 행정의 일반적인 관리과정의 원칙은 Gulick에 의한 POSDCoRB로 이는 다음과 같은 기능을 나타내는 첫 단어를 모은 것이다.

① 계획(Planning) : 정해진 목표나 정책의 합리적인 운영을 위한 사전준비활동과 집행전략이다.

② 조직(Organization) : 공동의 목적을 달성하기 위해 행동대상과 방법을 개괄적으로 확정하는 과정으로 조직의 중요한 기능은 관리이다.

③ 인사(Staffing) : 인사행정은 관리의 중추적인 역할을 하는 것으로 직원의 신분보장과 징계의 공정한 관리가 중요하다.

④ 지휘(Directing) : 명령체계의 일원성의 원칙이 중요하며, 책임의 범위를 넘어 명령하면 안 된다.

⑤ 조정(Coordination) : 조직이나 기관의 공동의 목표 달성을 위한 조직원 또는 부서간의 토의 및 회의를 통하여 행동통일을 가져오도록 집단적인 노력을 하게하는 하는 행정활동이다.

⑥ 보고(Reporting) : 보고내용이 성실하고 솔직한 보고가 되도록 관리되어야 하며, 보고는 지휘체계를 통하여 이루어져야한다.

⑦ 예산(Budgeting) : 예산의 적정한 계획과 확보 및 효율적인 관리 등은 사업의 성패와 관계가 있다.

(2) 행정의 계획과 평가

행정의 효율적 운영을 위해서는 계획과 그에 따른 평가가 중요한 요소가 된다. 계획은 설정된 사업목표를 달성하기 위하여 자원배정을 능률적으로 하기위한 방법이며, 평가는 미국 공중보건협회에 의하면 이미 설정된 목적을 달성함에 있어 그 성공의 가치나 정도를 파악하는 수단이 된다. 이에 해당하는 것으로는 다음과 같은 제도와 기법 등이 있다.

가) 계획예산제도(PPBS : planning programming budgeting system)

PPBS는 미국의 국방성에서 처음 개발하여 시행한 방법으로 장기적인 계획수립과 단기적인 예사편성을 연관시킴으로써 자원배분에 대한 의사결정을 합리적으로 일관성 있게 하려는 제도이다.

나) 운영연구(OR : operation research)

운영연구는 어떤 환경조건하에서 체계, 사업, 봉사, 집행, 운영 등의 전부 또는 일부를 조사 연구하는 것이다.

다) 계획평가검사기법(PERT : performance evaluation review technique)

불확실한 상태 하에서 기획과 통제를 하는데 사용되는 작업망 체제모형으로서 PERT는 프로젝트의 주요 활동을 확인하고 그 활동들을 진행도표로서 순서 있게 나열하고 각 활동의 소요시간을 정한다. 이러한 방법은 대규모의 복잡한 일과성 프로젝트에 사용된다.

라) 체계분석(system analysis : SA)

정책결정권자에게 각종 사업의 경비와 그 가치에 관한 정확한 정보를 제공하여 이용 가능한 대책을 알려주고 평가할 수 있도록 하는 방법이다.

마) 목표관리제(Management by Objectives : MBO)

조직의 상급 관리자와 하급 관리자가 공동으로 협의하여 공통된 목표를 설정하고 기대되는 결과에 따라서 각 개인의 책임영역을 확정하며 이를 기준으로 각 개인 및 부서의 목표달성에 대한 기여도를 측정 · 평가하는 과정이다. 따라서 MBO에서 가장 중요한 사항은 목표설정과 참여, 피드백(feedback)이다. 즉 MBO는 동기부여방법중의 하나로 사업계획을 보다 현실적으로 수립하기 위해 목표에 의한 관리한 기법으로서 목표관리과정은 ① 공동목표를 설정하고 ② 목표를 통한 개인과 병원조직체의 통합 ③ 목표관리기간 동안 진행 상황에 대한 피드백을 통한 수정 및 보완 ④ 설정된 목표와 실제성과를 중심으로 평가하고 보상이 이루어져야 한다.

2) 조직

조직이란 2명 이상이 공동의 목표달성을 위하여 노력하는 협동체를 말한다. 이와 같은 인적 · 물적자원을 보다 효율적으로 관리하기 위한 기본적인 원칙이 있다.

(1) 고전적인 조직의 원칙

가) 분업의 원칙

조직의 목적을 실현하기 위하여 조직원 개인이나 하부조직에 업무내용을 분담시키는 원칙으로 분업의 원칙에는 전문화 · 기능화 · 동질화의 뜻을 가지고 있다.

나) 조정의 원칙

조정이란 조직공동의 목적을 달성하기 위하여 조직구성원의 행동 통일을 기하도록 개별적인 노력을 통합하는 것을 의미한다. 따라서 조직원의 집단노력을 질서정연하게 배정하여 공동목표를 달성하기 위한 행동통일의 수단이며, 과정이어야 한다는 원칙이다.

다) 명령통일의 원칙

조직내의 각 구성원이 한 사람의 상관에게서 명령을 받으며 이에 대하여 책임을 갖게 됨을 뜻하며, 이 명령통일의 원리가 지켜지지 않으면 권위가 실추되고 규율이 흔들리며 명령에 혼선을 빚고 안정 자체가 위협을 받을 수 있다. 따라서 조직상의 명령은 한 사람의 상위자에 의해서 내려져야하며 이중으로 명령체계가 이루어져서는 안 된다는 원칙이다.

라) 통솔범위의 원칙

한 사람의 관리자가 효과적으로 감독 · 관리할 수 하급자의 수로서 관리의 범위를 말한다. 이상적인 통솔범위의 결정에는 업무의 성질, 부하의 능력, 관리자의 능력 등을 고려하여야 한다. 일반적으로 상부관리 층에서는 1명의 관리자(장) 아래에 4~8명, 하부의 감독 층에서는 8~15명 정도가 적당하다고 한다.

마) 권한과 책임의 원칙

조직 내에서는 책임이 있으면 권한이 수반되어야 한다는 원칙으로서 책임은 없고 권한만 남용 할 수 있도록 조직이 구성되어서는 안 된다는 것이다.

바) 계층화의 원칙

권한과 책임의 정도에 따라 직무를 등급화 함으로써 상하 계층 간의 직무상의 지휘 ·

복종관계가 이루어 져야한다는 원칙이다. 즉 계층을 설정하여 각 계층간에 권한과 책임을 배분하고 명령계통과 지휘 · 감독체계를 확립하는 것이다.

사) 목적의 원칙

모든 사업은 명확한 목적아래 세밀한 계획이 필요하며, 그 조직이 갖는 장기적인 목적과 하부조직이 갖는 단기적 목적이 명확하게 설정되어 있어야 한다는 원칙이다.

(2) 공식적조직과 비공식적 조직

가) 공식적 조직

계획되고 공식화된 조직구조로 다양한 흥미와 능력을 가진 직원들의 노력을 조정할 수 있는 직무관계로 직위를 공식적으로 배열하는 것이다. 공식적구조는 조직의 목표와 철학을 기초로 하여 조직되어야 한다.

나) 비공식적 조직

직원들 사이의 비공식적이며 사적인 관계로 기구조직표에 나타 있지 않는 자연발생적인 조직이다. 비공식적인 조직구조는 조직에 미치는 영향이 크기 때문에 관리에서 중요하게 인식되어야 한다. 비공식적 조직은 자연스럽게 발생하며 소규모의 집단을 형성하고 조직에 긍정적인 면과 부정적인 면을 갖고 있으며 지연 · 학연 · 취미 등에 따라 형성된다.

(3) 현대조직

현대에 와서는 고전적인 조직이론이 적용되지 않는 조직이 많이 생겨나게 됨으로써 이러한 새로운 조직에 맞는 이론들이 다양하게 제시되고 있으며 이러한 이론에 가장 대표적인 예가 아래와 같이 프로젝트 조직과 매트릭스 조직 등이 있다.

가) 프로젝트 조직(Project organization)

여러 분야의 전문가로 구성된 조직으로 프로젝트책임자의 지시에만 제한되며, 다른 명령체계에는 제한되지 않는 것이다. 프로젝트조직의 특성은 다양한 전문가, 많은 융통

성과 혁신적인 사고 및 구성원간의 직접적인 수평관계 등을 들 수 있다.

나) 매트릭스 조직(Matrix organization)

전통적인 기능조직, 즉 계층적 조직에 프로젝트 조직의 수평관계가 혼합된 조직을 말한다. 조직의 직능 부분을 전문화하면서 동시에 전문화한 부분을 프로젝트로 통합하는 조직으로서 전형적인 형태는 병원조직을 들 수 있으며, 위원회구조가 다양하게 지원되는 조직의 형태를 대표적으로 들 수 있다.

(4) 병원조직의 특성

병원조직은 국민의 보건향상과 병원의 목적달성을 위하여 의료인력을 비롯한 각각의 구성인력들이 협동하여 환자진료, 의학교육, 공중보건활동을 수행하는 사회단위의 하나이다. 따라서 병원조직의 특성은 ① 노동집약적이고 자본집약적 ② 다양한 사업목적을 가진 조직체 ③ 조직구성의 다양성(직종) ④ 조직이 이원화(지배구조의 이원성) ⑤ 동기요인의 다양성 ⑥ 통제와 조정의 어려움 ⑦ 의존적. 배타적 인간관계 ⑧ 복잡한 전환과정을 거쳐 서비스생산 등이다.

4. 한국의 보건행정 현황

1) 중앙보건행정조직

(1) 보건복지부

보건복지부는 보건위생, 방역, 의정, 약정, 기초생활보장, 자활지원, 인구, 출산, 보육, 아동, 노인, 장애인, 복지 및 사회보장에 관한 사무를 관장한다. 1948년 정부수립과 함께 사회부로 출발하여 1949년 보건부로 독립되었으며, 1994년에 사회부와 통합하여 보건사회부가 되었다. 1995년에는 식품의약품안전청의 신설에 따라 보건복지부로 개편되었으나 2008년에는 보건복지업무에 여성가족부의 가족 및 보육업무, 국가청소년위원회업무와 기획예산처의 양극화민생대책본부업무 등을 통합하여 보건복지가족부로 개편되었으나 2010년 3월에 가족업무와 청소년업무를 여성가족부로 업무를 이관하고, 다시 보건복지부로 재개편되었다. 2018년 7월 현재 4실(기획조정실, 보건의료정책실, 사회복지정책실, 인구정책실) 6국(건강보험정책국, 건강정책국, 보건산업정책국, 장애인정책국, 연금정책국, 사회보장위원회사무국) 13관, 1대변인, 68과로 구성하여 운영하고 있다. 2018년 7월 현재 보건복지부의 조직은 그림 13-1과 같다.

가) 보건복지부의 부처별 주요업무

① 기획조정실

행정업무처리절차 개선업무를 비롯하여 정책 및 기획조정, 행정제도개선, 성과관리, 통계, 정보화, 예산, 증진기금, 재정업무, 국제협력 및 통상협력업무 등을 수행하고 있다.

② 보건의료정책실

보건의료정책, 건강보험정책, 공중보건정책, 식품정책, 의약품정책, 한의학정책, 보험급여 및 보험약제, 보험평가, 질병정책, 공공의료, 응급의료, 보건의료지원 등의 업무를 수행하고 있다.

③ 사회복지정책실

사회복지정책, 사회안전망구축, 국민기초생활보장, 지역사회복지, 의료급여제도, 국민연금, 기초노령연금, 사회서비스, 자활지원 등의 업무를 수행하고 있다.

④ 인구정책실

출산율의 급격한 저하와 인구의 고령화의 급진전에 대처하는 인구정책, 아동 및 노인복지정책, 보육정책, 모자보건, 아동보건 및 복지, 노인장기요양보험제도 등의 업무를 수행하고 있다.

⑤ 건강보험정책국

건강보험제도의 육성 · 발전 및 재정안정화계획의 수립, 건강보험 가입자 관리 및 보험료 부과 · 징수 정책, 건강보험급여기준 및 요양급여비용 지불, 건강보험요양급여의 적정성 평가 업무 등의 업무를 수행하고 있다.

그림 13-1 보건복지부 조직

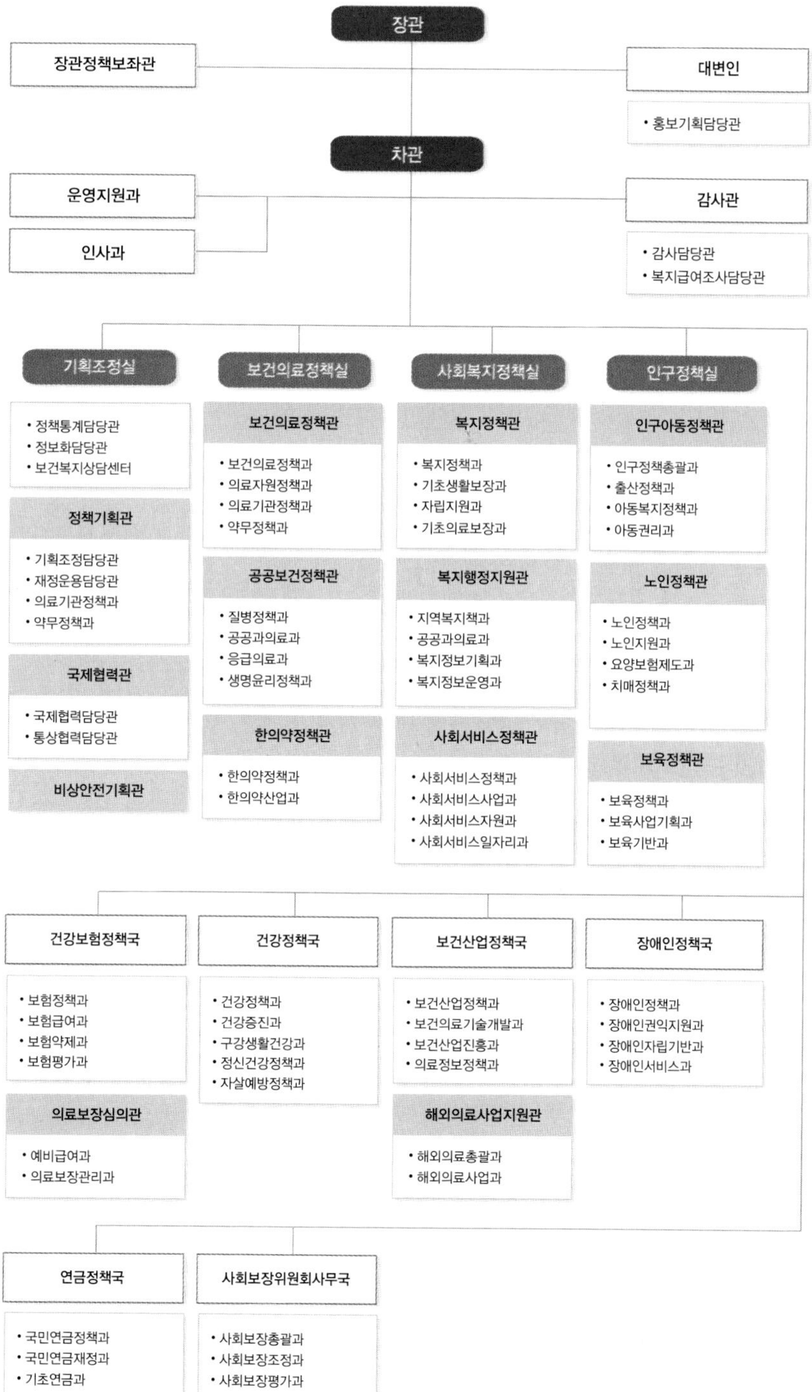
장관
장관정책보좌관
대변인
• 홍보기획담당관
차관
운영지원과
인사과
감사관
• 감사담당관
• 복지급여조사담당관
기획조정실
• 정책통계담당관
• 정보화담당관
• 보건복지상담센터
정책기획관
• 기획조정담당관
• 재정운용담당관
• 의료기관정책과
• 약무정책과
국제협력관
• 국제협력담당관
• 통상협력담당관
비상안전기획관
보건의료정책실
보건의료정책관
• 보건의료정책과
• 의료자원정책과
• 의료기관정책과
• 약무정책과
공공보건정책관
• 질병정책과
• 공공과의료과
• 응급의료과
• 생명윤리정책과
한의약정책관
• 한의약정책과
• 한의약산업과
사회복지정책실
복지정책관
• 복지정책과
• 기초생활보장과
• 자립지원과
• 기초의료보장과
복지행정지원관
• 지역복지책과
• 공공과의료과
• 복지정보기획과
• 복지정보운영과
사회서비스정책관
• 사회서비스정책과
• 사회서비스사업과
• 사회서비스자원과
• 사회서비스일자리과
인구정책실
인구아동정책관
• 인구정책총괄과
• 출산정책과
• 아동복지정책과
• 아동권리과
노인정책관
• 노인정책과
• 노인지원과
• 요양보험제도과
• 치매정책과
보육정책관
• 보육정책과
• 보육사업기획과
• 보육기반과
건강보험정책국
• 보험정책과
• 보험급여과
• 보험약제과
• 보험평가과
의료보장심의관
• 예비급여과
• 의료보장관리과
건강정책국
• 건강정책과
• 건강증진과
• 구강생활건강과
• 정신건강정책과
• 자살예방정책과
보건산업정책국
• 보건산업정책과
• 보건의료기술개발과
• 보건산업진흥과
• 의료정보정책과
해외의료사업지원관
• 해외의료총괄과
• 해외의료사업과
장애인정책국
• 장애인정책과
• 장애인권익지원과
• 장애인자립기반과
• 장애인서비스과
연금정책국
• 국민연금정책과
• 국민연금재정과
• 기초연금과
사회보장위원회사무국
• 사회보장총괄과
• 사회보장조정과
• 사회보장평가과

⑥ 건강정책국

국민건강정책 및 지역보건의료업무, 보건소관련업무, 건강증진, 구강건강, 정신건강 등의 업무를 수행하고 있다.

⑦ 보건산업정책국

국가보건사업 정책개발과 보건산업기술개발 및 생명윤리안전, 생명과학진흥업무 등의 보건산업발전의 업무를 수행하고 있다.

⑧ 장애인정책국

장애인의 복지정책을 비롯 장애인의 권익지원 및 장애인의 자립기반 등의 업무를 수행하고 있다.

⑨ 연금정책국

국민연금정책, 국민연금 관련 법령, 국민연금 재정추계 및 제도 운영, 국민연금 급여 지급 기준, 수급자 관리, 급여서비스에 관한 사항 등의 업무를 수행하고 있다.

(2) 보건복지부 소속기관

보건복지부의 소속기관은 3가지 유형이 있으며, 장관의 관장사무를 분장하기 위한 질병관리본부와 장관의 관장업무를 지원하기위한 국립소록도병원 및 국립망향의 동산 관리소가 있다. 그리고 보건복지부 장관의 관장사무를 지원하기 위한 책임운영기관으로 국립서울병원, 국립나주병원, 국립부곡병원, 국립춘천병원, 국립공주병원, 국립마산병원, 국립목포병원, 국립중앙의료원 및 국립재활원 등이 있다.

가) 질병관리본부

질병관리본부는 국민보건향상 등을 위한 감염병, 만성질환, 특수질환에 관한 방역, 역학조사, 검역, 시험 및 연구업무 등을 담당한다. 질병관리본부의 하부조직으로는 감염병 대응센터와 질병예방센터가 있으며, 질병관리본부장 밑에는 국립보건연구원이 있고, 질병관리본부의 소관 사무를 분장하기 위한 13개 국립검역소가 있다.

나) 국립보건연구원

감염병, 만성질환 및 특수질환에 관한 시험과 연구업무를 수행하기위하여 4개의 센터를 두고 있다.

다) 국립정신병원

국립정신병원은 정신과 환자의 진료 · 조사 · 연구 및 정신과 의료요원의 훈련에 관한 업무를 관장한다.

라) 국립소록도병원

국립소록도병원은 한센병환자의 진료 · 요양 · 복지 및 자활지원과 한센병에 관한 연구업무를 관장한다.

마) 국립결핵병원

국립결핵병원은 결핵환자의 구호 및 요양에 관한 업무를 관장한다.

바) 국립 망향의 동산 관리소

국립 망향의 동산 관리소는 해외동포의 유해안장, 유해안장을 위한 주선 및 합동위령재에 관한 사항과 망향의 동산 안의 수목 및 시설물 등의 관리, 국내외 참배성묘객의 안내와 성묘객에 대한 모국소개 등에 관한 업무를 관장한다.

사) 국립중앙의료원

국립중앙의료원은 의료수준과 의료기술수준의 향상을 위한 조사 · 연구, 진료 및 의료원의 훈련에 관한 업무를 관장한다.

아) 국립재활원

국립재활원은 장애인의 복지증진을 위한 진료 · 상담지도 · 재활훈련 · 재활전문요원의 훈련 · 보장구의 연구개선, 재활조사연구사업 및 지역사회중심재활사업에 관한 업무를 관장한다.

(3) 식품의약품안전처

식품 · 의약품의 안전관리체계를 구축 · 운영하여 국민이 안전하고 건강한 삶을 영위할 수 있도록 정부는 식품 및 의약품의 안전관리를 위해 1987년 국립보건안전연구원을 설립하였으며, 1996년에는 식품의약품안전본부와 국립독성연구소를 설치하였다. 1998년에는 식품의약안전본부를 식품의약안전청으로 승격시켜 보건복지부외청으로 되어 있었으나 농 · 축 · 수산물 등 식품안전관리 일원화에 따른 조직 확대개편(정부조직법 개정(13.03.22))으로 식품의약품안전처로 승격되어 운영되고 있다. 조직은 본부 7국 1관, 1기획관, 44과 소속기간 1원(6부 4과), 6지방청, 13검사소가 있다. 주요업무로는 식품행정과 의약품 행정을 담당하며, 주요 식품행정은 ① 식품첨가물 및 제조업의 허가업무 ② 식중독관리업무 ③ 부정불량식품 단속업무 ④ 유전자변형(GMO)식품의 관리업무 ⑤ 식품안전관리업무 등이며, 의약품행정으로는 ① 의약품, 화장품, 의약외품, 의약용구의 제조, 수입 등의 허가업무 ② 약사감시업무 ③ 의약품 사후관리업무 ④ 마약관리업무 등을 담당한다.

(4) 보건산업진흥원

한국보건산업진흥원은 1999년 〈한국보건산업진흥원법〉설법에 의거 보건산업의 발전과 보건 서비스 향상을 통해 한국 보건의료산업의 경쟁력을 선진국 수준으로 향상시키기 위해 설립된 보건복지부 산하 위탁집행형 준정부기관으로 설립되었다. 조직은 5개본부(기획관리본부, 보건산업정책본부, R&D진흥본부, 보건산업진흥본부, 국제의료본부)로 구성되어 있으며, 주요업무는 보건의료기술 R&D지원, 보건의료 통계, 보건의료사업체 역량강화, 정책개발 및 정보제공, 기술지원, 의약품, 의료기기, 국제의료사업, 정부지원사업 등을 수행하고 있다.

2) 지방 보건행정조직

(1) 시 · 도 보건행정조직

우리나라 지방자치단체의 행정조직은 시 · 도 · 군별로 지방자치단체의 특성에 따라 그 조직은 각각 다르다. 서울특별시와 6개 광역시, 9개도가 있으며, 중앙행정조직인 보건복지부와 보건의료사업 수행 단위기관인 시 · 군 · 구의 보건소를 연결하는 중간 보건행정조직이다.

(2) 시 · 군 · 구 보건행정조직(보건소)

보건의료사업을 수행하는 일선 행정기관인 보건소, 보건지소, 보건진료소를 관장한다. 보건소는 시 · 군 · 구에 두는 보건행정조직으로 주민과 직접 접촉이 많은 최 일선 조직이다.

보건소의 효시는 1859년 Liverpool시에서 William Rathbone이 보건간호사업과 가정방문사업을 계획하여 1862년에 리버풀시를 18개 지정구로 나누어 각 구에 방문간호사를 1명씩 배치하여 모자보건상담과 보건지도를 시작한 것이 처음으로 알려져 있다. 1887년에는 영국 Edinburgh에 Phillp이 건강상담소를 설치하여 결핵관리와 영유아 사망에 대한 사업을 하였으며, 1890년에 프랑스 Nancy에 Herrgot는 영아 개인상담소를 설치하였으며, 1901년에는 프랑스 Lell에 Calmette는 결핵상담소를 설치하고 가정방문사업을 하였다. 1920년에 들어서서 미국에서는 보건기술자를 양성하기 시작 하였으며, 독일에서는 보건소의 활동으로 영아사망률이 저하되자 서구 각국에 급속하게 보급되었다.

우리나라 보건소는 해방 이후 미군정에 의해서 처음으로 도입되었다. 미군정법령 제1호(1945. 9. 24)를 공포하여 예방보건사업 중심의 보건소 사업을 추진하였다. 보건소의 최초의 조직으로는 1946년 10월에 서울 및 각 도의 대도시에 모범보건소가 설립된 것이 보건소 시초를 이루게 되었다. 1949년 7월 대한민국정부가 수립되어 국립중앙보건소 직제가 공포되었고, 1959년에는 국립보건원으로 발족하게 되었다. 우리나라에서 처음으로 보건소법이 제정된 것은, 1956년 12월 13일로서 도지사 또는 서울시장이 보건소를 설치할 수 있도록 하였으나 명실상부한 보건소 조직이 이루어지지 못하고 폐지되었다. 따라서 실질적인 의미의 보건소 설치는 1962년 9월 24일 구 보건소법을 전면 개정하여 현재에 시 · 군에 보건소를 두도록 하였다.

보건소의 설치기준은 시, 군, 구 단위로 1개소씩을 두도록 하였다. 보건소 중 내과 · 외과 · 산부인과 · 소아청소년과 · 치과를 갖춘 보건소는 보건의료원이라는 명칭으로 보건소의 기능과 병원의 기능을 하고 있고, 보건소의 업무수행을 위하여 필요한 경우 읍 ·

면마다 보건지소를 설치할 수 있도록 되어 있다.

그리고 군 지역 일부지역에 임산부 및 영유아 관리를 위하여 모자보건센터를 설치하였으며, 농어촌 주민을 위한 특별조치법에 의하여 의료취약지역에 보건진료소를 설치하고 있다.

지역보건기관은 2017년 현재 3491개소(보건소 254개, 보건지소 1,332개, 보건진료소 1,905개)가 설치 · 운영되고 있다. 1996년 7월 1일부터는 지역보건법의 시행으로 종전의 보건소법이 폐지되고 기존의 보건소는 지역보건법에 의해 설치된 것으로 본다고 규정하고 있으며, 보건소의 설치기준은 대통령이 정하는 기준에 따라 지방자치단체의 조례로 정하도록 규정하고 있다.

(3) 보건소의 주요업무내용

지역보건법에서 보건소는 당해 지방자치단체의 관할구역 안에서 행하여지는 다음사항을 관장한다고 규정하고 있다.

① 국민건강증진 · 보건교육 · 구강건강 및 영양개선 사업 ② 감염병의 예방 · 관리 및 진료 ③ 모자보건 및 가족계획사업 ④ 노인보건사업 ⑤ 공중위생 및 식품위생 ⑥ 의료인 및 의료기관에 대항 지도 등에 관한 사항 ⑦ 의료기사 · 의무기록사 및 안경사에 대한 지도 등에 관한 사항 ⑧ 응급의료에 관한 사항 ⑨ 농어촌 등 보건의료를 위한 특별조치법에 의한 공중보건의사 · 보건진료원 및 보건진료소에 대한 지도 등에 관한 사항 ⑩ 약사에 관한 사항과 마약 · 향정신성의약품의 관리에 관한 사항 ⑪ 정신보건에 관한 사항 ⑫ 가정 · 사회복지시설 등을 방문하여 행하는 보건의료사업 ⑬ 지역주민에 대한 진료, 건강진단 및 만성퇴행성 질환 등의 질병관리에 관한 사항 ⑭ 보건에 관한 실험 또는 검사에 관한 사항 ⑮ 장애인의 재활사업 기타 보건복지부령이 정하는 사회복지사업 ⑯

▮그림 13-2 보건소 및 진료활동

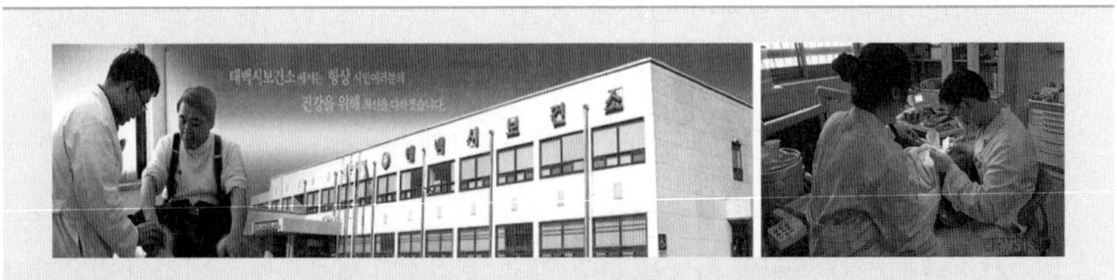

기타 지역주민의 보건의료 향상 · 증진 및 이를 위한 연구 등에 관한 사업 등이다.

3) 공중보건의사제도

공중보건의사제도는 농어촌 등 보건의료 취약지역의 주민에게 보건의료를 제공하기 위해 1978년 12월 「국민보건의료를 위한 특별조치법」의 제정으로 시행된 것으로, 공중보건 의사란 「병역법」에 따라 공중보건의사로 편입된 의사, 치과의사, 한의사로서 보건복지부 장관의 공중보건업무 종사명령을 받은 경우 임기제공무원으로 채용된 것으로 간주되며, 3년간 의무복무기간을 마칠 경우 사회복무요원으로 복무한 것으로 본다.

4) 보건의료분야 정보화

보건복지부는 대국민의 보건의료서비스 및 보건의료분야 산업육성을 위한 국가보건의료정보화(e-health) 선도사업으로 보건기관정보화사업과 공공의료정보화사업 및 U-Health 서비스산업 활성화를 꾀하는 등 각 영역별로 사업을 추진하고 있다.

5. 국제보건 관련기구

1) 세계보건기구(World health organization : WHO)

(1) 기구와 지역사무소

1946년 San Francisco회의에서 국제보건기구의 필요성이 인정되어 그 해 New York에서 61개국 대표가 참석하여 국제보건회의 의결에 의하여 WHO헌장이 제정되었다. 그리고 1948년 4월 7일 국제연합의 경제사회이사회 전문기관의 하나로 세계보건기구(WHO)가 정식으로 발족되었다. 우리나라는 1949년 8월 17일에 65번째 회원국으로 정식 가입하였으며, 북한은 1973년 138번째 가입국이 되었다. WHO가입은 UN에 가입여부에 관계없이 가입할 수 있으며 2018년 현재 가입국수는 188개 회원국이 가입되어 있다.

세계보건기구의 본부는 스위스의 제네바에 두고, 세계를 6개 지역으로 나누어 지역사무소를 두어 운영하고 있다. 6개 지역사무소는 다음과 같으며, 우리나라는 서태평양 지역에, 북한은 동남아시아지역에 소속되어 있다.

① 동지중해지역(East Mediterranean) : 본부는 이집트의 알렉산드리아
② 동남아시아지역(South-East Asia) : 본부는 인도의 뉴델리
③ 서태평양지역(Westrn Pacific) : 본부는 필리핀의 마닐라
④ 범미주지역(남북아메리카 지역 : PAHO) : 본부는 미국의 워싱톤 D.C
⑤ 유럽지역(Europe) : 본부는 덴마크의 코펜하겐
⑥ 아프리카지역(Africa) : 본부는 콩고의 브라자빌(Brazaville)

(2) 세계보건기구의 주요 기능

㉠ 국제간의 감염병 검역대책 ㉡ 각종 보건문제에 대한 협의, 규제 및 권고안 제정 ㉢ 식품, 약물 및 생물학적 제제에 대한 국제적 표준화 ㉣ 과학자 및 전문가들의 협력에 의한 보건의료학의 발전사업 ㉤ 보건통계 자료 수집 및 의학적 조사 연구사업 ㉥ 공중보건과 의료 및 사회보장 향상 사업 ㉦ 의료봉사(회원국 요청에 따라) ㉧ 모자보건의 향상 ㉨ 감염병 관리 ㉩ 진단검사 기준의 확립 ㉪ 환경위생, 산업보건개선사업 ㉫ 재해예방 ㉬ 정신보건 향상 ㉭ 보건요원의 훈련 및 기술협력사업이 있다. 또한 주요기능 중 ㉠ 국제적인 보건사업의 지휘 및 조정 ㉡ 회원국에 대한 기술지원 및 자료공급 ㉢ 전문가 파견에 의한 기술 자문 활동 등이 있으며, 각국마다 자기 스스로 보건적 문제를 해결할 수 있는 능력을 갖도록 지원하는 노력도 하고 있다.

▮그림 13-3 세계보건기구 및 국제보건 진료활동

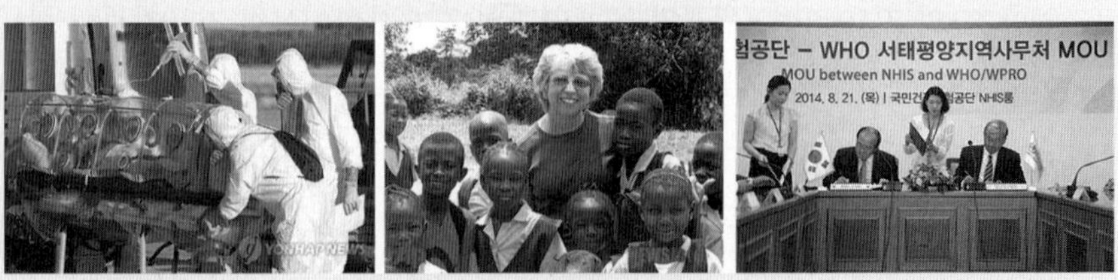

2) 유엔 환경계획 (United Nations Environmental Program)

1972년 6월 5일 스웨덴의 스톡홀름에서 세계 최초로 개최된 유엔 인간환경회의의 권고에 따라 같은 해 유엔 총회를 거쳐 1973년 2월 1일 케냐에서 유엔 환경계획(UNEP)이 출범하게 되었다. 따라서 6월 5일을 "세계 환경의 날"로 정하고 있다. 1982년에는 "세계자연헌장"을 제정 "환경적으로 건전하고, 지속 가능한 개발(ESSD)의 필요성"에 대한 공감대를 확산 발전시키게 되었고, 1992년에는 브라질의 리우에서 지구환경 정상회담으로 불려오는 UN 환경개발회의 (UNCED)를 개최하여 "리우선언 및 그 행동강령"을 채택함으로써 국제환경질서의 기틀을 마련하였다. UNEP은 국제 환경 분야에서 ① 유엔의 환경관련 정책 수립 ② 지구환경의 감시 ③ 환경관련 국제 협력 및 조정 ④ 환경관련 지식 발전 등을 목적으로 하는 활동 등의 역할을 담당하고 있다. 이러한 역할을 수행하기 위하여 UNEP은 지구환경 모니터링 시스템 및 국제 유해화학물질 등록제도 등을 운영하고 있다.

3) 보건의료 및 사회보장 관련 국제기구

(1) 국제공중보건사무국(International Office of Public Health)

전염병 예방을 위하여 1851년 파리에서 지중해 연안 12개 국가가 모여 국제적인 협력의 필요성을 논의한 후 1907년 로마에서 40개 국가가 모여 국제공중보건사무국을 설치하기로 함에 따라 1909년 파리에 설치하였으나, 1950년 WHO에 흡수되었다.

(2) 범미보건기구(Pan-American Health Organization)

1889년 미주 국제회의가 Washington에서 개최되었고, 1902년 Mexico의 제2차 회의에서 범미위생국을 창설했으나, 1924년 국제연합 보건부의 지역사무처로 되었다가 1948년에 WHO 발족의 기초가 되었다.

(3) 국제연합 구호부흥행정처(UNRRA)

제2차 세계대전 이후 경제는 물론 보건상의 문제가 심각해짐에 따라 1943년 미국을 비롯하여 44개 국가가 모여 국제연합 구호부흥행정처(U.N Relief and Rehabilitation

Admi nistration)를 설립하였으며, 질병전파의 예방을 주로 한 국제간의 협력이 이룩되어 오다가 1946년에 WHO 발족의 기초가 되었다.

4) 기타 보건관련기구

유엔국제연합아동기금기구(UNICEF : United Nations International Children's Emergency Fund)는 1946년 UN 총회 직속기구로 설립되었으며, WHO와 긴밀한 관계를 유지하면서, 주로 아동의 보건 및 복지향상을 위한 원조사업, 아동의 권리 보호와 개발도상국에 대한 보건사업 지원 등에 기여해 오고 있다. 그 밖에 식량 및 농업기구(FAO), 국제노동기구(ILO), 국제연합 교육과학문화기구(UNESCO), 유엔개발계획(UNDP), 유엔인구활동기금(UNFPA), 유엔 마약류 통제본부(UNDCP), 유엔에이즈기구(UNAIDS), 아시아 태평양 경제사회이사회(ESCAP) 및 유엔환경계획(UNEP) 글로벌 펀드(Global Fund), 국제의약품구매기금(UNITAID) 등이 보건관련 유관기관으로서 인류의 건강, 복지 등 보건에 관한 일부 기능을 하고 있다고 볼 수 있다.

5) 주요 국제기구와의 협력사업 현황

이들 국제기구와의 협력은 장관회의, 실무자 · 전문가 회의 등 각급 회의에 참가하여 주요 문제를 토의하고, 결의 · 협약 · 공동선언문 등을 통해 국제사회의 공통 규범과 질서를 수립하며, 회원국과 우리나라가 이를 이행토록 강제 · 권고 · 지원 및 후속조치를 수립하는 방식으로 이루어지고 있다. 이러한 협력을 통해 회원국 간 교류를 활성화하고 공통의 정책개발을 추진하며, 공동연구수행을 통한 연구 결과와 다양한 인적 · 물적자원을 공유할 수 있게 된다. 아울러, 축적된 노하우는 개발도상국에 전수되어 인류의 삶의 질을 높이는 데 기여하고 있다.

제14장

보건의료 및 의료보장제도

[학습목표]

1/ 보건의료의 개념과 보건의료관련법의 기본내용을 알 수 있다.
2/ 의료보장제도의 유형과 특징에 대하여 알 수 있다.
3/ 우리나라의 사회보장제도에 대하여 설명할 수 있다.
4/ 국민건강보험 및 의료급여제도에 대하여 설명할 수 있다.

1. 보건의료

1) 보건의료와 사회경제적 특성

(1) 보건의료의 개념

보건의료에 대한 협의의 의미는 의료(medical care)라 하여 인간의 질병진단과 치료를 다루는 과학과 기술뿐만 아니라 질병치료의 실천과 그 체계를 말하지만, 광의의 의미로 포괄적 보건의료(Comprehensive health care)라 하여 인간의 건강을 유지하고 증진하기 위한 제반활동으로서 의학적 지식만이 아니라 사회조직과 구성원의 행태에 관한 지식 및 방법론이 함께 고려된 인간의 생활을 대상으로 하는 건강관리의 개념으로 생활개념이 포함된다. 또한 포괄적 보건의료는 지역사회 인구집단을 대상으로 하는 전인적 건강관리이며 현재 의료개념의 전인적 모형(holistic model)으로서 건강증진 · 예방 · 치료 · 재활의 개념과 인간의 출생 시부터 사망할 때까지의 생의 개념이 포함된다. 즉 신체적 · 정신적 · 사회적 · 영적 안녕을 회복, 유지 및 증진할 목적으로 하는 개인 또는 대중의 건강 활동을 말하며, 건강보호와 증진을 일차적 과제로 삼고 질병에 대처하여 직접 사람에게 행하여지는 모든 조치를 보건의료서비스라 한다. 따라서 보건의료서비스는 개인뿐만 아니라 집단이 대상이 될 수 있으며, 환자의 진료만이 아니라 보건의료부문의 많은 자원이 투입된다. 또한 국민보건의료의 목표는 국민 누구나 필요할 때 국가 또는 사회로부터 양질의 총체적이고 포괄적인 의료를 균등하게 제공받을 수 있도록 하는 것이다.

(2) 보건의료의 종류

보건의료를 분류하는 기준은 첫째, 질병의 자연사를 고려한 분류로 1차예방(건강증진과 질병예방), 2차예방(진단 및 치료), 3차예방(재활 및 사회복귀)으로 구분하거나 둘째, 대상자의 건강문제의 종류에 따라 1차 보건의료(primary care), 2차 보건의료(secondary care), 3차 보건의료(tertiary care)로 구분한다. 보건의료는 그 개념과 내용이 복합적 상호작용에 의해 상호조화를 이루어야할 필요가 있다. 따라서 적정한 보건의료서비스를 위해서는 접근용이성(Accessibility), 질적 적정성(quality), 지속성(continuity), 효율성(efficiency)의 요건을 갖추어야 한다(Myers, 1969).

① 접근용이성(Accessibility)이란 보건의료서비스가 필요할 때 언제 어디서라도 받을 수 있도록 재정적, 지리적, 사회, 문화적인 측면에서 주민이 필요한 보건의료서비스를 쉽게 이용할 수 있어야 함을 의미한다.

② 질적 적절성(quality) 또는 의료의 질은 보건의료의 적정성과 사회적 적정성을 동시에 달성할 수 있어야 한다는 것을 의미한다.

③ 지속성(Continuity)은 개인에게 제공되는 보건의료는 시간적, 지리적으로 상관성을 갖고 적절히 연결되어야 하며, 지역사회 수준에서 제공되는 보건의료는 보건의료 기관들 간에 유기적인 관계를 맺고 협동적으로 보건의료서비스를 수행해야 하며 이는 평생 또는 오랫동안 지속되어야 한다.

④ 효율성(efficiency)은 보건의료의 목적을 달성하는데 투입되는 자원의 양을 최소화되거나 일정한 자원의 투입으로 최대의 목적을 달성할 수 있어야 한다.

(3) 보건의료관련법

국민보건향상과 실현을 위해서는 보건의료관련법령의 제정목적에 부응하도록 법적 적용활동을 수행하는 일이 중요하기 때문에 여러 보건관련법 중 기본법을 비롯한 중요 보건관련법의 제정목적은 아래와 같다.

가) 보건의료기본법

보건의료에 관한 국민의 권리와 의무, 국가 및 지방자치단체의 책임, 보건의료의 수요와 공급에 관한 기본사항을 규정함으로써 보건의료의 발전과 국민보건 및 복지증진에 이바지함을 목적으로 하고 있다.

나) 사회보장기본법

사회보장에 관한 국민의 권리와 의무, 국가 및 지방자치단체의 책임, 사회보장제도에 관한 기본사항을 규정함으로써 보건의료의 발전과 국민보건 및 복지증진에 이바지함을 목적으로 하고 있다.

다) 국민건강증진법

건강에 관한 올바른 지식을 보급하고, 스스로 건강생활을 실천할 수 있는 여건을 조성함으로써 국민건강의 증진에 이바지함을 목적으로 하고 있다.

라) 국민건강보험법

국민의 질병, 부상에 대한 진단, 치료, 재활, 출산, 사망 및 건강증진에 대하여 보험급여를 실시함으로써 국민보건 향상과 사회보장 증진에 이바지함을 목적으로 하고 있다.

마) 국민연금법

국민의 노령, 장애, 사망에 대하여 연금급여를 실시함으로써 국민의 생활 안정과 복지증진에 이바지하는 데 목적을 두고 있다.

바) 식품안전기본법

식품의 안전에 관한 권리와 의무, 국가 및 지방자치단체의 책임, 식품안전에 관한 기본사항을 규정함으로써 국민건강과 안전한 식생활을 영위하도록 하는데 목적을 두고 있다.

사) 환경정책기본법

환경보전에 관한 국민의 권리와 의무를 명확하게 하고 환경오염과 훼손을 방지하고 환경을 지속가능하게 관리, 보전하여 국민이 건강하고 쾌적한 삶을 누릴 수 있도록 하는데 목적을 두고 있다.

아) 감염병 예방 및 관리에 관한 법률

국민건강에 위해가 되는 감염병의 발생과 유행을 방지하고, 예방 및 관리에 필요한 사항을 규정함으로써 국민건강을 증진 및 유지에 이바지함을 목적으로 하고 있다.

자) 식품위생법

식품에 의한 위해방지, 식품영양의 질적 향상, 식품에 관한 올바른 정보제공으로 국민보건의 증진에 이바지하는데 목적을 두고 있다.

차) 저출산 고령화사회기본법

저출산과 인구고령화 시대에 대응하여 국가경쟁력을 높이고, 국민의 삶의 질을 향상시키며, 국가의 지속적인 발전에 이바지하는 데 목적을 두고 있다.

(4) 보건의료의 사회경제적 특성

질병이 발생하는 것은 개인적으로는 모두가 경험하는 것이 아니므로 불균등하다고 할 수 있고, 언제 발생할지 모르기 때문에 예측이 불가능하고 긴급을 요하는 상황이므로 다른 무엇으로 대체가 불가능하지만 집단적으로는 축적된 질병경험에 의하여 다각적 확률로서 추정이 가능하다. 또한 경제적으로 보면 가득능력(加得能力)을 감소 또는 상실하게 될 위험이 동반되므로 질병이란 사고에 대비하여 일정금액을 축적하려는 방법이 생기게 된다.

질병치료는 시기를 놓치면 동일한 서비스를 받아도 동일한 효력을 발휘하기 힘들기 때문이다. 또한 질병에는 외부효과가 있다. 각 개인의 자의적 행동이 타인에게 파급되는 좋은 혹은 나쁜 효과로서의 결과를 뜻한다. 질병은 본인 외에도 타인에게 영향을 파급시키게 된다. 즉 특정 질병에 대해 상당수 비율의 인구가 예방접종을 통해 면역수준이 높아지게 되면 기타의 다른 사람들도 감염위험률이 상대적으로 낮아지게 된다. 따라서 예방 및 건강증진을 중심으로 하는 지역사회보건사업은 외부효과가 크다고 할 수 있다.

2. 의료보장제도

1) 의료보장의 유형

OECD는 의료보장의 유형을 세가지로 분류하는데 국민보건서비스방식, 국민건강보험방식과 민간보험으로 구분하고 있다.

(1) 국가보건서비스형(National health service : NHS)

1948년 영국에서 시작되었으며 국민의 의료문제는 국가가 책임져야 한다는 관점에서 정부의 일반조세로 재원을 마련하여 모든 국민에게 필요한 보건의료서비스를 국가가 무료로 제공하는 제도이다.일명 비버리지방식이라고 하며 대표적인 국가는 영국을 비롯하여 스웨덴, 이탈리아 등에서 채택하고 있다.

(2) 국민건강보험형(National health insurance : NHI)

의료문제는 국민의 자기책임의식을 견지해야 한다는 관점에서 재원을 피보험자가 낸 보험료 및 일부 정부의 지원으로 마련한다. 이는 사회보험으로서의 특성을 가지며 정부는 지원 및 감독의 기능을 한다. 독일의 비스마르크가 제안하였으며 비스마르크방식이라고도 한다. 대표적인 국가는 우리나라를 비롯하여 일본, 프랑스 등이 같은 방식을 취하고 있다.

표 14-1 NHS와 NHI의 특징 비교

구분	NHS(국민보건서비스 방식)	NHI(국민건강보험방식)
적용 대상	예방 및 치료	치료 중심
재원	조세	보험료 및 일부 정부 지원
의료기관	국유화 및 일부 사유화	사유화
급여 내용	예방 및 치료	치료 중심
의료보수	1차 : 인두제, 2·3차 : 봉급제	행위별수가제 및 DRG 지불제도

관리기구	국가	보험자
적용국가	영국, 스웨덴, 이탈리아	독일, 한국, 프랑스, 일본

(3) 민간의료보험제도(사보험)

공공의료보장이 제공되지 않거나 사회보험의 취약한 부분을 충족하기 위하여 민간의료보험, 즉 사보험도 중요한 역할을 차지하고 있다. 미국의 경우는 공공의료보장의 대상이 노령자(Medicare) 및 일부 저소득층(Medicaid)에 국한되어 사회보험이 적용되고 나머지 국민들은 사회보험의 적용대상이 아니기 때문에 영리단체 혹은 Blue Cross/Blue Shield 및 HMO(Health maintenance organization)로 대변되는 비영리단체의 의료보험 즉, 사보험에 가입되어 있다. 그러나 일부 국민은 비용문제 등으로 사보험에 가입하지 못하고 있다.

2) 외국의 의료보장제도

(1) 미국

미국의 건강보험제도는 우리나라와 같이 전 국민이 의무적으로 가입하여 능력에 따라 보험료를 부담하고 보편적으로 의료보장을 받은 것이 아니라 연방정부에서 시행하고 있는 Medicare와 주정부에서 시행하고 있는 Medicaid라는 공적부조를 제외하고는 국가 건강보험제도가 없으며, 민간보험회사(회사별)가 주관을 하고 있다.

① 메디케어(Medicare)란 미국 정부가 시행하고 있는 사회보장 제도이며, 이 제도는 65세 이상 혹은 소정의 자격 요건을 갖춘 사람에게 건강보험을 제공한다. 1965년 7월 30일 존슨 대통령 때 제정되었으며, 미국의 65세 이상 노인과 장애자를 대상으로 하는 공공 의료보험제도로서 연방정부가 재원을 조달한다.

② 메디케이드(Medicaid)는 미국의 국민 의료 보조 제도로써 65세 미만의 저소득층과 장애인을 대상으로 하고 있으며, 미국 연방정부와 주정부가 공동으로 재정을 보조하고 관리 운영은 주정부에서 하고 있다.

③ 민간의료보험제도

미국은 공적보험부문이 전 국민의 약 20~23%를 차지하고 있으며, 나머지 대부분의 국민들은 민간의료보험에 가입되어 있는데, 민간의료보험조직은 크게 Blue Cross와 Blue Shield, HMO, 일반보험회사 등으로 구분할 수 있다. 미국의 의료보험제도는 기본적으로 민간의료보험을 기본으로 하며, 현재 대표적인 민간의료보험으로 블루크로스나 불루쉴드 등이 있다.

건강유지기구(Health Maintenance Organization; HMO)

민간 의료보험제도인 HMO(Health Maintenance Organization), PPO (Preferred Provider Organization)는 의료관리 프로그램을 말한다. HMO는 민간의료보험으로 보건(건강)유지기구라 불리며 의사와 간호사, 관련 전문종사자들이 있으며, 대기업체와 계약을 맺어 그 업체의 직원들에게 할인된 진료를 제공하고, 개인병원이나 사립병원보다는 환자들의 부담이 적은 장점이 있다. HMO의 최대 특징은 보험자가 제3자 지불기구 없이 의료서비스 그 자체를 피보험자에게 급여로 제공하며, 보험자와 의료공급자가 통합된 보험료 선불방식의 회원제 의료공급제도이다.

(2) 일본

일본의 의료보험은 크게 건강보험(겐꼬호껜)과 국민건강보험(코끄민겐꼬호껜) 2가지로 구분하고 있다. ① 건강보험은 일반적으로 사회보험이라고 불리고 기업이나 관청에 근무하는 사람을 대상으로 하고 있으며, ② 국민건강보험은 일정 장소에 거주하여 납세 등의 의무를 지키고 있으면 누구라도 가입할 수 있고, 시, 구, 현 등의 건강보험과에 가입신청을 한다.

질병이나 부상으로 병원이나 진료소에서 치료를 받은 경우 치료비 본인부담은 가입자 본인이나 가족 모두 의료비 총액의 30%로 규정되어 있다. 자영업자나 유학생도 외국인 등록을 마치고 일정 기준을 충족시키면 국민건강보험에 가입할 수가 있다.

일본의 건강보험 가입비율은 건강보험이 약 66%(정부관장 건강보험 30%, 조합관장 건강보험 26%, 공제조합 10%), 국민건강보험이 약 34%를 차지하고 있다.

그리고 공공부조(public assistance)는 생활 유지 능력이 없거나 생활이 어려운 국민에게 국가 및 지방자치단체의 책임 하에 최저생활을 보장하고 자립을 지원하는 제도를 말한다. 일본의 공공부조제도인 생활보호제도는 스스로 최저생활을 유지할 수 없는 빈곤층에 대해 생활부조 외에 주택부조, 교육부조, 의료부조 등의 급여를 포괄적으로 지급하는 제도로서 우리나라와 의료급여와 같은 일체형의 형태를 말한다. 또한 개호보험(care insurance)은 사회보험 방식에 의한 장기요양 보장제도로 고령자와 가족의 부담 경감, 쉬운 서비스 이용으로 국민의 높은 평가를 받는 일본의 공적 개호보험제도이며 65세 이상 노인들을 대상으로 한 노인장기요양보험제도이다.

(3) 영국

영국은 출생에서 사망에 이르기까지 모든 국민의 최저생활을 국가가 완벽한 사회보장제도를 통하여 보장함으로써 국민생활의 불안을 해소하겠다는 뜻으로 1946년 NHS(National Health Service) 법안이 국회를 통과하여 1948년에 NHS체제가 출범하였다. NHS(National Health Service)란 영국의 국민건강서비스로서 '누구나 무료로 의료 필요에 근거하여 의료서비스를 받을 수 있다'는 원칙을 가지고 있다. 재원은 조세로 부담하며, 영국의 의료공급체계에서는 일차 진료를 담당하는 일반의(GP : General Practitioner)가 존재하여, 병원에서 전문의에게 의료급여를 받으려면 일반의의 의뢰가 필요한 것이 특징이며, 대부분의 병원은 국영으로 운영되고 있다.

3) 우리나라의 사회보장제도

사회보장(Social security) 이란 모든 국민에게 건강하고 문화적인 생활을 보장해주기 위해 질병예방과 치료, 생활이 불가능할 때의 생활유지 및 사회활동 복귀를 목적으로 하는 제도를 말한다. 1952년 국제노동기구(ILO) 회의에서 "사회보장이란 질병 · 실업 혹은 노령이나 사망으로 말미암아 일어나는 경제적 어려움으로부터 대중을 보호하고, 이들이 의료를 받도록 해주며, 어린이를 양육하는 가족을 보조해주기 위한 총괄적이고도 성공적인 방안에 의하여 성취되는 결과를 말한다." 최초의 사회보장의 실시는 독일의 Bismark가 근로자를 대상으로 질병보험을 실시하였고 이후 산업재해보상보험(1884), 연금보험(1889)을 실시하였다. 1935년 미국의 사회보장법(Social Security Act)과 1942년 영국의 비버리지 보고서(Beveridge Report)에서는 최저한도의 소득보장을 강조하였다.

우리나라는 사회보장을 사회보장기본법에서 "사회보장이란 질병, 장애, 노령, 실업, 사망 등의 사회적 위험으로부터 모든 국민을 보호하고 빈곤을 해소하며 국민 생활의 질을 향상 시키기 위하여 제공되는 사회보험, 공공부조, 사회복지서비스 및 관련복지제도를 말한다."라고 정의하고 있다.

▮ 그림 14-1 우리나라의 사회보장제도 유형

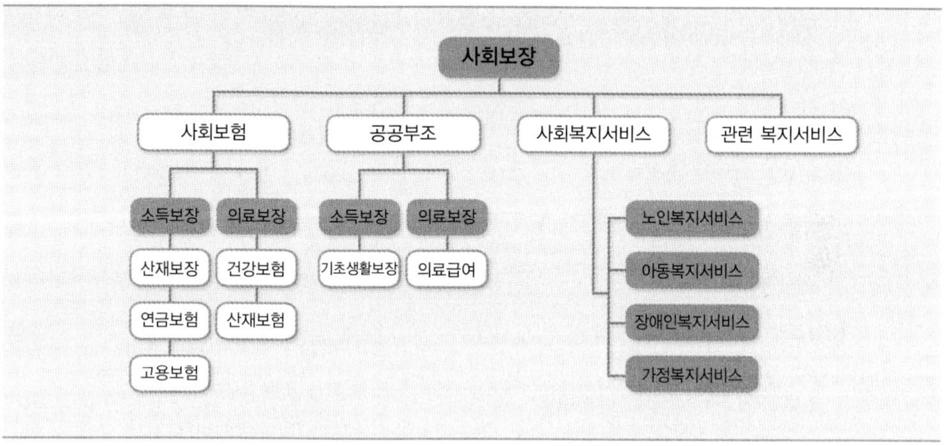

(1) 사회보험(Social insurance)

국가가 법으로 보험가입을 의무화하여 가입자들에게서 보험료를 각출하고 급여내용을 규정하여 사회정책을 실현하려는 일종의 경제제도이다.

보험이란 미래에 다가올지도 모르는 경제적 위험과 의료사고에 대한 불안으로부터 벗어나기 위하여 일시에 과중한 부담을 사전에 준비하는 것으로 상업보험과 틀린 점은 적용이 강제(당연)적용이고 본인의 부담과 국가나 공공단체 등의 보조금이 있어 본인이 지출하는 것 이상으로 서비스를 받을 수 있다. 즉 보험료를 정기적으로 납부함으로써 경제적 위험이나 의료사고 시에 일시에 과중한 부담을 경감시킬 수 있다.

보험은 사회보험과 사보험으로 구분하며 사회보험의 종류에는 건강보험, 연금보험, 산재보험, 고용보험 및 노인장기요양보험 등이 있다.

사보험은 보험관계자의 경제적 이익을 목적으로 한 영리적 보험으로서 생명보험, 화재보험, 교육보험, 암보험, 실손보험, 개인연금보험, 자동차보험 등이 이에 해당된다.

사보험은 자본주의 경제의 소신으로서 경제의 발전에 따라 성장하여 왔다. 즉 자본주의 발달에 따라 근로자들이 경제생활보장을 위하여 성립된 사회보험은 이들의 사회적인 사고위험이 증대됨에 따라서 그 범위를 확장하여 왔다. 따라서 사회보험과 사보험이 가장 큰 차이점은 사보험은 개인적 적합성을 사회보험은 사회적 공평성을 중요시한다는 점이다.

표 14-2 사회보험의 종류 및 운영

구분	건강보험	국민연금	노인장기보험	산재보험	고용보험
관장부처	보건복지부			고용노동부	
근거법령	국민건강보험법	국민연금법	노인장기요양보험법	산재보상보험법	고용보험법
시행일	1977.7	1988.1	2008.7	1964.7	1995.7
집행기구	국민건강보험공단	국민연금공단	국민건강보험공단	근로복지공단	고용노동부
기본성격	질병치료	소득보장	장기요양	산재보상	실업급여
내용	의료보장/건강증진	소득보장	장기요양	의료보장/소득보장	소득보장
대상	전 국민		65세 이상 또는 노인성질환자	상시1인 이상 근로자	

표 14-3 사회보험과 사보험의 차이점

구분	사회보험	사보험(민간보험)
목적	최저생계 또는 기본적 의료보장	개인적 필요에 따른 보장
보험가입	강제가입(집단보험)	임의가입(개별보험)
보험보호대상	사회적 사고에 국한	계약에 따름
부양성	국가 또는 사회 부양설	없음
수급권	법적 수급권	계약적 수급권
독점/경쟁	정부 및 공공기관 독점	자유경쟁
공동부담 여부	공동부담의 원칙	본인부담 위주
재원부담	능력비례 부담	능력무관(동액 부담)
보험료부담 방식	주로 정률제	주로 정액제
보험료수준	위험률 이하의 요율	위험률 비례요율(경험률)
급여수준	균등급여	차등급여(기여 비례 보상)
보험사고 대상	주로 대인보험	주로 대인 · 대물보험
성격	집단보험	개별보험

(2) 공공부조(Public Assistance)

공공부조(공적부조)는 자력으로 생계유지가 어려운 사람들의 생활을 그들이 자력으로 생활할 수 있을 때까지 국가가 납세자의 부담에 의한 재정자금으로 보호하여 주는 구빈제도이다. 공공부조제도로는 기초생활보장(생활보호)과 의료에 대한 보장을 하는 의료급여가 있으며, 이에 대한 적용대상자를 선정하기 위해 자산조사를 실시한다. 국민기초생활보장은 최저한의 수준에 그쳐야하며 이를 국가최저보장(national minimum)의 원칙이라 한다. 사회보험과 공공부조의 차이점은 다음과 같다.

▌표 14-4 사회보험과 공공부조의 차이점

구분	사회보험	공공(적)부조
목적	사고시 경제 및 의료보장	저소득층의 빈곤완화
자산조사	불필요	필요
지불능력	보험료지불능력 있는 국민	보험료 지불능력 없는 계층
재원	보험료	조세
대상	일정소득계층	저소득층
급여수준	가입자에게 급여지급	필요한 사람에게 지급
의미	사회보장의 핵심	사회보장의 보완(저소득층)

(3) 공공서비스

공공서비스의 목적은 국가가 특별히 정한 범주에 있는 모든 사람에게 소득이나 사회보험의 적용여부를 구분하지 않고 인간다운 생활을 보장해주기 위한 것이며, 특히 정상적인 일반생활의 수준에서 탈락된 상태에 처하였을 때 이를 회복, 보전하도록 도와주는 제도로서 정부가 현금이나 서비스를 제공하기 위한 프로그램을 말한다. 즉 소득의 많고 적음에 관계없이 대상자에 대하여 국가나 지방자치단체에서 직접서비스를 하는 것으로 사회복지서비스와 보건의료서비스로 나누어진다.

사회복지서비스는 노령연금, 장애자 연금 등 해당 대상자에게 모두 서비스되며, 보건의료서비스로는 환경위생사업, 위생적인 급수사업, 감염병 관리사업 등 불특정 다수인에 대하여 실시한다.

3. 국민건강보험

1) 건강보험의 개념

건강보험제도(health insurance)란 우연한 질병이나 부상으로 인하여 일시에 과중한 진료비 때문에 가계가 파탄되는 것을 방지하기 위하여 보험원리에 의거 국민들이 평소에 보험료를 내어 기금화하였다가 보험사고가 발생할 경우 보험급여를 해 줌으로써 국민상호간에 위험을 분담하고 의료서비스를 제공하는 사회보장제도이다. 따라서 건강보험의 필요성은 과중한 의료비 부담의 경감과 국민간 균등한 의료혜택, 국민의 건강권 실현 등 이다.

2) 건강보험의 특성

사회보험으로서 건강보험의 특성은 ① 법률에 의한 강제가입 ② 능력에 따른 보험료의 차등부과 ③ 보험급여의 균등한 혜택 ④ 보험료 납부의 의무성 ⑤ 보험료의 분담이다.

3) 우리나라의 국민건강보험의 역사

현대 복지국가에서는 소득보장과 함께 의료보장을 추구하고 있으며, 우리나라도 1963년 의료보험법이 제정 · 공포된 이래로 1989년에도 전 국민의료보험이 실시되었다. 우리나라 국민건강보험제도의 발전과정을 간략하게 살펴보면, 최초의 의료보험법은 1963년에 제정 · 공포되었으나 당시 우리나라 국민소득이 낮아 별 실효를 거두지 못하였다. 1977년 500인 이상의 사업장 근로자를 대상으로 사회보험성격의 직장의료보험이 시작되었고, 1979년 공무원 및 사립학교 교직원의료보험을 실시하였으며, 사업장 근로자의 적용대상도 300명에서 100명 등으로 점차 확대되었다. 의료보험의 실시가 비교적 생활이 안정된 봉급생활자를 대상으로 실시하게 됨에 따라 의료보장이 필요한 농어촌 주민이나 도시 자영자에 대한 형평성의 문제 등을 야기 시켰다. 따라서 정부에서는 지역의료보험 시범사업을 1981년 7월에 홍천, 옥구, 군위의 3개 군에서 실시를 필두로 1988년 1월부터는 농, 어촌지역에 의료보험을 확대 실시하였다. 한방 의료보험은 1985년 1월 청주와 청원지역에 시범적으로 실시하다가 1987년에 전국적으로 확대되었으며,

약국의료보험은 1989년 10월에 전국적으로 실시하였다. 1989년 7월 도시 자영자를 대상으로 도시지역의료보험을 실시함으로써 전 국민의료보험시대가 열리게 되었다. 또한, 2000년 7월 1일부터 국민건강보험법이 시행되었으며, 2003년 7월 1일부터는 직장, 지역, 가입자의 재정을 통합하여 운영하게 되었다. 그리고 2011년 1월부터는 4대사회보험료(건강보험, 산재보험, 고용보험, 국민연금보험) 징수가 통합되어 운영되고 있다.

▌표 14-5 건강보험의 연혁

년월	내용	비고
1963.12	의료보험법 제정(300인 이상 사업장 임의적용)	산재보험법제정
1977.07	500인 이상 사업장 근로자 의료보험실시	
1979.01	공무원 및 사립학교 교직원 의료보험실시	
1981.01	100인이상 사업장 의료보험확대	
1988.01	농어촌지역 의료보험 확대실시	
1988.07	5인 이상 사업장 의료보험적용확대	
1989.07	약국의료보험실시, 도시지역의료보험실시	전국민의료보험
1997.12	국민의료보험법제정	
1998.10	지역의료보험과 공 · 교의료보험통합	의료보험관리공단출범
1999.02	국민건강보험법 제정	
2000.07	의약분업실시 · 보험공단과 직장의료보험조합 통합	국민건강보험공단 출범
2001.07	5인 미만사업장 근로자 직장가입자 편입	
2003.07	직장의료보험재정과 지역의료보험재정통합	건강보험재정통합
2008.07	노인장기요양보험실시	
2011.01	사회보험보험료 징수통합(4대보험)	국민건강보험공단
2012.07	포괄수가제 병 · 의원급 의료기관 당연적용(7개 질병군 입원환자)	
2013.08	중증질환 재난적 의료비 지원사업 실시	
2014.04	건보공단, 담배회사 상대로 손해배상청구소송 제기	
2015.01	간호 · 간병통합서비스 보험급여 적용 – (2015.12 「의료법」 개정으로 기존 포괄간호서비스에서 간호 · 간병통합서비스로 명칭 변경)	
2019.07	외국인 지역가입자 당연적용 실시	

4) 건강보험의 적용체계 및 운영체계

건강보험의 적용체계와 운영체계는 그림14-2와 같다.

▮ 그림 14-2 국민건강보험의 적용체계

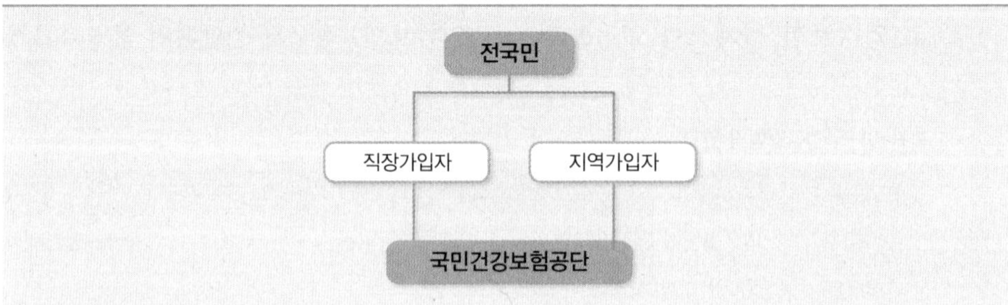

5) 국민건강보험의 목적

국민건강보험의 목적은 국민의 질병 · 부상에 대한 예방 · 진단 · 치료 · 재활과 출산 · 사망 및 건강증진에 대하여 보험급여를 실시함으로써 국민보건향상과 사회보장을 증진함을 목적으로 하고 있다. 요양급여는 가입자 및 피부양자의 질병 · 부상 · 출산 등에 대하여 ① 진찰 · 검사 ② 약재 · 치료재료의 지급 ③ 처치 · 수술 기타의 치료 ④ 예방 · 재활 ⑤ 입원 ⑥ 간호 ⑦ 이송을 실시한다.

▮ 그림 14-3 건강보험의 운영체계

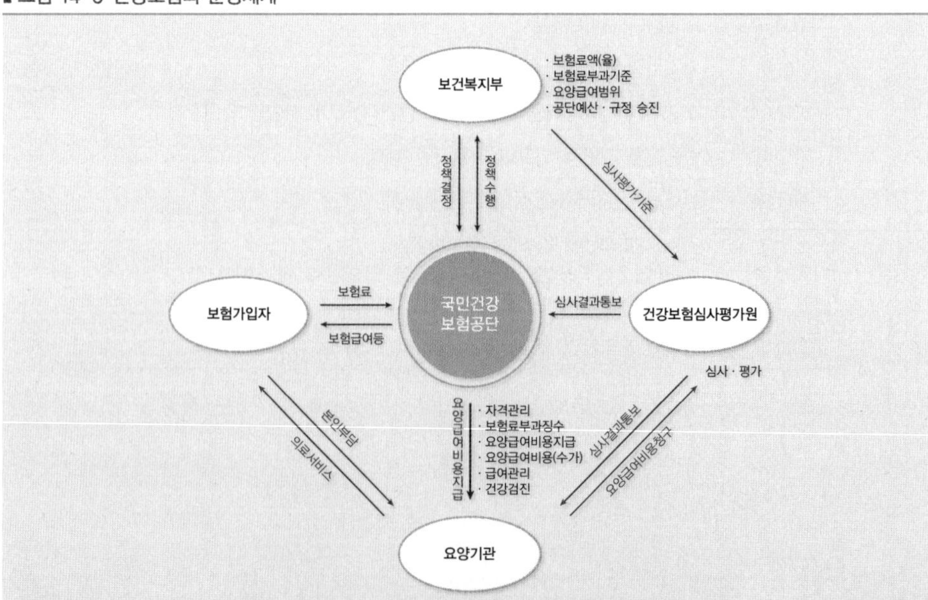

6) 보험급여의 종류

우리나라에서 현재 시행하고 있는 건강보험급여는 국민건강보험법에서 정하고 있는 법정급여와 대통령령에 의한 부가급여로 구분한다.

① 현물급여 : 요양급여, 분만급여, 건강진단(일반건강검진, 암검진, 생애전환기 건강진단, 영유아 건강검진), 예방접종

② 현금급여 : 요양비, 분만비, 본인부담보상금(본인부담상한제), 장제비

③ 법정급여 : 요양급여, 분만급여, 건강진단, 예방접종, 요양비, 분만비

④ 부가급여 : 장제비, 본인부담보상금(본인부담상한제)

표 14-6 보험급여의 종류

구분	급여종류	종별	지급대상
요양급여	법정급여	현물급여	가입자, 피부양자
건강검진	법정급여	현물급여	가입자, 피부양자
요양비	법정급여	현금급여	가입자, 피부양자
장애인보장구 급여비	법정급여	현금급여	등록된가입자, 피부양자
본인부담상한액	부가급여	현금급여	가입자, 피부양자
임신 · 출산진료비	부가급여	현물급여	가입자, 피부양자

7) 국민건강보험 요양급여절차

요양급여절차는 가입자 또는 피부양자는 1단계 요양급여를 받은 후 2단계 요양급여를 받도록 규정하고 있다. 1단계 요양급여는 국민건강보험법에 의하여 인정받은 상급종합병원(대학병원, 종합병원)을 제외한 요양기관에서 받는 요양급여를 말하며, 2단계 요양급여는 상급종합병원에서 받는 요양급여를 말한다. 이때 2차 요양급여를 받고자 하는 때에는 "요양급여의뢰서" 또는 "건강진단(검진)결과서"를 건강보험증과 함께 제출하여야 한다. 그러나 상급종합병원에서 1단계 요양급여를 받을 수 있는 경우는 다음과 같다.

① 응급환자의 경우

② 분만의 경우

③ 치과에서 요양급여를 받는 경우

④ 등록 장애인 또는 재활치료가 필요하다고 인정되는 자가 재활의학과에서 요양급여를 받는 경우
⑤ 가정의학과에서 요양급여를 받는 경우
⑥ 당해 요양기관에서 근무하는 가입자가 요양급여를 받는 경우
⑦ 혈우병 환자가 요양급여를 받는 경우

8) 의료전달체계

의료전달체계는 의료자원의 효율적 공급과 대형병원의 집중현상방지 및 의료기관간의 균형적 발전을 도모하기 위해 시행하고 있으며, 건강보험은 1단계 및 2단계진료체계로 의료급여는 1단계(1차), 2단계(2차), 3단계(3차)진료체계로 운영되고 있다.

9) 요양기관 종별 가산율

건강보험의 행위 및 상대가치점수 산정지침(분류된 분류항목에 대하여는 소정점수에 점수당 단가를 곱한 금액을 모두 합산한 금액)에 의한 요양기관 종별 가산율 적용은 요양기관의 종별에 따라 다음과 같이 비율을 가산하여 산정한다.

(1) 다음 각 항의 요양기관은 30%

① 상급종합병원으로 인정받은 종합병원
② 상급종합병원에 설치된 치과대학 부속 치과병원
③ 상급종합병원에 설치된 특수전문병원

(2) 다음 각 항의 요양기관은 25%

① 상급종합병원을 제외한 종합병원
② 상급종합병원에 설치된 경우를 제외한 치과대학 부속 치과병원
③ 허가병상수가 30병상 이상이고, 한방 6개과가 설치되어 있는 한의과대학부속 한방병원
④ 국립병원 한방진료부

(3) 다음 각 항의 요양기관은 20%

① 병원 ② 위 “1)-②” 또는 “2)-②”에 해당되지 아니하는 치과병원
③ 위 “2)~③”에 해당되지 아니하는 한방병원 ④ 요양병원

(4) 다음 각 항의 요양기관은 15%

① 의원 ② 치과의원 ③ 한의원 ④ 보건의료원

(5) 다음 각 항의 요양기관은 종별가산율을 적용하지 아니한다

① 약국 및 한국희귀의약품센터 ② 조산원, 보건소, 보건지소, 보건진료소
③ 의료법 제 35조에 의한 부속 의료기관

10) 건강보험급여의 형태

(1) 현금급여형(환불제 또는 상환제)

건강보험은 피보험자가 자유의사에 따라 의료기관을 이용하게 되고 진료비를 지불한 후 그 영수증을 보험자에게 제출하면, 약정한 비율의 보험급여액을 보험자로부터 상환받는 제도로서 피보험자와 보험자간의 쌍방계약관계로서 맺어지는 형태의 보험이다. 대표적인 나라는 프랑스이다.

(2) 제3자 지불형(직접서비스형)

피보험자가 평소에 보험료를 납부하고 필요시 요양기관에서 요양급여를 받는 방식이다. 이 형태는 보험자와 피보험자이외에 의료기관이 참여하는 제3자 지불방식을 취하게 된다. 즉, 수진자는 본인일부부담액만 진료기관에 납부하고 그 이외의 금액은 보험자가 부담하는 유형이다. 이 제도는 우리나라를 비롯하여 일본, 독일 등 사회보험 방식을 적용하는 나라에서 주로 사용한다.

▮그림 14-4 제3자 지불제형 건강보험

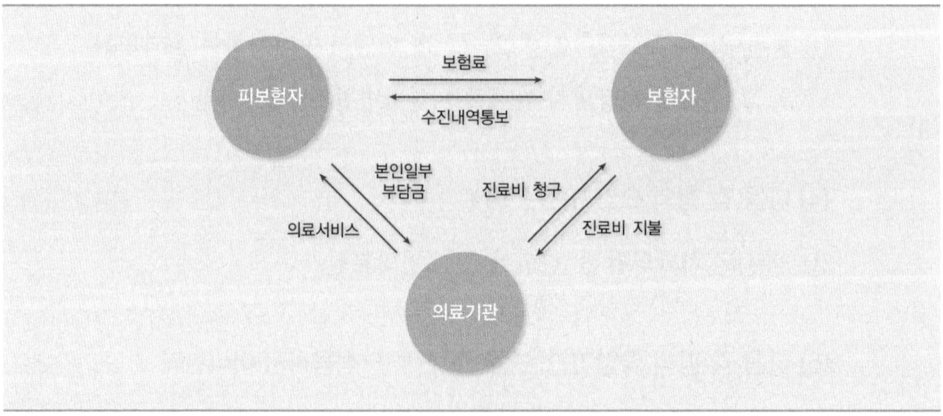

(3) 변이형(직접형)

보험자가 직접 의료기관을 소유하거나 계약하여 피보험자에게 포괄적인 의료서비스를 제공함으로써 의료비를 절감하고자 하는 유형으로 우리나라는 국민건강보험공단에서 운영하는 일산병원이 이 유형에 속한다.

11) 진료비지불제도

보건의료서비스에 대한 소비자 지불방법과 공급자에 대한 보상방법은 보건의료제도의 골격을 이루는 중요한 요소이다. 이는 각 나라마다 차이가 있는데, 행위별 수가제, 인두제, 봉급제, 포괄수가제, 총액계약제에 따라 공급량의 차이가 있다.

(1) 행위별 수가제(free-for-service : FFS)

의사의 진료행위마다 일정한 값을 정하여 진료비를 결정하는 지불방법으로써 치료의 종류와 기술의 난이도에 따라 의료비가 결정되는 형태이다. 의사는 제공된 서비스의 단위당 가격과 서비스의 양을 곱한 만큼 보상받는다.

장점으로는 제공하는 서비스의 종류와 양에 의해 진료비가 결정되므로 환자는 양질의 진료서비스를 제공 받을 수 있고, 의사와 환자와의 신뢰관계를 원만히 유지할 수 있다. 단점으로는 불필요한 검사, 처치 등의 과잉진료 우려와 의료비를 상승시킬 수 있으며, 진료비청구가 복잡하다.

(2) 인두제(capitation)

의료의 종류나 질에 관계없이 그 의사에게 등록된 환자 또는 사람수에 따라서 진료비가 지불되는 방법이다. 등록된 사람에게 사용되는 진료비용이 적을수록 의사의 순소득이 증가하므로 의사들은 진료비용을 절감하기 위한 노력을 경주하게 된다. 장점으로는 미리 사람당 일정액을 지불받으므로 가능한 적은 자원을 사용하여 치료하려고 하므로 자원의 낭비가 적으며, 예방에 주력하게 된다. 단점으로는 업무량에 비해 보수가 불공평할 경우가 생기며 고도의 전문의에게는 적용이 곤란하고 과잉 후송으로 인해 병원 대기시간이 늘어날 가능성이 커진다.

(3) 봉급제(salary)

제공된 서비스의 양이나 사람 수에 관계없이 일정기간에 따라 보상하는 방식이다. 장점은 의사들이 자기의 수입이 일정하므로 다른 일에는 신경을 쓰지 않고 진료에 전념할 수 있는 점이다. 단점으로는 진료의 형식화와 관료화가 우려되고, 생산성이 낮으며 의료인의 자율성이 저하 될 수 있다.

(4) 포괄수가제(Diagnosis Related Groups : DRG)

행위별 수가제는 진찰, 입원, 수술, 처치, 검사 등 진료 행위량에 따라 비용을 지불하는 방식으로 진료량이 증가할수록 의료기관의 수입이 증가하여 과잉진료의 유인이 내재되어 있다. 불필요한 진료행위 만큼 건강보험 재정 낭비가 발생할 수 있고 환자나 보호자의 부담이 증가할 우려가 있는 제도이다. 따라서 건강보험 제도의 재정 안정성과 건강보험 보장성 향상을 위해 지불제도 개편이 시급한 상황이었다. OECD 역시 2010년 한국경제보고서를 통하여 프랑스, 독일, 호주 등 대부분의 선진국에서 운영 중인 진단명기준 포괄수가제(Diagnosis Related Groups : DRG)를 입원분야에서 적용하도록 권고하였다. 보건의료미래위원회는 2011년 8월 포괄수가제의 단계적 확대를 포함하여 건강보험 지불제도 개편을 정부에 건의하였다. 이에 정부는 '포괄수가제 발전방안'을 건강보험정책심의 위원회에서 보고('12.2.)하여 심의 · 의결하고, 7개 질병군(수정체수술, 편도선수술, 항문수술, 탈장수술, 맹장수술, 자궁수술, 제왕절개수술) 입원환자에 대한 포괄수가제를 확대 추진하였다. 그간 요양기관에 대해 선택적으로 적용하던 것을

2012년 7월부터 병원과 의원에 대해 당연 적용 하였으며, 2013년 7월부터는 종합병원과 상급종합병원까지 확대되어 모든 의료기관이 시행하고 있다. 한편 보다 중증이고 복잡한 수술을 포함하는 전체 질병군으로 포괄수가제를 확대하기위하여 2009년 4월부터 국민건강보험공단 일산병원에 입원한 환자를 대상으로 신포괄수가 시범사업을 실시 이후, 2011년 7월부터는 지역거점 공공병원으로 시범사업을 확대실시하고 있다.

(5) 총액계약제(Collective payment based on negotiation/Global budget)

총액계약제는 행위별수가제의 단점인 의료비 지출증가를 조절하기 위해 시도된 제도로 국민에게 제공되는 의료서비스에 대한 연간 진료비를 추계하여 보험자측과 의사단체간에 총액으로 계약하여 진료비를 지급하는 방식이다. 장점으로는 총진료비의 억제가 가능하며, 과잉진료에 대한 자율적 억제가 가능하여 진료비 심사 · 조정과 관련된 공급자의 불만이 감소될 수 있다. 단점으로는 보험자 및 의사단체간 계약체결의 어려움은 항상 존재하고, 신기술 개발 및 도입, 의료의 질 향상이 저하 될 수 있다.

4. 의료급여

1) 의료급여의 개념

의료급여제도는 생활유지능력이 없거나 저소득국민의 의료문제를 국가가 보장하는 공공부조제도로써 건강보험과 함께 국민의료보장의 중요한 수단이 되는 사회보장제도이다. 이 제도를 통해 국가는 의료급여기금을 조성하여 생활유지능력이 없거나 생활이 어려운 국민들에게 발생하는 의료문제 즉, 개인의 질병, 부상, 출산 등에 대해 의료급여서비스를 제공하는 제도이다.

2) 목적

생활이 어려운 자에게 의료급여를 실시함으로써 국민보건의 향상과 사회복지의 증진에 이바지함을 목적으로 하고 있으며, 국민기초생활 보장법에서는 생활이 어려운 자에게 필요한 급여를 행하여 이들의 최저생활을 보장하고 자활(自活)을 조성하는 것을 목적으로 한다고 명시되어 있다.

3) 의료급여 수급권자의 유형

의료급여 수급권자 중 국민기초생활보장법에 의한 수급자는 1종 및 2종 수급권자로 구분하여 본인부담금에 차등을 두고 있다. 1종대상자는 국민기초생활보장법에 의한 수급권자 중 근로능력이 있는 수급권자에 해당하지 아니하는 자로서 18세 미만 또는 65세 이상인 자로서 생활이 어려운자, 이재민, 의사상자, 독립유공자, 중요무형문화재 보유자, 북한이탈주민 등이며, 2종 대상자는 국민기초생활보장법에 의한 수급권자 중 1종 수급권자에 해당하지 아니하는 자이다.

4) 의료급여사업의 운영체계

의료급여의 운영체계는 의료급여 사업기관인 보건복지부와 지방자치단체, 국민건강보험공단, 건강보험심사평가원으로 나누어진다.

5) 진료체계

의료급여 수급권자는 「의료급여법 시행규칙」 제3조의 규정에 따라, 제1차 의료급여기관 → 제2차 의료급여기관 → 제3차 의료급여기관에서 단계적으로 진료를 받을 수 있다. 제1차 의료급여기관은 「의료법」에 따라 시장 · 군수 · 구청장에게 개설 신고한 의료기관, 보건소 · 보건의료원 및 보건지소, 약국이 포함되며, 제2차 의료급여기관은 「의료법」에 따라 시 · 도지사가 개설 허가한 의료기관이다. 아울러, 제3차 의료급여기관은 제2차 의료급여기관 중에서 보건복지부장관이 지정하는 의료기관이다.

6) 의료급여 절차

의료자원의 효율적 활용과 대형병원으로의 환자 집중현상 방지, 의료급여 기금의 재정안정화를 기하기 위하여 1단계-2단계-3단계체계로 운영하고 있다. 따라서 의료급여 수급권자가 의료급여를 받고자 하는 경우에는 먼저 제1차 의료급여기관, 제2차 의료급여기관, 제3차 의료급여기관의 순서로 단계적으로 이용하여야 하며, 반드시 "의료급여 의뢰서"를 발급받아 단계별로 제출해야 한다. 의료급여의뢰서는 그 발행일로부터 7일이내(공휴일 제외)에 의료급여기관에 제출하여야 한다.

▮그림 14-5 의료급여기관 이용절차

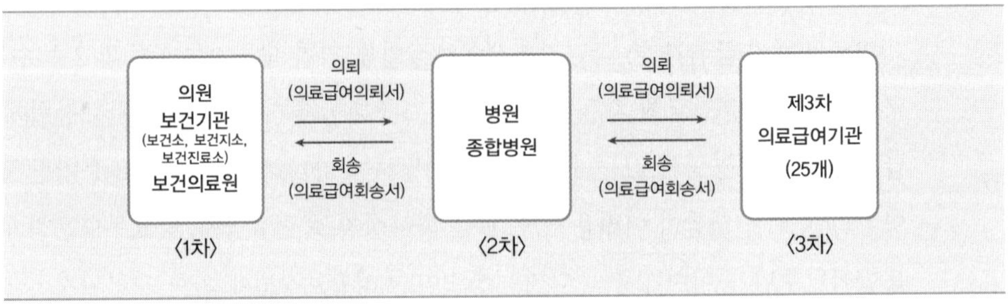

7) 의료급여기관 종별가산율

상대가치점수 제1편 제1부 행위 급여 일반원칙에 의하여 적용되는 의료급여기관 종별에 따른 가산비율은 다음 각 호와 같이 적용한다. 다만, 조산원, 보건소, 보건지소, 보건진료소, 약국 및 정신건강의학과 정액진료비, 혈액투석 정액수가를 산정하는 경우에는 종별가산율을 적용하지 아니한다.

① 의료급여법 제9조제2항제3호에 따른 다음 각목에 해당되는 의료급여기관은 22%
  가. 제3차 의료급여기관으로 지정된 종합병원
  나. 제3차 의료급여기관으로 지정된 종합병원과 동일 구내에 설치되어 있는 치과대학부속치과병원

② 제1호에 해당되지 아니하는 종합병원, 치과대학부속치과병원, 허가병상수가 30병상 이상으로 한방 6개과가 설치되어 있는 한의과대학부속 한방병원 및 국립병원 한방진료부는 18%

③ 제1호 또는 제2호에 해당되지 아니하는 병원, 치과병원, 한방병원 또는 요양병원은 15%

④ 의원, 치과의원, 한의원, 보건의료원은 11%

8) 의료급여의 내용

의료급여의 내용은 수급권자의 질병 · 부상 · 출산에 대한 ① 진찰 · 검사 ② 약제 · 치료재료의 지급 ③ 처치 · 수술과 그 밖의 치료 ④ 예방 · 재활 ⑤ 입원 ⑥ 간호 ⑦ 이송과 그 밖의 의료목적의 달성을 위한 조치에 해당한다.

의료급여 진료체계는 3단계로 구분되어 있으며, 단계별로 의료이용을 하도록 되어 있다. 제1차 의료급여기관은 ① 의료법에 따라 시장 · 군수 · 구청장에게 개설 · 신고한 의료기관(의원 · 치과의원 · 한의원 · 조산원) ② 보건소 · 보건의료원 · 보건지소 ③ 보건진료소 ④ 약국을 말하고, 제2차 의료급여기관은 의료법에 따라 시 · 도지사가 개설 · 허가한 의료기관(병원 · 치과병원 · 한방병원 · 요양병원 · 종합병원)을 말하고, 제3차 의료급여기관은 제2차 의료급여기관 중에 보건복지부장관이 지정하는 의료기관을 말한다. 1차 의료급여기관은 외래를 원칙으로 하고 2차 및 3차 의료급여기관은 입원을 원칙으로 하고 있다. 진료비 부담은 1종 수급권자와 2종 수급권자에 따라 차등을 두고 있다.

5. 노인장기요양보험 및 국민연금·고용보험

1) 노인장기요양보험

고령이나 노인성질병 등으로 인하여 혼자서 일상생활을 수행하기 어려운 노인에게 신체활동 또는 가사지원 등의 장기요양급여를 제공하여 노후의 건강증진 및 생활안정에 기여하기위해 2008년 7월 1일부터 시행되었다. 노인장기요양보험의 대상자는 65세 이상 노인 및 65세 미만으로 노인성 질병을 가진자이며, 장기요양급여의 종류에는 ① 재가급여(방문요양, 방문간호, 방문목욕, 주 · 야간보호, 단기보호, 기타재가급여)와 ② 시설급여 ③ 특별현금급여가 있다. 국민건강보험은 주로 질병의 진단 및 치료에 대한 급여를 실시하지만, 노인장기요양보험은 치매, 중풍의 노화 및 노인성질환 등으로 인하여 혼자 힘으로 일상생활을 영위하기 어려운 대상자에게 요양시설이나 재가 · 장기요양기관을 통해 신체활동 또는 가사지원 등의 서비스를 제공한다.

2) 국민연금제도

연금제도는 경제능력이 줄어들거나 없어지는 시기를 대비해 소득을 보장하기 위한 국민연금(직장, 지역)군인연금, 공무원연금, 사립학교교직원연금 등이 있다. 우리나라 연금법은 국민의 노령, 폐질 또는 사망에 대하여 연금급여를 실시함으로써 국민의 생활안정과 복지증진에 기여함을 목적으로 제정된 법률이다.

3) 고용보험제도

고용보험제도는 직업안전망 구축을 위한 제도로서 우리나라 고용보험법은 실업의 예방, 고용촉진, 근로자의 직업능력개발, 국가의 직업지도 및 직업소개 기능 강화, 실업근로자의 급여실시 등을 목적으로 하는 법률이다. 또한 이 법은 근로자를 고용하는 모든 사업에 적용하며, 보험가입자는 사업주와 근로자가 당연히 가입자가 되는 것으로 규정하고 있다.

6. 산재보험제도

1) 산재보험

산업재해보험제도는 근로자가 업무상의 재해로 부상, 질병, 신체장애 또는 사망한 경우에 그 피재근로자 또는 유족을 보호하기 위하여 마련된 국가가 책임지는 강제보험제도이다. 산재보험급여의 종류에는 ① 요양급여 ② 휴업급여 ③ 장애급여 ④ 상병보상급여 ⑤ 간병급여 ⑥ 유족급여 ⑦ 장의비 ⑧ 직업재활급여 등이 있다.

2) 목적

재해 근로자에게는 신속하고 공정한 보상을 시행함으로써 근로자 및 가족의 생활 안정을 도모하고, 재해가 일어난 사업장의 사업주가 피재 근로자의 치료와 보상을 위해 일시에 과중하게 부담해야 하는 비용을 보험 기능을 통하여 분산시켜 기업을 안정적으로 운영할 수 있게 하며, 국가적으로는 건전한 노동력을 확보하고 보전하는 동시에, 기업도 보호함으로써 국가의 경제발전과 국민복지를 향상시킬 수 있는 기반을 갖추고자 하는 데 있다.

3) 운영체계

운영체계는 산재보험사업을 관장하는 관리 주체인 고용노동부장관과 산업재해보상보험업무와 고용보험 업무를 실제로 담당하는 일선 집행기관인 근로복지공단 및 고용센터 산재보험법 및 고용보험법에 규정하고 있는 보험료납부 등 제반의무를 이행하는 보험가입자, 그리고 보험급여를 받을 권리가 있는 수급권자의 관계로 기본구조를 형성하고 있다.

4) 산업재해보상보험의 특징

① 고용주 보험

보험사업에 소요되는 재원인 보험료는 원칙적으로 사업주가 전액부담하며 보험계약 관계에서 노동자가 아니라 사업주가 보험가입자이다.

② 주된 적용대상이 임금노동자

특히 산재위험이 높은 생산직 근로자, 자영업자는 제외된다.

③ 가입자와 수혜자의 불일치

수혜자(노동자)와 보험료 납부자(고용주)가 다르다.

④ 수지상등(收支相等)의 원칙

철저히 민간보험의 기본원칙인 수지상 등의 원칙을 준수한다.

⑤ 보험료가 위험발생률, 즉 산재발생률에 비례한다.

⑥ 자진신고 및 자진납부의 원칙

산재보험 가입대상 사업주는 보험가입에 필요한 제반 절차를 자발적으로 이행하고 보험료도 스스로 납부하는 것을 원칙으로 한다.

⑦ 사업장 중심 관리

사업장 근로자를 개별로 관리하지 않고 보험에 가입한 사업장을 대상으로 보험료의 산정과 자격관리를 집행한다.

⑧ 무과실 책임주의

민사배상의 과실책임주의와는 달리 업무상으로 인해 발생한 모든 재해에 대하여 사용자의 고의나 과실 유무와 상관없이 사용자의 무과실 책임을 인정하기 때문에 사용자와 근로자의 과실상계를 하지 않고 보상한다.

⑨ 정률(定率)보상 방식

산재보험급여는 재해발생에 따른 손해전체를 보상하는 것이 아니라 피재 근로자의 연령, 직종, 근무기간 등과 같은 제반 조건보다는 피재근로자의 평균임금을 기초로 법령에서 정하는 기준에 따라 보상한다.

⑩ 강제사회보험

국가가 사업주의 손해배상책임을 담보한다.

⑪ 신속 · 공정 · 확실성 보장을 위한 독립된 심사기구

재해보상과 관련되는 이의신청을 신속히 하기 위하여 특별히 제정된 심사 및 재심사 청구제도에 의한 심사전치(前置)주의를 채택한다.

5) 업무상재해의 구체적 인정기준

근로자가 다음 각 호의 어느 하나에 해당하는 사유로 부상 · 질병 또는 장해가 발생하거나 사망하면 업무상의 재해로 본다. 다만, 업무와 재해 사이에 상당인과관계(相當因果關係)가 없는 경우에는 그러하지 아니하다.

① 업무상 사고

가. 근로자가 근로계약에 따른 업무나 그에 따르는 행위를 하던 중 발생한 사고
나. 사업주가 제공한 시설물 등을 이용하던 중 그 시설물 등의 결함이나 관리소홀로 발생한 사고
다. 사업주가 제공한 교통수단이나 그에 준하는 교통수단을 이용하는 등 사업주의 지배 · 관리하에서 출퇴근 중 발생한 사고
라. 사업주가 주관하거나 사업주의 지시에 따라 참여한 행사나 행사준비 중에 발생한 사고
마. 휴게시간 중 사업주의 지배 · 관리 하에 있다고 볼 수 있는 행위로 발생한 사고
바. 그 밖에 업무와 관련하여 발생한 사고

② 업무상 질병

가. 업무수행 과정에서 물리적 인자(因子), 화학물질, 분진, 병원체, 신체에 부담을

주는 업무 등 근로자의 건강에 장해를 일으킬 수 있는 요인을 취급하거나 그에 노출되어 발생한 질병

나. 업무상 부상이 원인이 되어 발생한 질병

다. 그 밖에 업무와 관련하여 발생한 질병

근로자의 고의 · 자해행위나 범죄행위 또는 그것이 원인이 되어 발생한 부상 · 질병장해 또는 사망은 업무상의 재해로 보지 아니한다. 다만, 그 부상 · 질병 · 장해 또는 사망이 정상적인 인식능력 등이 뚜렷하게 저하된 상태에서 한 행위로 발생한 경우로서 대통령령으로 정하는 사유가 있으면 업무상의 재해로 본다.

5) 요양기관 종별 가산율

건강보험의 행위 및 상대가치점수 산정지침(분류된 분류항목에 대하여는 소정점수에 점수당 단가를 곱한 금액을 모두 합산한 금액)에 의한 요양기관 종별가산율 적용은 요양기관의 종별에 따라 다음과 같이 비율을 가산하여 산정한다.

① 상급종합병원 : 45%(건강보험가산율 포함) ② 종합병원 : 37%(건강보험가산율 포함) ③ 병원 : 21%(건강보험가산율 포함) ④ 의원, 치과의원, 한의원, 보건의료원 : 11%

6) 요양급여의 신청

① 법 제41조제1항에서 "고용노동부령으로 정하는 사항"이란 요양급여를 받으려는 근로자의 재해발생 경위에 대한 보험가입자의 확인을 말한다.

② 산재보험 의료기관이 요양급여의 신청을 대행하는 경우에는 제1항에 따른 서류 외에 해당 근로자가 요양급여의 신청 대행에 동의하였음을 확인할 수 있는 서류를 첨부하여야 한다.

③ 공단은 제1항에 따른 보험가입자의 확인이 없는 요양급여의 신청을 받은 경우에는 그 사실을 해당 근로자가 소속된 보험가입자에게 알려야 한다. 이 경우 보험가입자는 통지를 받은 날부터 10일 이내에 공단에 그 요양급여 신청에 대한 의견을 제출할 수 있다.

④ 공단은 제3항 후단에 따라 제출된 보험가입자의 의견이 요양급여의 신청 내용과

다를 때에는 그 내용을 신청인(법 제41조제2항에 따라 산재보험 의료기관이 요양급여의 신청을 대행한 경우에는 산재보험 의료기관을 포함)에게 알려야 한다.

그림 14-6 산재 요양급여신청절차

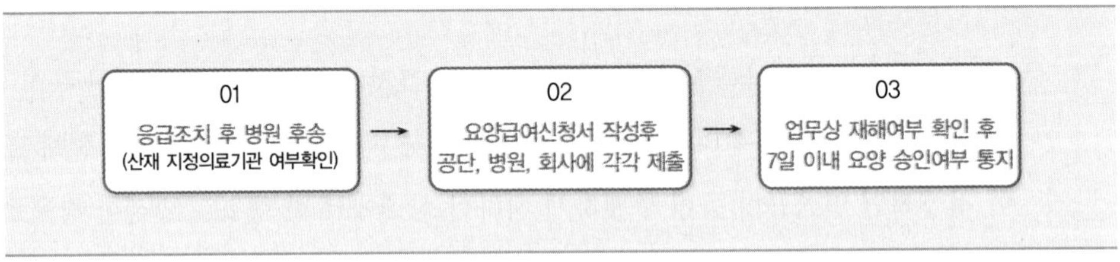

7. 국민의료비의 증가요인

우리나라 국민의료비의 증가요인은 아래와 같다.

(1) 의료수요의 증가

국민소득의 증가와 인구의 노령화, 생활습관병의 증가, 건강보험의 확대시행으로 의료수요가 증가되었다.

(2) 의료생산비용의 상승

경제 물가상승으로 원료비와 의료소모품비, 약품비, 장비, 인건비 등 의료생산비용이 증가되었다.

(3) 의료공급자의 비용증가

고가의료장비의 설치, 공급자에 의한 수요의 창출로 인한 의료과잉공급으로 인한 비용이 증가되었다.

(4) 진료비 지불방식

진료행위별 수가제에서는 제공한 의료서비스의 양에 따라 진료비가 결정되므로 의료공급자에 의한 양질의 의료서비스를 제공하는 요인 등으로 증가되었다.

(5) 의학기술의 발전

의학기술연구 등을 통한 고급의료기술발전으로 인한 의료비용의 상승과 고가장비의 개발에 의한 의료비가 상승되었다.

▣ 참고문헌 ▣

1. 임국환 외 9인(2012). NEW공중보건학. 지구문화사
2. 구성회(2010). 공중보건학. 고문사
3 김은주 외 10인(2013). 공중보건학. 보문각
4. 권명진 외 16인(2009). 공중보건학. 서원미디어
5. 고영림 외 9인(2012). 공중보건학. 신광출판사
6. 김기훈 외 12인(2007). 공중보건학. 정문각
7. 김동석 외 12인(2011). 최신 공중보건학. 수문사
8. 강남이, 김만수, 이승훈(2013). 공중보건학. 드림플러스
9. 민경애, 김철규(2009). 보건교육사를 위한 공중보건학. 도서출판 형설
10. 류황권 외 9인(2012). 알기쉬운 공중보건학. 수문사
11. 문상식, 최만규(2013). 보건행정학. 보문각
12. 구난숙, 김완수 외 2인(20120. 공중보건학. 파워북
13. 권창오 외 10인(2013). 공중보건학 문제집. 수문사
14. 장정유, 김진영(2009). 보건학 핵심문제집. 문두사
15. 김회창(2014). 공중보건학. 보문각
16. 김회창(2013). 최신 건강보험청구실무. 보문각
17. 김회창(2014). 최신 의료보험실무. 장솔출판사
18. 김회창(2014). NCS 병원경영실무. 보문각
19. 김회창(2014). NCS. 병원경영기획. 장솔출판사
20. 강공언. 김회창 외 6인(2014). New 건강보험론. 메디시언
21. 김회창 외 28인(2013). 병원행정사, 의료보험사. 보문각
22. 병원행정연구회(2013). 병원행정사, 의료보험사. 계축문화사
23. 강희정 외 4인(2006). 공중보건학 문제집. 계축문화사
24. 강창렬 외 8인(2007).병원행정학의 이해. 현문사
25. 보건의료산업학회(2013). 병원경영개론. 현문사
26. 정기선. 임배만(2012). 병원경영학개론.일지사
27. 김회창. 임배만(2012).병원경영진단 및 컨설팅 보고서. HM& Company
28. 안옥희 외 7인(2008) 보건교육학, 메디컬코리아
29. 정문희 외 11인(2011). 보건교육방법론. 계축문화사
30. 대한병원행정관리자협회(2013).장기연수과정교재.대한병원행정관리자협회
31. 김회창(2004). 종합건강진단을 통한 암발견수진자의 특성분석연구
32. 보건복지부(2013. 2014), 2012~2013 보건복지백서. 보건복지부
33. 보건복지부(2014), 2014 보건복지통계연보. 보건복지부